普通高等职业教育“十三五”规划教材
21世纪高职高专规划教材

药物分析

张姣　李军　张嘉杨　主编
胡春梅　主审

中国石化出版社

内 容 提 要

《药物分析》以药物及其制剂的质量研究分析技术为主线，结合《中国药典》（2015 版）的修订与执行编写而成，全书共九章。其中，第一章结合新版药典着重介绍药典的知识及药品质量研究的基本内容；第二至四章系统介绍药物分析各项技术，包括药物的鉴别、药物杂质检查、药物的定量分析；第五至七章分别为制剂分析、药物生物检定技术和典型药物分析；第八章和第九章分别讨论中药制剂分析和体内药物分析。

《药物分析》适合作药学类高职高专药学、药物检验、药品经营与管理、医药贸易等专业教学或其他专业辅修、选修用教材，也可以作为医院、药厂、医药公司及零售药店药学人员的参考书或作为函授、成人教育的辅导用书及药学类职工培训教材。

图书在版编目（CIP）数据

药物分析 / 张姣，李军，张嘉杨主编 . —北京：中国石化出版社，2017. 7

21 世纪高职高专规划教材

ISBN 978 - 7 - 5114 - 4478 - 3

Ⅰ. ①药… Ⅱ. ①张… ②李… ③张… Ⅲ. ①药物分析-高等职业教育-教材 Ⅳ. ①R917

中国版本图书馆 CIP 数据核字（2017）第 128252 号

中国石化出版社出版发行

地址:北京市朝阳区吉市口路 9 号

邮编:100020 电话:(010)59964500

发行部电话:(010)59964526

http://www. sinopec-press. com

E-mail:press@ sinopec. com

北京富泰印刷有限责任公司印刷

全国各地新华书店经销

*

710 × 1000 毫米 16 开本 22. 25 印张 391 千字

2017 年 9 月第 1 版 2017 年 9 月第 1 次印刷

定价:58. 00 元

《药物分析》编委会

主　编：张　姣（重庆能源职业学院）
　　　　李　军（重庆能源职业学院）
　　　　张嘉杨（重庆能源职业学院）

编　委：胡春梅（太极集团西南药业股份有限公司）
　　　　雷　勇（重庆博腾制药科技股份有限公司）
　　　　王　博（重庆能源职业学院）
　　　　李双涛（东华工程科技股份有限公司）
　　　　肖　勇（重庆化工设计研究院）
　　　　刘绍春（太极集团西南药业股份有限公司）
　　　　尤良玉（太极集团西南药业股份有限公司）
　　　　张　悦（太极集团西南药业股份有限公司）

前　言

“药物分析”是药学类专业的一门专业课程，它的任务是培养学生具备强烈的药品全面质量控制的观念和必需的药物分析操作技能，使学生能胜任药品研究、生产、供应和临床使用过程中的分析检验工作。

《药物分析》教材以药物及其制剂的质量研究分析技术为主线，结合《中国药典》(2015 版)的修订与执行编写而成，全书共九章。其中，第一章是全书的引领，结合新版药典着重介绍药典的知识及药品质量研究的基本内容。第二至四章是全书的基石，系从我国药品质量分析的实际出发，系统介绍药物分析各项技术，包括药物的鉴别、药物杂质检查、药物的定量分析，夯实读者从事药品质量检验、研究及相关工作的专业基础知识。第五至七章为全书的应用部分，分别为制剂分析、药物生物检定技术和典型药物分析，第五章制剂分析，根据《中国药典》(2015 版)制剂通则的要求，具体讲述各常见药物剂型标准与分析方法。第六章药物生物检定技术探讨生物检定及安全性方面问题，包括无菌检查、微生物计数检查、内毒素检查等相关方面。第七章典型药物分析，从“胺类药物分析”“芳酸类药物分析”“杂环类药物分析”“维生素类药物分析”等几大方面探索典型结构药物的具体鉴别、检查方法及应用。第八章讨论中药制剂分析。第九章体内药物分析，通过了解药物在体内的数量和质量变化，从而对药物研究、生产、临床合理应用等方面做出估计和评价。

通过九章内容学习，引导读者综合应用药物分析专业基础知识与技术解决药品质量分析研究的具体问题。章后有实训情景，分别为基本技能训练、药物的鉴别、含量测定与药品制剂分析，实训情景有利于促进学生职业能力的培养和实践技能的提高。章后有习题，有利于学生自测学习效果。

本教材根据《中国药典》(2015 版)各药品项下标准，编写了与各章节内容相应的应用实例，包括药物杂质检查、定量分析、生物检定分析各方面，适用性广，并注重有关药物的原料药、制剂分析方法的系列性，对药物制剂种类涵盖面广，制剂通则分析方法详尽。生物检定分析为整个药品质量体系工作重要一环，本教材与较多其他教材相比囊括了药品生物检定技术重要内容，使教材中药品质量检验技术体系更完整，可适用于药品经营与管理专业、药学专业。

主编张姣，国家执业药师，重庆能源职业学院教师，在全国知名药品生产企业——太极集团有数十年丰富的药物理化分析、仪器分析、药品生物检定分析工作经验。主编李军，重庆能源职业学院教师，有丰富的教学经验，主要负责化学、药物化学、药剂学等方面的教学工作。主编张嘉杨，重庆能源职业学院教研室主任，出版多部石油化工类、药学类高职高专和企业培训教材。主审胡春梅，太极集团西南药业股份有限公司质量保证部经理，负责本书第八、九章的编写，并结合药品生产企业、药检所、三方检测机构工作为教材编写提供了大力支持和帮助，提出了宝贵意见，在此表示衷心的感谢！

本教材的出版力争满足药物分析和药学相关专业人才培养的需要。由于编者编写时间仓促，书中难免有不妥之处，敬请读者提出批评意见，不胜感激！

编　者

目　录

第一章 绪 论

第一节 药物分析在医学领域中的地位和任务

药品是指用于预防、治疗、诊断人类的疾病，有目的地调节人的生理机能并规定有适应症或者功能主治、用法和用量的物质。它不同于一般产品，是一种关系人民生命健康的特殊商品。全面控制药品的质量，保证人民群众使用高质、安全、稳定和有效的药品，是药学工作者义不容辞的责任。药品质量的全面控制不是某一个单位或某一个部门能够独立完成的工作，在药品的研制、生产、经营以及临床使用过程中都应该严格执行科学管理规范，所以它是一项涉及多方面、多科学的综合性工作。药物分析就是这些众多学科中研究和发展药品全面质量控制的“方法学科”，是我国药学各专业规定设置的一门主要专业课程，也是整个药学领域中一个重要组成部分，详见表1-1。

表1-1 药物分析在药学领域中应用

领域	应用
药物研发	结构分析与鉴定；有关物质研究；稳定性研究；体内样品分析与测定
生产过程	水及生产环境监测；原辅料检测；工艺跟踪监测；中药材及提取物质量分析
经营过程	定期考察质量变化
使用过程	临床药物监测分析；指导医生合理用药及个体化用药
监督管理	依法对药品实施检测与监督管理

药物分析是利用分析测定手段，发展药物的分析方法，研究药物的质量规律，对药物进行全面检验与控制的一门学科。随着科学技术和药学事业的发展，该学科涉及的研究范围已经涵盖了药品质量控制、临床医学、中药与天然药物分析、药物代谢分析、法医毒物分析、兴奋剂检测和药物制剂分析等。

第二节　药品质量标准

一、制订药品质量标准的目的与意义

药品的特殊性决定了对其进行质量监控的重要性，由于不同厂家生产工艺、技术水平及设备条件、运输与贮存条件的差异等都会影响药品的质量，所以国家必须制订对药品有强制执行力的统一的质量标准，即药品质量标准。药品质量标准是国家对药品质量、规格及检验方法所做的技术规定，是药品生产、供应、使用、检验和药政管理部门共同遵循的法定依据。制订并贯彻统一的药品标准，对医药科学技术、生产管理、经济效益和社会效益都会产生良好的影响与作用。

《中华人民共和国药品管理法》中明确规定："药品必须符合国家药品标准。国务院药品监督管理部门颁布的《中华人民共和国药典》和药品标准为国家药品标准。"《药品注册管理办法》进一步明确"国家药品标准是指国家食品药品监督管理局颁布的《中华人民共和国药典》、药品注册标准和其他标准，其内容包括质量指标、检验方法以及生产工艺等技术要求"。除此之外，由药品生产企业研究制订并用于药品质量控制的标准称为企业药品标准，它仅在本企业的药品生产质量管理中使用，属于非法定标准。

药品质量标准不是一成不变的，随着科学技术的发展和生产工艺的改进，药品质量标准也将相应提高。目前国家正着力规范提高药品标准，对多个企业生产的统一品种，标准的制订"就高不就低"，力争实现药品标准管理计算机网络化的目标。

二、制订药品质量标准的原则

药品的质量标准与药品总是同时产生的，是药品研发、生产、经营及临床应用等的综合成果。在进行新药的研究时，除了对新药的生产工艺、药理和药效等方面进行研究外，还要对新药的质量控制方法进行系统的研究，并在此基础上制订药品质量标准。制订药品质量标准主要应遵循以下原则：①充分考虑药品的安全性和有效性；②检测项目、分析方法和限度要合理可行；③从生产、流通及使用各个环节考察影响药品质量的因素；④制剂质量标准与原料药质量标准要有关联性。

三、药品质量标准的主要内容

药品质量标准的主要内容有名称、性状、鉴别、检查、含量测定、类别和贮藏等。

(一)名称

药品质量标准中药品的名称包括中文名、汉语拼音名和英文名3种。

中文名称是按照“中国药品通用名”(Chinese approved drug names，简称CADN)推荐的名称以及命名原则命名的，是药品的法定名称；英文名称尽量采用世界卫生组织制订的“国际非专利药品名”(international nonproprietary name for pharmaceutical substances，简称INN)，INN没有的可采用其他合适的英文名称。

药物的中文名称应尽量与英文名称对应，可采用音译、意译或音意合译，一般以音译为主。

(二)性状

药品的性状是药品质量标准的重要表征之一，主要包括药品的外观、嗅、味、溶解性、一般稳定性及物理常数等，反映了药物特有的物理性质。

(1)外观与嗅、味。药品的外观是对药品的色泽和外表的感观规定，具有一定的鉴别意义，可以在一定程度上反映药物的内在质量。臭味是药品本身所固有的。

(2)溶解度。溶解度是药品的一种物理性质。《中国药典》中药物的溶解性用术语来表示，如“极易溶解”“易溶”“溶解”“略溶”“微溶”“极微溶解”“几乎不溶或不溶”等，《中国药典》(2015版)凡例中对以上术语有明确的规定。

(3)物理常数。物理常数是药物的物质常数，具有鉴别意义，也能反映药物的纯杂程度，是评价药品质量的重要指标。《中国药典》(2015版)在四部中收载的物理常数有相对密度、馏程、熔点、凝点、比旋度、折光率、黏度、吸收系数、碘化值、皂化值及酸值等。

(三)鉴别

鉴别是指用规定的方法对已知药物的真伪进行判断，是控制药品质量的重要环节。鉴别必须是对每个具体药品能准确无误地做出正确判断，选用的方法应准确、灵敏、简便、快速，主要依据该药品的化学结构和理化性质来做出鉴别。

（四）检查

现行版《中国药典》凡例中规定检查项下包括有效性、均一性、纯度要求和安全性4个方面内容。

有效性的检查是以动物试验为基础，最终以临床疗效来评价的。一般是针对某些药品的特殊药效需要进行的特定项目的检查，如对抗酸药品需检查"制酸力"，主要控制除真伪、纯度和有效成分含量等因素以外其他可能影响疗效的因素。

均一性检查主要是指制剂的均匀程度的检查，如片剂等固体制剂的"重量差异"及"含量均匀度"检查等。

纯度检查是药品检查项下的主要内容，是对药物中的杂质进行检查。其内容详见本书第三章。

安全性检查的目的是在正常用药的情况下，保证用药的安全，如"热原检查""毒性检查""过敏试验""升降压物质检查"等。

（五）含量测定

含量测定主要是针对药品中有效成分含量的测定，是保证药品安全有效的重要手段。常用的含量测定方法有理化方法和生物学方法。使用理化方法测定药物的含量，称为"含量测定"，测定结果一般用含量百分率（%）来表示。生物学方法包括生物检定法和微生物检定法，是根据药物对生物或微生物作用的强度来测定含量的方法，常称为"效价测定"，测定结果通常用"效价（国际单位IU）"来表示。对于测定方法的选择，除要求方法的准确性与简便性外，还强调测定结果的重现性，含量测定必须在鉴别无误、杂质检查合格的基础上进行。

（六）类别

药品的类别是指按药品的主要作用、主要用途或学科划分的类别，如解热镇痛药、抗生素等。

（七）贮藏

贮藏项下规定的贮藏条件，是根据药物的稳定性，对药品包装和贮存的基本要求，以避免或减缓药品在正常贮存期内变质。其常用术语有遮光、密闭、密封、熔封或严封、阴凉处、阴暗处、冷处及常温等。

第三节 药典概述

一、《中国药典》基本知识

《中华人民共和国药典》简称《中国药典》，其英文名称是 Chinese pharmacopoeia(缩写为 Ch. P.)，不同版本以其后括号内的年份来表示。《中国药典》由国家药典委员会编制，是记载药品质量标准的法典，是国家监督、管理药品质量的法定技术指标，具有法律约束力。自新中国成立后发行第 1 版《中国药典》(1953 版)以来，迄今为止已出版了 10 版，分别是 1953、1963、1977、1985、1990、1995、2000、2005、2010、2015。现行版《中国药典》(2015 版)，于 2015 年 12 月 1 日起实施。《中国药典》一经颁布实施，其同品种的上版标准或其原国家药品标准即同时停止使用。现行版《中国药典》(2015 版)由一部、二部、三部、四部组成。一部收载药材及饮片、植物油脂和提取物、成方制剂和单味制剂等；二部收载化学药品、抗生素、生化药品、放射性药品等；三部收载生物制品，包括疫苗、抗毒素、抗血清、血液制品、体内诊断制品和其他制品。四部(2015 版新增)主要将前版药典附录的通则、检验方法、指导原则等和药用辅料进行整合，独立成卷。《中国药典》(2015 版)收载品种总计 5608 个，比《中国药典》(2010 版)新增 1082 个。

(一)凡例

凡例是药典总的说明，是解释和使用《中国药典》，正确进行质量检定的基本原则，并对正文品种、附录及质量检定有关的共性问题加以规定。如规定本版药典使用的滴定液和试液的浓度，以 mol/L(摩尔/升)表示者，其浓度要求精密标定的滴定液用“XXX 滴定液(YYY mol/L)”表示；若作其他用途不需精密标定其浓度时，用“YYY mol/L XXX 溶液”表示，以示区别。溶液后标示的“(1→10)”等符号，是指固体溶质 1.0g 或液体溶质 1.0mL 加溶剂使成 10mL 的溶液；未指明用何种溶剂时，均指水溶液；两种或两种以上液体的混合物，名称间用半字线“-”隔开；其后括号内所示的“:”符号，系指各液体混合时的体积(重量)比例。标准品、对照品是指用于鉴别、检查、含量测定的标准物质。标准品是指用于生物检定、抗生素或生化药品中含量或效价测定的标准物质，按效价单位(或μg)计，以国际标准品进行标定；对照品除另有规定外，均按干燥品(或无水物)

进行计算后使用。“精密称定”是指称取重量应准确至所取重量的千分之一；“称定”是指称取重量应准确至所取重量的百分之一；“精密量取”是指量取体积的准确度应符合国家标准中对该体积移液管的精密度要求；“量取”是指可用量筒或按照量取体积的有效数位选用量具。取用量为“约”若干时，是指取用量不得超过规定量的 ±10%。

（二）正文

正文是药典的主要内容，记载药品或制剂的质量标准。化学药品内容主要包括中文名、汉语拼音名、英文名、结构式、分子式和分子量、性状、鉴别、检查、含量测定、类别、贮藏及制剂等；中药标准还包含炮制、性味与归经、功能与主治等；生物制品标准还包含制造、检定、使用说明等。

下面以维生素 B_6 为例说明质量标准正文的主要内容。维生素 B_6 的结构图见图 1-1。

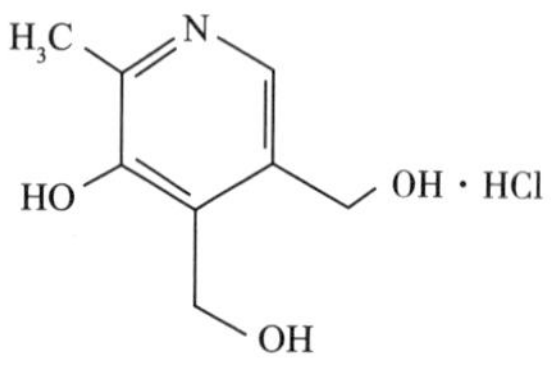

图 1-1　维生素 B_6 的结构图

本品为 6-甲基-5-羟基-3，4-吡啶二甲醇盐酸盐。按干燥品计算，含 $C_8H_{11}NO_3 \cdot HCl$ 应为 98.0%～102.0%。

【性状】本品为白色或类白色的结晶或结晶性粉末；无臭，味酸苦；遇光渐变质。

本品在水中易溶，在乙醇中微溶，在三氯甲烷或乙醚中不溶。

【鉴别】(1)取本品约 10mL，加水 100mL 溶解后，各取 1mL，分别置甲、乙两支试管中，各加 20% 醋酸钠溶液 2mL，甲管中加水 1mL，乙管中加 4% 硼酸溶液 1mL 混匀，各迅速加氯亚氨基-2，6-二氯醌试液 1mL。甲管中显蓝色，几分钟后即消失，并转变为红色，乙管中不显蓝色。

(2)在含量测定项下记录的色谱图中，供试品溶液主峰的保留时间应与对照品溶液主峰的保留时间一致。

(3)本品的红外光吸收图谱应与对照的图谱（药品红外光谱集第五卷）一致。

(4)本品的水溶液显氯化物的鉴别反应（通则 0300）。

【检查】酸度：取本品 1.0g，加水 20mL 使溶解，依法测定（通则 0631），pH 值应为 2.4～3.0。

溶液的澄清度与颜色：取本品 1.0g，加水 10mL 溶解后，溶液应澄清；如显浑浊，与 1 号浊度标准（通则 0900）比较，不得更浓；如显色，与黄色 1 号标准比色液（通则 0901）比较，不得更深。

有关物质：取本品，加流动相溶解并稀释制成每1mL中约含1mg的溶液，作为供试品溶液；精密量取1mL，置100mL量瓶中，用流动相稀释至刻度，摇匀，作为对照溶液。照含量测定项下的色谱条件，取对照溶液10μL注入液相色谱仪，调节检测灵敏度，使主成分色谱峰的峰高约为满量程的10%。再精密量取供试品溶液与对照品溶液各10μL，分别注入液相色谱仪，记录色谱图至主成分峰保留时间的3倍。供试品溶液的色谱图中如有杂质峰，各杂质峰面积的和不得大于对照液主峰面积(1.0%)。

干燥失重：取本品，在105℃干燥至恒重，减失重量不得超过0.5%(通则0831)。

炽灼残渣：不得超过0.1%(通则0841)。

重金属：取本品2.0g，加水20mL溶解后，加氨试液至遇石蕊试纸显中性反应，加醋酸盐缓冲液(pH3.5)2mL与水适量使成25mL，依法检查，含重金属不得超过百万分之十(通则0821)。

【含量测定】照高效液相色谱法(通则0512)测定。

色谱条件与系统适应性试验：用十八烷基硅烷键合硅胶为填充剂；以0.04%戊烷磺酸钠溶液(用冰醋酸调节pH应至3.0)-甲醇(85∶15)为流动相；检测波长为291nm。理论塔板数按维生素B_6峰计算不低于4000。

测定法：取本品适量，精密称定，加流动相并定量稀释制成1mL中约含0.1mg的溶液，精密量取10μL注入液相色谱仪，记录色谱图；另取维生素B_6对照品，同法测定。按外标法以峰面积计算，即得。

【类别】维生素类药。

【贮藏】遮光，密封保存。

【制剂】(1)维生素B_6片；(2)维生素B_6注射液。

(三)通则

《中国药典》(2015版)的一个重要变化是，将《中国药典》(2010版)一部、二部、三部分别收载的附录(制剂通则、分析方法、指导原则、药用辅料等)内容整合、修订与完善，独立成卷作为第四部，制定了统一的技术要求。

二、主要国外药典简介

(一)《美国药典》

《美国药典》(the United States pharmacopoeia，缩写为USP)与《美国国家处方

集》(national formulation，NF)合并出版(USP - NF)，主要由凡例、正文、附录和索引组成，在美国由美国食品药品监督管理局(FDA)强制执行，现行版本为USP38 - NF33。全世界有140多个国家和地区采用《美国药典》的标准。

(二)《英国药典》

《英国药典》(British pharmacopoeia，缩写为BP)，现行版本为2015年版。目前，在全球100个国家的药物研发、生产和临床使用中，BP都发挥着重要的参考作用。澳大利亚和加拿大也将BP作为其国家药典来使用。

(三)《日本药局方》

日本药典名称为《日本药局方》，英文缩写为JP，现行版本为2011年3月24日发布实施的第十六改正版。它由一部和二部组成。一部收载凡例、制剂总则、一般试验方法、医药品各论(主要为化学药品、抗生素、放射性药品及制剂)；二部收载通则、生药总则、制剂总则、一般试验方法、医药品各论(主要为生药、生物制品、调剂用附加剂)等。《日本药局方》的索引有药物的日文名索引、英文名索引和拉丁名索引3种，其中拉丁名索引用于生药品种。

(四)《欧洲药典》

《欧洲药典》(European pharmacopoeia，缩写为Ph. Eur)是欧洲药品质量控制标准，由欧洲药典委员会编制，在欧盟范围内具有法律效力，每3年修订1版。此外，欧洲药典委员会还根据例会决议进行非累积性增补，1年3次。《欧洲药典》的基本组成有凡例、通用分析方法、常用含量测定方法、正文等。

(五)《国际药典》

《国际药典》(international pharmacopoeia，缩写为Ph. Int)是由世界卫生组织(WHO)国际药典和药物制剂专家咨询组编撰，收载药物原料、药用辅料、药物制剂、标准物质的标准以及它们的分析检验方法等内容，由世界卫生大会批准出版，满足WHO成员国中的发展中国家实施药品监管的需要。经成员国法律明确规定执行时，才具有法律效力。

三、《中国药典》(2015版)特点简介

(一)药品安全性得到进一步保障

在药品安全性方面，除在通则中加强安全性检查总体要求外，在品种正文标准中也大幅度增加或完善安全性检查项目，进一步提高对高风险品种的标准要

求，进一步加强对重金属或有害毒素、杂质、残留溶剂等的控制。

（二）有效性和可控性大幅度提升

在有效性和质量可控性方面，除新增和修订相关的检查方法与指导原则外，在品种正文标准中增加或完善有效性检查项目，如中药大幅度增加了专属性鉴别；化学药物检测方法更加专属准确，采用了离子色谱和毛细管电泳等方法；红外光谱法在制剂鉴别中的应用进一步扩大；生物制品应用离子色谱测定凝血因子，高效液相色谱法（HPLC）测定蛋白含量。

（三）现代分析技术广泛应用

扩大了对成熟的新技术方法的收载，如液相色谱/质谱联用、DNA 分子鉴定、薄层－生物自显影技术等；新增药品微生物检验替代方法验证指导原则、微生物计数检查法应用指导原则、药品微生物试验室规范指导原则等。

第四节 药品检验工作的基本程序

一、药品检验工作的基本要求

药品检验工作是通过检验，对药品的质量做出公正的、科学的、准确的评价和判定，维护消费者、生产企业和国家的利益。党和国家对用药安全的高度重视，人民群众的殷切希望，使药品监督工作面临新的挑战和考验。因此，对药品检验工作也提出了新的更高的要求。首先，确保公正是对药品检验工作最基本的要求，也是药品检验人员必须具备的职业道德，药品检验人员必须严格按照药品质量法规和药品检验标准进行操作，一切按规章制度办事，坚持原则，依据检验结果客观、实事求是地做出判定；其次，药品检验人员必须不断提高自身的业务水平，以高度的责任心和科学的态度对待检验工作，严格执行各种管理制度和检验标准操作规程，必须确保提供的检验数据真实、可信、准确；此外，要履行好药品技术监督检验的法定职能，以认真负责的工作态度、科学严谨的工作作风和准确无误的工作结果树立起工作的权威。

二、药品检验工作的基本程序

药品检验工作是按照药品质量标准对药品进行检验、比较和判定。所以，作为药品检验人员首先要熟悉和掌握检验标准及有关规定，明确检验目的、指标要求及判定原则。

（一）取样

为确保检验结果的科学性、真实性和代表性，取样必须坚持随机、客观、均匀、合理的原则。药品生产企业抽取的样品包括进厂的原辅料、中间体及产品。取样时必须填写取样记录，内容主要包括品名、日期、规格、批号、数量、来源、编号、必要的取样说明、取样人签字等，取样由专人负责。

1. 取样量

取样应根据被取样品的特性按批进行。若批总件数（原料：袋；中间体：桶、锅；产品：箱、袋、盒、桶等）为 x，则当 $x \leqslant 3$ 时，每件取样；当 $3 < x \leqslant 300$ 时，按 $\sqrt{x}+1$ 随机取样；当 $x > 300$ 时，按 $\sqrt{x}/2+1$ 随机取样。1 次取样量最少可供 3 次检验用量，同时还应保证留样观察的用量。

2. 取样方法

（1）原辅料取样时，应将被取物料外包装清洁干净后移至与配料室洁净级别相当的取样室或其他场所进行取样，以免被取物料被污染。

（2）固体样品用取样器或其他适宜的工具从袋（桶、箱）口一边斜插至对边袋（桶、箱）深约 3/4 处抽取均匀样品。取样数较少时，应选取中心点和周边四个抽样点，自上往下垂直抽取样品。

（3）液体样品用两端开口、长度和粗细适宜的玻璃管，慢慢插入液体中，使管内外液面保持同一水平，插至底部时，封闭上端开口，提出抽样管，抽取全液位样品。

（4）所取样品经混合或振摇均匀后（必要时进行粉碎）用“四分法”缩分样品，直至缩分到所需样品为止。

（5）将所取样品按规定的数量分装两瓶，贴上标签或留样证，一瓶供检验用，另一瓶作为留样保存。

（6）制剂样品和包装材料随机抽取规定的数量即可。

（7）针剂澄明度检查，按取样规定每盘随机抽取若干，全部混匀再随机抽取。

（8）外包装按包装件 50% 全检。

（9）取样后应及时将打开的包装容器重新封口，同时在包装容器上贴上取样证，并填写取样记录。

3. 注意事项

（1）取样器具、设备必须清洁干燥，且不与被取物料起化学反应，应注意由于取样工具不洁而引起的交叉污染。抽取供微生物检查用的样品时，取样器具还须按规定消毒灭菌。

(2)盛放样品的容器必须清洁、干燥、密封。盛放遇光不稳定样品和菌检样品的容器应分别使用不透光器与无菌容器。

(3)取样必须由质检人员进行，取样人必须对所取样品的代表性负责，不得委托岗位生产人员或其他非专业人员代抽取。

(4)取样者必须熟悉被取物料的特性、安全操作的有关知识及处理方法。抽取有毒有害样品时，应穿戴适宜的劳动保护用品。

(5)进入清洁区取样时，应按符合清洁区的有关规定进出。

(6)取样后要尽快检验。如一次检验不合格，除另有规定外，应加大取样数量，从两倍数量的包装中进行检验。重新取样时，也应符合本标准规定的要求。

(7)易变质的原辅料，贮存期超过规定期限时，领用前要重新取样检验。抽取的检验样品按检验过程分为待检、在检和已检 3 种状态。

4. 药材取样

药材取样法是指选取供检定用药材样品的方法，取样的代表性直接影响检定结果的正确性，因此，必须重视取样的各个环节。

(1)取样前应注意品名、产地、规格等级及包件式样是否一致，检查包装的完整性、清洁程度以及有无水迹、霉变或其他物质污染等情况，详细记录。凡有异常情况的包件，应单独检验。

(2)从同批药材包件中抽取检定用样品，原则是药材总包件数在 100 件以下的，取样 5 件；100 ~ 1000 件，按 5% 取样；超过 1000 件，超过部分按 1% 取样；不足 5 件的，逐件取样；贵重药材，不论包件多少均逐件取样。

(3)对破碎的、粉末状的或大小在 1cm 以下的药材，可用采样器(探子)抽取样品，每一包件至少在不同部位抽取 2 ~ 3 份样品，包件少的抽取总量应不少于试验用量的 3 倍。包件多的，每一包件的取样量一般按下列规定：一般药材 100 ~ 500g；粉末状药材 25g；贵重药材 5 ~ 10g；个体大的药材，根据实际情况抽取代表性的样品。如药材个体较大时，可在包件不同部位(包件大的应从 10cm 以下的深处)分别抽取。

(4)将所取样品混合拌匀，即为总样品。对个体较小的药材，应摊成正方形，依对角线划“×”字，使分为四等份，取用对角两份，再如上操作。反复数次后至最后剩余的量足够完成所有必要的试验以及留样数为止，此为平均样品。个体大的药材，可用其他适当方法取平均样品。平均样品的量一般不得少于试验所需量的3倍数，即1/3供化验室分析用，另1/3供复核用，其余1/3则为留样保存，保存期至少1年。

质检部门由专人负责样品的接收、登记工作，接收样品时要检查样品是否符合抽样记录单上的内容，做好接收记录，将样品分类存放并附有状态标签。

（二）检验

检验员接到检验样品后，依据检验标准按检验标准操作规程进行检验。

（1）鉴别。鉴别是药品检验工作的首要任务，只有在鉴别无误的情况下，进行药物的杂质检查和含量测定工作才有意义。鉴别首先是药品性状的观测及物理常数的测定，其次是依据药物的结构特征、理化性质采用灵敏度高、专属性强的反应对药品的真伪进行判断。不能将药品的某一个鉴别试验作为判断该药品真伪的唯一依据，鉴别试验往往是一组试验项目综合评价得出的结论。

（2）检查。检查包括纯度检查和其他项目的检查，主要是按药品质量标准规定的项目进行“限度检查”。

（3）含量测定。药品的含量测定是指对药品中有效成分的含量进行测定，包括理化方法和生物学检测方法。

（三）检验记录及检验报告

1. 检验记录

检验人员在检验过程中必须做好原始记录，因为检验记录是出具检验报告的依据，是进行科学研究和技术总结的原始资料。检验记录必须做到真实、完整、清晰。应及时做检验记录，严禁事后补记或转抄。检验记录不得任意涂改，若需要更改，必须用斜线将涂改部分划掉，并在旁边签上涂改者的名字或盖印章，涂改地方要保证清晰可见，以便日后有据可查。分析数据与计算结果中的有效数位应符合“有效数字和数值的修订及其运算”中的规定。检验记录应保存至药品有效期后1年。检验记录应至少包括以下内容：

（1）产品或物料的名称、剂型、规格、批号或供货批号，必要时注明供应商和生产商的名称或来源。

（2）依据的质量标准和检验操作规程。

（3）检验所用的仪器或设备的型号和编号。

（4）检验所用的试液和培养基的配制批号、对照品或标准品的来源和批号。

（5）检验所用动物的相关信息。

（6）检验过程，包括对照液的配制、各项具体的检验操作、必要的环境温湿度。

(7)检验结果，包括观察情况、计算和图谱或曲线图，以及依据的检验报告编号。

(8)检验日期。

(9)检验人员的签名和日期。

(10)检验、计算复核人员的签名和日期。

2. 检验报告

(1)检验报告单主要内容包括药物名称、规格、流水号或批号、数量、生产单位、取样日期、检验日期、检验依据、检验结果、检验人、复核人、质检部经理签字等。

(2)检验报告是对药品质量检验的定论，要依法做出明确、肯定的判断。

(3)检验报告单上必须有检验者、复核者、部门主任签字或签章以及质检部章方可有效。

(4)检验报告单结果中有效数字与法定标准规定要一致。

(5)检验报告单字迹要清晰，色调一致，书写正确。

(四)结果判定与复检

将检验结果同质量标准相比较，判定是否符合质量标准的要求，进而对整批产品质量作出结论。

(1)检验原始记录和检验报告，除检验人自查外，还必须经第二人进行复核。检验报告还必须交化验室主任或由其委托指定的人员进行审核。

(2)复核人主要复核原始记录和检验报告的结果是否一致，平行试验结果是否在允许误差范围内，边缘值和不合格指标是否已经复验、指标是否漏检、是否有异常数据、判断结果是否准确等。

(3)复核、审核结束后，复核人、审核人均应在原始记录或检验报告上签字，并对复核和审核结果负全部责任。凡属计算错误等，应由复核者负责；凡属判断错误等，应由审核人负责；凡属原始数据错误等，应由检验者本人负责。

(4)对原始记录和检验报告上查出的差错，由复核人、审核人提出，告知检验者本人，并由更正人签章。

(5)检验报告经检验人、复核人、审核人3级签章，并由审核人加盖质量管理部章后，方可外报。

(6)凡符合以下情况之一者，必须由检验人进行复验：①平行试验结果误差超过规定的允许范围内的；②检验结果指标出现边缘值或不合格的；③复核人或审核人提出有必要对某项指标进行复验的；④技术标准中有复验要求的；⑤原辅料超过贮存期限的。

对抽样检验的品种，复验时应加大1倍取样数重新抽样检验。如原样检验和复验结果不一致时，除技术标准中另有规定外，应查找原因，排除客观因素，使原检验人与复验人的结果在误差允许范围内，以两人（或多人）的平均值为最终结论。

（7）平行试验结果的误差允许范围规定为：①中和法、碘量法、配位滴定法、非水滴定法的相对偏差不得超过0.3%；②直接重量法的相对偏差不得超过0.5%；③比色法的相对偏差不得超过2.0%；④紫外可见分光光度法相对偏差不得超过0.5%；⑤高效液相色谱法相对偏差不得超过1.5%。

第五节　药品生产企业质量管理简介

药品的质量是靠设计赋予、生产过程保障、化验结果来体现，药品生产过程中的质量监控是药品生产企业必须重视的问题。虽然药品检验只是一种监督手段，并且是一种事后的监督检查，但是药品质量检验是生产企业质量控制（quality control，QC）和质量保证（qulity assurance，QA）体系的主体。

一、质量保证

质量保证是质量管理体系的一部分，企业必须建立质量保证系统，同时建立完整的文件体系，以保证系统有效运行。质量保证系统应当确保做到以下方面。

（1）药品的设计与研发符合生产质量管理规范（GMP）要求。

（2）生产管理和质量控制活动符合GMP要求。

（3）管理职责明确。

（4）采购和使用的原辅料与包装材料正确无误。

（5）中间产品得到有效控制。

（6）确认、验证的实施。

（7）严格按照规程进行生产、检查、检验和复核。

（8）每批产品经质量授权人批准后方可放行。

（9）在贮存、发运和随后的各种操作过程中有保证药品质量的适当措施。

（10）按照自检操作规程，定期检查评估质量保证系统的有效性和适用性。

二、质量控制

质量控制包括相应的组织机构、文件系统以及取样、检验等，确保物料或产品在放行前完成必要的检验，确认其质量符合要求。

（一）质量控制试验室基本设施

由于各企业生产品种的不同，质量控制试验室设置略有差别，主要包括以下几个部分：天平室、标准溶液室、理化检验室、仪器室、无菌室、无菌检查准备室、洗刷室、留样观察室、高温加热室、中药标本室、试剂室、包材检验室、资料室、更衣室、办公室等。

（二）质量控制试验室工作总则

（1）检验人员在检验过程中必须做到：必须熟练掌握自己所检验产品的检验标准与标准操作程序；在检验操作中，必须严格执行检验标准操作规程，检验每个项目都必须认真操作，所有检验数据应该真实记录，实事求是地反映产品质量，不得弄虚作假；必须具有书面授权，方可更改操作程序。

（2）检验记录。所有记录必须用黑色签字笔或蓝黑墨水笔书写，字迹清楚，端正完整；按规定更改错误并签上更改人姓名；仔细做好记录并核对后签上记录者的姓名，然后交复核者复核并签名。

（3）检验报告单的书写与复核。检验报告单所有文字必须用黑色签字笔或蓝黑墨水笔书写，字迹清楚、端正完整；不得修改或涂写；仔细核对记录，并签上检验者姓名，然后交复验者复核并签名；QC 负责人应认真审核试验记录并签字；试验报告单上必须有检验者、复核者、QC 负责人签字，盖上质量管理部章方有效。

（4）进厂原料同一品种、所有批号都必须做全检。原辅料、中间体、成品检验必须由复核者认真做好复核工作；计量器具仪器必须按规定进行校正；成品检验后包装应撕碎后丢弃，或将瓶贴、盒贴撕下后再进行处理。

（5）注意用电安全。

（三）检验与测试的管理规定

（1）产品的检验与测试必须严格执行经批准的取样规程和检验规程。

（2）检验人员必须经过培训，并考试合格方能承担检验工作。对产品、原料的检验人员和大型精密仪器的使用人员应相对稳定。

（3）更换标准溶液或主要化学试剂（不同批号），要用已知结果的样品进行对照，确认无误后方可使用。

(4)不准使用过期、批号不清或没有标签的试剂、药品和溶液。

(5)所用仪器、药品和溶液必须符合标准规定。

(6)在计算结果时必须将检验用量器、温度计和标准溶液的补正值或校正值对分析结果进行补正或校正。

(7)进行分析检验工作必须做平行样试验，平行测定结果的绝对值之差在允许范围内时，方可以其平均值报出结果。报出结果必须经过复查和审查。复查和审查的内容应包括取样记录、计算、数据处理及分析情况等。

(8)在检验测试过程中发现的异常现象(颜色异常、结果偏高或过低等)或操作有误时，必须及时报告并进行复检。

(9)凡检验与测试结论不合格时，应第三次取样复检，并在复检前对第一次检验取样、分析、操作及所用的仪器、药品等做细致检查。第三次复检要严格按检验规程细心操作。

(10)凡检验与测试的样品必须按规定留样。

(四)分析仪器使用、维护、保养及保管制度

(1)仪器由专人负责保管，每台仪器应制订标准操作规程。

(2)使用仪器应严格执行标准操作程序，使用完毕后，应将仪器各开关依次关好、复原，附件(如吸收池等)应洗净放好，并按规定登记。

(3)各部门之间借用仪器应通过保管人员，并严格遵守仪器所规定的操作程序。

(4)仪器设备必须严格按照规定的范围使用，不能超量程超功能使用。

(5)仪器设备在操作过程中如有不正常现象必须立即停止使用，并报告部门主管，等故障排除后，方能使用，原试验数据无效。严禁带故障工作。

(6)每台仪器均应设仪器登记卡及使用说明书等有关资料，每次维修应及时记录维修时间、仪器故障和修理结果、修理人。

(7)精密仪器应定期进行校验，记录结果。新购仪器应随时填卡，以便掌握性能。经检定不合格的仪器设备，应及时维修，修理后经检定合格或复核合格方能投入使用。

(8)所有仪器设备均应贴有合格(绿)、准用(黄)、停用(红)三色标签。

(9)发现仪器有故障或损坏时，应关闭电源，及时向保管人员和部门主管报告，并填写维修单交维修组决定修理办法，待维修的仪器设备不得使用。

(10)仪器设备维修应做好记录并归档保存。

(11)仪器设备使用后应及时清理，保持整洁，及时调换受潮的干燥剂。

(五)化学试剂的贮存与管理

(1)化学试剂应贮存于阴凉避光的专用化学试剂贮藏室内，分类存放，由专人负责。

(2)操作区内的橱柜中及操作台上只允许存放规定数量的化学试剂。

(3)各种试剂应包装完好，封口紧密，标签完整，内容书写清晰，贮存条件明确。

(4)危险品应贮存于专室或专柜中。

(5)在室温易挥发的挥发性固体或液体必须放在冰箱里贮存。

(六)有毒化学物质的使用、贮存和处理

(1)贮存、使用有毒品必须由两个人同时执行，一是化验室负责人，二是分析人员，并且做到专柜、专账、双锁、专人保管。

(2)化学有毒品须经保管员按领取单单独发放，取出所需用量的化学有毒品后，剩下的必须放回原处，双人用专用封签封口。保管员必须在专门的账目上做好记录，并签上使用者的姓名。

(3)检验人员在使用时，化验室负责人应全程监督。

(4)易挥发、易溶的有毒物质的清除必须首先于密封容器中集中存放，再向上级提出清除建议。

(5)在有毒化学品的检测试验过程中要注意安全，必要时要戴上橡胶手套、防护目镜和穿上防护服，在使用特殊的有毒物时，必须穿上橡胶鞋、戴上防毒面具等。

(6)当试验完毕，剩余的有毒物以及它们的反应产物必须经初步处理后倾入安全可靠的封闭的容器里，然后集中统一处理。剩余的化学有毒物和它们的反应物严禁倒入下水道。

(七)试剂、试药、标准品、对照品的管理规定

(1)有计划地购进试剂、试药(含基准物质)，购买前做购物计划，报供应部门。

(2)试剂、试药由供应部门采购，QC 领用后，必须分类定位放置。

(3)对某些用量较大的试剂、试药，根据使用情况，制定用量计划报供应部门，供应部门制定最低库存量和最高库存量并及时购买。

(4)对照品、标准品由质量管理部根据生产综合计划制定购买计划，派专人

到省市药检所或中国食品药品检定研究院购买。

(5)对照品、标准品和基准物质应有使用登记，双人双锁保管。

(6)未经管理人员同意，外部门人员不得擅自拿走试剂。

(7)标准品、对照品、基准物质由保管员发放，同时填写发放记录。

(八)滴定液管理办法

1. 滴定液的配制

①滴定液的配制有直接法和间接法，除另有规定外，均应按《中国药典》(2015 版)的规定进行配制和标定。②配制滴定液所用的水应为纯化水或去离子水。③配制时应将滴定液充分振摇，使固体溶质全部溶解。④滴定液浓度的名义值与标定值应明显标出，其浓度校正因数(F)应在 0.95 ~ 1.05 之间，否则应加水或加溶质重新调整。⑤直接法配制的滴定液，其所用试剂应为基准试剂，并经干燥至恒重后称取，取用量应为精密称定(精确至 4 ~ 5 位有效数字)，至 1000mL 量瓶中，加溶剂溶解并稀释至刻度，摇匀。配制过程中应有核对人，并在记录中签名以示负责，所用量瓶均应经过校验。⑥配制浓度等于或低于 0.02mol/L 的滴定液时，除另有规定外，应于临用前精密量取浓度等于或大于 0.1mol/L 的滴定液适量，加新沸过的冷水或规定的溶剂稀释制成。⑦滴定液应有专人负责保管。

2. 滴定液的标定和复标

标定工作应由初标者(一般为配制者)和复标者在相同条件下各做平行试验 3 份；各项原始数据经校正后，根据计算公式分别进行计算 3 份平行试验结果的相对偏差，除另有规定外，不得大于 0.1%；初标平均值和复标平均值的相对偏差也不得大于 0.1%；标定结果按初、复标的平均值计算，取 4 位有效数字。

3. 滴定液的保存

①滴定液在配制后应按药典规定的(贮藏)条件贮存，一般采用质量较好的具玻璃塞的玻瓶。②应在滴定液贮瓶外的醒目处及时贴上标签，注明滴定液名称、浓度、浓度校正因数(*F*)、配制日期、标定日期、室温、标定人、复标人和失效期，待标的滴定液应贴上待标标志，并与已标定完成的滴定液分区存放。③除另有规定外，可在 3 个月内应用，过期应重新标定。④当标定与使用时的室温相差未超过 10℃时，除另有规定外，其浓度值可不加温度补正值；但当室温之差超过 10℃时，应加温度补正值，或重新标定。

4. 滴定液的领发

①滴定液由标定人员发放。②滴定液领发时，领用人员应核对滴定液的名称、浓度是否与所需的完全一致，滴定液的存放期限是否在有效期内等；发放人

员则应检查领用人员盛放滴定液的容器是否洗涤干净并已沥干（盛放原滴定液的容器凭标签可不必洗涤），如容器来不及沥干，可用少量滴定液洗涤3次，经双方检查核对无误后，方可发放。③领用完毕，由标定人员签发滴定液标签，经双方复核无误后贴好，同时，领用人和发放人在滴定液领发记录上签名。

5. 滴定液的使用

①滴定液使用前必须摇匀，滴定管用少量滴定液洗涤3次，滴定完毕，应将滴定管中剩余的滴定液放尽，并用水洗沥干，再用清洁液、纯化水或去离子水洗净，沥干，备用。②滴定管校正值和温度校正值引入计算。③使用新的滴定液时，应密切注意观察是否与原滴定液一致，如发现异常时，应向标定人员提出复查。④使用过程中发现滴定液出现浑浊、变色等异常情况或超过使用期限的，应立即停用。

（九）水质监护管理办法

对工艺用水的水质建立定期检查制度，饮用水每月检查部分项目1次；每年委托防疫站或自来水公司全面检查1次。纯化水每2小时监督检查部分项目1次，每周全项检查1次。注射用水每2小时监督检查部分项目1次，每周全项检查1次。

（十）洁净区的检测

我国GMP对药厂洁净区的规范是以空气的洁净度为控制指标。空气洁净度主要由空气中的悬浮粒子和微生物数来体现，微生物主要指沉降菌和浮游菌。此外还需通过净化空气调节系统控制环境的温度、湿度、压差、噪声、新鲜空气量等。因此药厂洁净区的检测主要包括空气中的悬浮粒子、沉降菌和浮游菌的检测，温度、湿度、空调系统的检测。

习 题 一

一、填空题

1. 中国药典的主要内容由（　　）、（　　）、（　　）三部分组成。

2. “精密称定”系指称取重量应准确至所取重量的（　　）；“称定”系指称取重量应准确至所取重量的（　　）；取用量为“约”若干时，系指取用量不得超过规定量的（　　）。

3. 标定和复标的份数不少于（　　）份。

4. 平行试验结果的误差允许范围规定，采用高效液相法时相对偏差不得超过（　　）。

二、选择题

1.《药品生产质量管理规范》可用（　　）表示。

A. USP　　B. GLP　　C. BP　　D. GMP　　E. GCP

2.《药品临床试验质量管理规范》可用(　　)表示。

A. GMP　B. GSP　C. GLP　D. TLC　E. GCP

3. 目前,《中华人民共和国药典》的最新版为(　　)。

A. 2005　B. 2010　C. 2015　D. 2000

4. 英国药典的缩写符号为(　　)。

A. GMP　B. BP　C. GLP　D. RP-HPLC　E. TLC

5. GMP 是指(　　)。

A. 药品非临床研究质量管理规范　B. 药品生产质量管理规范

C. 药品经营质量管理规范　D. 药品临床试验质量管理规范

E. 分析质量管理

6. 关于药典的叙述最准确的是(　　)。

A. 国家临床常用药品集　B. 药工人员必备书

C. 药学教学的主要参考书　D. 国家关于药品质量标准法典

7.《中国药典》(2015 版)分为(　　)。

A. 1 部　B. 2 部　C. 3 部　D. 4 部

8. 某药厂新进 3 袋淀粉，取样应(　　)。

A. 每件取样　B. 在一袋里取样

C. 按$\sqrt{x}+1$随机取样　D. 按$\frac{\sqrt{x}}{2}+1$随机取样

三、问答题

1. 药品的概念是什么?
2. 药物分析在药品的质量控制中担任着主要的任务是什么?
3. 常见的药品标准主要有哪些，各有何特点?
4.《中国药典》(2015 版)是怎样编排的?
5. 什么叫恒重，什么叫空白试验，什么叫标准品、对照品?
6. 药典的内容分哪几部分？建国以来我国已经出版了几版药典?
7. 药品检验工作的基本程序是什么?
8. 中国药典和国外常用药典的现行版本及英文缩写分别是什么?

实训情景一　药品检验基本技能训练

【实训目的】

熟练掌握药物分析基本试验操作技术。

【实训内容】

（一）用品

（1）仪器：烧杯、量筒、滴定管、移液管、容量瓶、称量瓶、分析天平、紫外－可见分光光度计。

（2）试剂：重铬酸钾、浓硫酸。

（二）方法与步骤

1. 洗液的配制

称量10g重铬酸钾，放入烧杯中加水30mL，加热使溶解，沿杯壁缓缓加浓硫酸170mL，搅匀。

2. 仪器的洗涤

按规范要求清洗试验台面所有玻璃仪器，为后续试验做好准备。

3. 容量仪器的使用

（1）滴定管。

分类：①酸式滴定管，用于酸性或具有氧化性的滴定液；②碱式滴定管，用于碱性或具有还原性的滴定液；③自动滴定管，用于非水或水分测定（连有贮液瓶，能节省滴定液；可避免滴定液的挥发、污染）。

操作方法：洗涤（洗液、饮用水、纯化水）→涂凡士林（两头涂，同一方向旋转活塞，凡士林均匀透明）→试漏（装满水静置2分钟后观察，玻璃塞旋转180°再观察）→装滴定液（先荡洗2～3次，由试剂瓶直接加，不能借助于其他任何容器）→排气泡（酸式滴定管倾斜30°，左手迅速打开活塞使溶液冲出；碱式滴定管胶皮管向上弯曲，玻璃尖嘴斜向上方，两指挤压玻璃珠，使溶液从出口管喷出）→滴定操作（滴定管放置一般为碱左酸右，滴定时都是左手握管；边滴边振摇，同一方向圆周运动；平行测定起始位置应相同；沾在锥形瓶内壁的滴定液可用洗瓶冲下）→读数（放液后 1～2min，取下滴定管读数，注意滴定管的垂直，视线水平）→整理（剩余滴定液不能倒回原瓶，洗净倒夹在滴定管架上）。

（2）容量瓶。

检漏（装满水，倒立 2min；瓶塞旋转 180°同法检测）→洗涤（洗液、饮用水、纯化水）→溶液配制（固体放烧杯中溶解，转入容量瓶，烧杯要用溶液冲洗3～4次；溶液的定量稀释：精密量取一定量直接加入容量瓶中，稀释至刻度）。

（3）移液管和吸量管。

移液管和吸量管（刻度吸管）都是用来准确量取一定体积的量器，均可精确到 0.01mL。

滤纸吸尖端的水→待吸溶液转洗 3 次→左球右管→滤纸抹干管外液体→移液管垂直，尖端贴容器内壁，容器倾斜 45°放液至刻线→放至洁净容器→停留 15s（有“吹”则吹）→清洗干净放回移液管架。

4. 容量仪器的校正

（1）容器瓶的校正：将待校正的容量瓶洗净、干燥，取烧杯盛放一定量纯化水，容量瓶及纯化水同时放在天平室 20 分钟，使其与空气的温度一致，记下纯化水的温度。先将空的容量瓶连同瓶塞一起称定重量（可用万分之一天平称准至 4 位有效数字即可），然后加纯化水至刻度，注意刻度之上不可留有水珠，否则应用干燥滤纸擦干，塞上瓶塞，再称定重量，减去空瓶重量即得容量瓶中水的重量，按表 1-2 中温度换算后 1mL 水的重量来除，即得容量瓶容积的毫升数。

（2）移液管的校正：取一干燥锥形瓶，称定重量。然后取内壁已洗净的移液管，按照移液管的使用方法，吸取纯化水至刻度，将纯化水放入已称定重量的锥形瓶中，称定重量；记下纯化水的温度，从表 1-2 中查出水的密度，以此密度除放出的水的重量，即得到移液管的容积。

（3）滴定管的校正：取一干燥的 50mL 锥形瓶，称定质量。然后将待校正的滴定管装入纯净水至 0.00 刻度处，记下水的温度，从滴定管放下 5.00mL 的水至锥形瓶中（根据滴定管大小及管径均匀情况，每次可放 5.00mL 或 10.00mL），精密读取滴定管读数至小数点后第 2 位。称定锥形瓶中水的质量，然后再放一定体积再称，如此一段一段地校正。然后从表 1-2 中查出水在试验温度时的密度，以此密度除放出水的质量，即得到真实容积。可将各段校正值列表备用。

表 1-2　水在真空和空气中的密度

温度/℃	1mL 水在真空中重/g	1mL 水在空气中重/g
15		0.99792
16		0.99792
17	0.99897	0.99764
18	0.99880	0.99751
19	0.99862	0.99734
20	0.99843	0.99718
21	0.99823	0.99700
22	0.99802	0.99680
23	0.99880	0.99660
24	0.99857	0.99638
25	0.99832	0.99617
26	0.99807	0.99597
27	0.99881	0.99569
28	0.99854	0.99544
29	0.99826	0.99518
30	0.99897	0.99491
31	0.99867	0.99464
32		0.99434
33		0.99406
34		0.99375

校正试验每段必须重复 1 次，每次校正值的误差应小于 0.01mL，校正时必须控制滴定管的流速，使每秒钟流出 3～4 滴，读数必须准确。在标准温度 20℃时，滴定管的总容量和零至任意分量，以及任意两检定点之间的最大误差，均应符合规定。

5. 称量、溶解、转移、定容

精密称量供试品约 0.1g，溶解、转移至容量瓶中，定容全刻度，取出适量，转移至另一容量瓶中，定容至刻度。

6. 紫外－可见分光光度计的使用

(1)熟悉仪器操作。

(2)扫描光谱图。

【实训注意】

1. 配制洗液的注意事项

配制洗液要用稍大一些的容器，避免硫酸飞溅。

2. 校正容量仪器的注意事项

(1)需校正的容量仪器必须洗净，溶液流下时，内壁不得挂水珠。

(2)需校正的滴定管或移液管，只需洗净不必干燥，容量瓶洗净后，必须干燥后才能校正。

(3)校正温度一般在15~25℃较好，校正中如温度有变化可查该温度下的修正值。

(4)校正所用的纯化水及欲校正的量器，至少提前1小时放至天平室，使温度恒定后，进行校正，以减少校正的误差。

(5)校正时用于称水的小锥形瓶，必须干净，瓶外干燥。

(6)校正滴定管前，滴定管与管尖端外面的水要除去，滴定管更不能漏水，酸式滴定管的玻璃塞应旋转自如。

(7)滴定管放水速度不宜过快，使每秒钟流下3~4滴(1min约10mL)，水液面放至需校正量上1cm时，应慢慢放下，使恰至所需刻度。读取读数时液面应与视线在同一水平面上，否则会因读数不正确而引起误差。

(8)一般每个容量仪器应同时校正2~3次，取其平均值。校正时，2次真实容量不得超过±0.01mL，或水重不得超过±10mg；10mL以下容器，水重不得超过±5.0mg。

3. 紫外-可见分光光度计使用的注意事项

(1)比色皿光滑面不可用手接触，倒进溶液后，可用吸水纸轻吸，再用擦镜纸擦，磨砂面则可用吸水纸擦。

(2)往比色皿中装溶液时，装到3/4即可。

(3)把比色皿放进吸收池室前需观察溶液中有无气泡，及外壁是否擦干净。另外，不可随便移动吸收池架，否则会影响通过吸收池的光路。

(4)吸收池室盖子不可打开太久，放进或取出溶液后需尽快合上，避免光电池受强光照射太久而缩短使用寿命。

(5)仪器显示“系统忙……”时，不可以按动操作面板上的按钮，防止导致系统处理混乱。测定过程中禁止震动桌面与仪器，以免影响光路。

(6)若仪器自检错误或发现问题时，应尽快告知老师处理，严禁自行操作。

4. 电子天平使用注意事项

(1)如进行精密度要求高的测定，天平需预热1小时以上。

(2)不可把待称量的试剂直接放置称量盘上。称量容器需干燥后才使用，不得用外壁带水或已被污染的容器称量试剂。若称量有挥发性的物品，需把称量容器的盖子盖严。禁止称量湿的或腐蚀性的物品。

(3)不能用手直接接触称量瓶，需戴手套或用清洁的长纸条拿取，以免残留汗渍影响结果。

(4)不要在样品盘上装载过量称量物及碰撞样品盘，因易损坏天平承重口。

(5)禁止碰撞、移动天平和旋动天平两脚螺丝，测定中也不能震动台面。

(6)请勿冲击天平玻璃门把手。

(7)非装载称量物不能随意开启天平玻璃门，防止灰尘和湿气进入而影响称量结果。

(8)小心操作，勿把被称物洒落天平内，若不慎洒落，马上用干净柔软的刷子把其扫出。称量瓶外、称量盘上注意不能沾有粉末，因会影响称量的准确性及污染天平。

(9)天平一旦出现异常显示，应及时与带教老师联系，勿乱动按钮。

(10)带磁性物质不可接近天平。

(11)保持天平室桌面、地面清洁。

(12)使用天平后，如实填写天平使用登记本，交老师签名后放回原处，无须把电源插头拔出。

【实训检测】

(1)请查阅资料还有哪些洗液配制方法?

(2)容量仪器为何需要校正?

第二章　药物的性状检查与鉴别试验

第一节　药物的性状检查与物理常数测定

一、药物的性状检查概述

药物的性状反映了药物特有的物理性质，一般包括外观、溶解度和物理常数等。

（一）外观

外观是指药物的晶型、聚集状态、色泽、臭、味等性质。如《中国药典》（2015 版）中对维生素 C 的外观描述为“本品为白色结晶或结晶性粉末；无臭，味酸，久置色渐变黄；水溶液显酸性反应”。

（二）物理常数

物理常数是评价药物质量的主要指标之一，其测定结果不仅对药品具有鉴别的意义，也可反映药品的纯度。《中国药典》（2015 版）中收载的物理常数包括相对密度、馏程、熔点、溶解度、凝固点、比旋度、折光率、黏度、吸收系数、碘值、皂化值和酸值等。

二、物理常数测定法

物理常数是表示药物物理性质的重要特征常数，各种药物因分子结构以及聚集状态不同，物理常数也不同。物理常数是反映药品真伪优劣的一个方面，应结合各项检查以及含量测定来评价药品的质量。

（一）溶解度

溶解度是药物的一种物理性质，在一定程度上反映了药物的纯度。《中国药典》（2015 版）中采用极易溶解、易溶、溶解、略溶、微溶、极微溶解、几乎不溶或不溶等来描述药物在不同溶剂中的溶解性能。如《中国药典》(2015 版)中丙酸睾酮溶解度描述为“在三氯甲烷中极易溶解，在甲醇、乙醇或乙醚中易溶，在乙酸乙酯中溶解，在植物油中略溶，在水中不溶”。

试验法：除另有规定外，称取研成细粉的供试品或量取液体供试品，于一定容量的25℃ ±2℃溶剂中，每隔 5min 强力振摇 30s；观察 30min 内的溶解情况，如无目视可见的溶质颗粒或液滴时，即视为完全溶解。

(二)熔点测定法

1. 基本原理

熔点是指一种物质按规定方法测定，由固相熔化成液相的温度或融熔同时分解的温度或在熔化时初熔至全熔经历的温度范围。融熔同时分解是指某一药品在一定温度产生的气泡、上升、变色或浑浊等现象。

测定熔点的药品应是遇热晶型不转化，其初熔点和终熔点容易分辨的药品。测定熔点可以鉴别药物，检查药物的纯杂程度。

2. 测定方法

依照供试品性质不同，测定法可以分为 3 种：测定易粉碎的固体供试品、不易粉碎的固体供试品、凡士林及其类似物质。3 种方法中最常用的方法为第一法，一般未注明者均指第一法。

3. 注意事项

(1)测定时根据供试品熔融同时分解与否，调节传温液的升温速度为 2.5 ~ 3.0℃/min 或 1.0 ~ 1.5℃/min。

(2)要求报告“初熔”(供试品毛细管内开始局部液化出现明显液滴时的温度)和“全熔”(供试品全部液化时的温度)。

(3)对难以判断熔点或熔融同时分解的品种应同时采用热分析方法进行比较研究。

4. 应用

熔点测定法主要用于许多固体药物的鉴别和纯度判断。药物的熔点也收载在《中国药典》的性状项中。用测定的结果与《中国药典》(2015 版)中药物的熔点比较是否一致，以判断是否符合规定。如《中国药典》(2015 版)中十一酸睾酮要求熔点为 60 ~ 63℃；氢溴酸东莨菪碱要求熔点为 195 ~ 199℃，熔融同时分解。

(三)旋光度测定法

许多有机药物结构中含有不对称手性碳原子，具有旋光现象。利用测定药物的旋光度进行药物鉴别、杂质检查和含量测定的分析方法称为旋光度测定法。旋光度测定法具有操作简便、快速等优点。

1. 基本原理

平面偏振光通过含有某些光学活性的化合物液体或溶液时，能引起旋光现象，使偏振光的平面向左或向右旋转，旋转的度数称为旋光度。偏振光透过长1dm且每1mL中含有旋光物质1g的溶液，在一定波长与温度下测得的旋光度称为比旋度。比旋度为旋光物质的特性常数。因此，测定物质的比旋度可以鉴别或检查某些药品的纯杂程度，亦可用以测定某些药物的含量。

使偏振光向右旋转(顺时针方向)为右旋，以"+"符号表示；使偏振光向左旋转(反时针方向)为左旋，以"-"符号表示。用同法读取旋光度3次，取3次的平均数，照下列公式计算，即得供试品的比旋度。

$$\text{液体样品}[\alpha]_D^t = \frac{\alpha}{l \times c} \tag{2-1}$$

$$\text{固体样品}[\alpha]_D^t = \frac{100 \times \alpha}{l \times C} \tag{2-2}$$

式中　$[\alpha]_D^t$——比旋度；

α——试验测得的旋光度值；

C——供试品溶液的浓度，g/100mL；

l——测定管的长度，dm；

D——钠光谱的D线(589.3nm)；

t——测定温度，规定测定温度为20℃。

除另有规定外，《中国药典》(2015版)中本法采用钠光谱的D线(589.3nm)测定旋光度，测定管长度为1dm(如使用其他管长，应进行换算)，测定温度为20℃，使用读数至0.01°并经过检定的旋光计。旋光度的测定可采用自动旋光仪和目视旋光仪进测定。

2. 注意事项

(1)在测定旋光度时，应严格按照药典或文献记载的条件进行，方可获得准确的结果。

(2)测定前以溶剂作空白校正，测定后再校正1次，以确定测定时零点有无变动；如第二次校正时发现零点有变动，应重新测定旋光度。

(3)配制溶液及测定时，应调节温度为20℃±0.5℃(或各药品项下规定的温度)。

(4)供试溶液应不显浑浊或含有混悬的小颗粒，如有上述现象，应预先滤过，并弃去初滤液。

3. 应用

旋光度测定法主要用于药物鉴别，也用于药物的杂质检查和含量测定。

(1)药物的鉴别：在规定条件下药物的比旋度是一常数，因此，药物的比旋度是进行旋光性物质鉴别的依据。通常在规定条件下测定供试品的旋光度，再计算供试品的比旋度，用测定的结果与《中国药典》(2015 版)中旋光性物质的比旋度比较是否一致，以判断是否符合规定。

(2)药物的杂质检查：某些药物本身无旋光性，而所含杂质具有旋光性，所以可通过控制供试液的旋光度大小来控制杂质的限量。《中国药典》(2015 版)对硫酸阿托品中莨菪碱杂质的检查采用旋光度法。

(3)药物的含量测定：具有旋光性的药物，在一定浓度范围内药物的浓度与旋光度成正比，因此可用旋光度测定法对具有旋光性的药物进行含量测定。《中国药典》(2015 版)中对葡萄糖注射液和葡萄糖氯化钠注射液的含量测定采用旋光度测定法。

(四)pH 测定法

1. 基本原理

《中国药典》(2015 版)规定 pH 测定法采用电位法。电位法测定溶液的 pH，一般采用饱和甘汞电极作参比电极，用玻璃电极作指示电极，将两个电极插入待测溶液中组成原电池，根据能斯特方程式，pH 按下式测定

$$\mathrm{pH} = \frac{\mathrm{pH_s} + (E - E_s)}{k} \tag{2-3}$$

式中　E——含有待测溶液(pH)的原电池电动势，V；

E_s——含有标准缓冲液($\mathrm{pH_S}$)的原电池电动势，V；

k——与温度 t(℃)有关的常数[$k = 0.05916 + 0.000198(t-25)$]。

由于待测物的电离常数、介质的介电常数和液体接界电位等诸多因素均可影响 pH 的准确测量，所以试验测得的数值只是溶液的表观 pH，它不能作为溶液氢离子活度的严格表征。尽管如此，只要待测溶液与标准缓冲液的组成足够接近($\Delta\mathrm{pH} < 3$)，由上式测得的 pH 与溶液的真实 pH 还是颇为接近的，因此测量时选用的标准缓冲溶液的 $\mathrm{pH_S}$ 应尽量与待测溶液的 pH 接近。

2. 注意事项

(1)测定 pH 是否准确，直接依赖于所使用的标准缓冲液的准确度，所以

测定前，须按各品种项下的规定，选择两种 pH 相差约 3 个 pH 单位的标准缓冲液，并使供试液的 pH 处于两者之间。取与供试液 pH 较接近的第一种标准缓冲液对仪器进行校正（定位），使仪器示值与表列数值一致，仪器定位后，再用第二种标准缓冲液核对仪器示值，误差应不大于 ±0.02 个 pH 单位。若大于此偏差，则应小心调节斜率，使示值与第二种标准缓冲液的表列数值相符。重复上述定位与斜率调节操作，至仪器示值与标准缓冲液的规定数值相差不大于 0.02 个 pH 单位。否则，需检查仪器或更换电极后，再行校正至符合要求。

(2) 对弱缓冲或无缓冲作用溶液的 pH 测定，可先采用邻苯二甲酸盐标准缓冲液对仪器进行校正后测定供试液，并重取供试液再次测定，直至 pH 的读数在 1min 内改变不超过 ±0.05 为止；然后再用硼砂标准缓冲液校正仪器，再如上法测定；两次 pH 的读数相差应不超过 0.1，结果取两次读数的平均值。

(3) 测定 pH >9 的溶液时，应避免玻璃电极的钠误差，选择适合的玻璃电极测定。有些玻璃电极反应速度较慢，特别是对弱缓冲液需数分钟后才能平衡，因此测定时必须将供试液轻轻振摇均匀，稍停再读数。

(4) 因潮湿和接触不良易引起漏电与读数不稳，特别是玻璃电极系统的导线插头和读数开关，故电极架与盛溶液的烧杯外部均应保持干燥。

(5) 甘汞电极不用时应将加液口塞住，下面用胶套封好。新加入饱和氯化钾溶液后，应等几个小时，待电极电位稳定后再用。使用时应将电极加液口塞子和下端套子拿掉。氯化钾溶液干涸后的电极，加氯化钾溶液后，应核对电极电位是否准确后再使用。

(6) 配制标准缓冲液与溶解供试品的水应是新沸过并放冷的纯化水，其 pH 应为 5.5 ~ 7.0。

(7) 每次更换标准缓冲液或供试液前，应用纯化水充分洗涤电极，然后将水吸尽，也可用所换的标准缓冲液或供试液洗涤。

(8) 标准缓冲液一般可保存 2 ~ 3 个月，当发现有浑浊、发霉或沉淀等现象时，不能继续使用。

3. 应用

pH 测定法是测定药品水溶液中氢离子浓度的一种方法，是药品检查项下采用较多的指标之一。无论被测溶液本身有无颜色，有无氧化性或是还原性，都可以测定。在药物检验中广泛应用于注射剂、滴眼液和原料药物的酸碱度检查。

（五）折光率

光线自一种透明介质进入另一种透明介质时，由于两种介质的密度不同，光的行进速度会发生变化，从而发生折射。折光率是指光线在空气中行进的速度与在供试品中行进速度的比值，根据折射定律，折光率为入射角的正弦与折射角的正弦的比值：

$$n = \frac{\sin i}{\sin r} \tag{2-4}$$

式中　n——折光率；

$\sin i$——光线的入射角的正弦；

$\sin r$——光线的折射角的正弦。

某些液体药物，尤其是植物油，对光折射具有特定的折光率，折光率因而常作为这些药物的重要物理常数。折光率常用阿贝折射仪测定。在测定前，仪器读数需用校正用棱镜或水进行校正，水的折光率在 20℃ 时为 1.3330，25℃ 时为 1.3325，40℃时为 1.3305。由于物质的折光率随温度或光线波长的不同而改变，透光物质的温度升高，折光率变小；光线的波长越短，折光率越大，故折光率以 n_D^t 表示。《中国药典》(2015 版)采用钠光 D 线(589.3nm)测定供试品相对于空气的折光率，除另有规定外，供试品温度为 20℃，测定用的折射计需能读数至 0.0001，测量范围在 1.3 ~1.7。如用阿贝折射计或与其相当的仪器，测定前应调节温度至 20℃ ±0.5℃，测量后再重复读数 2 次，3 次读数的平均值即得供试品的折光率。

测定折光率可以区别不同的油类或检查某些药品的纯杂程度。例如药典中的挥发油、油脂和有机溶剂等性状项下都列有折光率这一项。《中国药典》(2015 版)对所收载的维生 E、维生素 K_1、苯丙醇也以折光率数值为指标参数，如规定维生素 E 的折光率应为 1.494 ~1.499。

（六）相对密度测定法

相对密度测定法是指相同的温度、压力条件下，通过测定某液体药品的密度与水的密度之比，从而达到对该药品进行鉴别和纯度判断的目的。除另有规定外，测定时温度一般为 20℃。根据使用仪器不同，相对密度测定法可分为比重瓶法、韦氏比重秤法和比重计法。《中国药典》(2015 版)附录中收载的方法是比重瓶法、韦氏比重秤法。测定液体药品的相对密度一般用比重瓶法测定，测定易挥发液体的相对密度可用韦氏比重秤法。

第二节　药物的鉴别试验

一、鉴别的目的、意义

药物鉴别是根据药物的组成、结构、理化性质，利用物理化学及生物学等方法来判断药物真伪的分析方法。药物鉴别的主要目的就是判断药物的真伪，有时通过鉴别也能检查药物的纯度。药物鉴别是药品质量控制的一个环节，是保证药品安全、有效的前提条件，是药品检验中的首项工作。

二、分类

（一）一般鉴别试验

一般鉴别试验是依据某一类药物的化学结构、理化性质的特征，通过化学反应鉴别药物的真伪。对无机药物是根据其组成的阴离子和阳离子的特性反应；对有机药物则大多数采用药物的官能团反应。因此，一般鉴别试验只能证实是某一类药物，而不能证实是某一个药物。

《中国药典》(2015 版)四部收载的一般鉴别试验包括的项目有芳香第一胺类、苯甲酸盐、丙二酰脲类、托烷生物碱类等各种盐类。现以几个典型的一般鉴别试验为例进行说明。

1. 芳香第一胺类

取供试品约 50mg，加稀盐酸 1mL，必要时缓缓煮沸使溶解，放冷，加 0. 1mol/L 亚硝酸钠溶液数滴，滴加碱性 β - 萘酚试液数滴，视供试品不同，生成由橙黄到猩红色沉淀。

反应原理：重氮化 - 偶合反应。具有芳伯氨基的药物，在盐酸酸性条件下，与亚硝酸钠反应生成重氮盐；再在碱性条件下，与 β-苯酚偶合生成颜色鲜艳的偶氮染料。

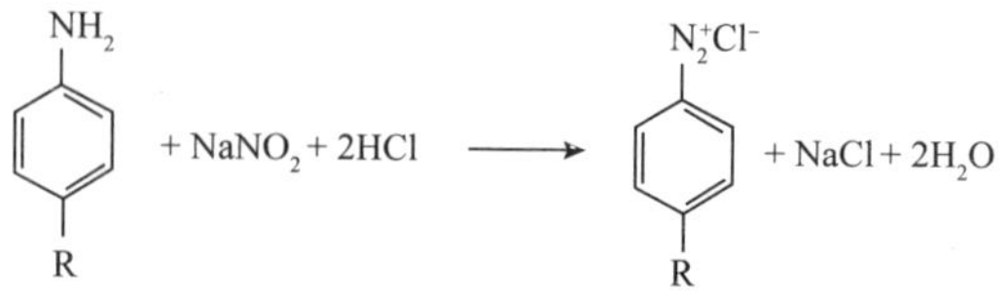

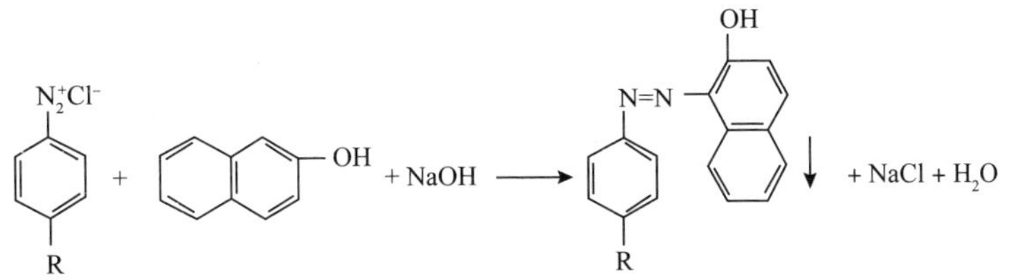

2. 苯甲酸盐

(1)取供试品的中性溶液，滴加三氯化铁试液，即生成赭色沉淀；再加稀盐酸，变为白色沉淀。

(2)取供试品，置干燥试管中，加硫酸后，加热，不炭化，但析出苯甲酸，并在试管内壁凝结成白色升华物。

3. 钠盐

(1)取铂丝，用盐酸湿润后，蘸取供试品，在无色火焰中燃烧，火焰即显鲜黄色。

(2)取供试品约100mg，置10mL试管中，加水2mL溶解，加15%碳酸钾溶液2mL，加热至沸，应不得有沉淀生成；加焦锑酸钾试液4mL，加热至沸，置冰水中冷却，必要时，用玻璃摩擦试管内壁，应有致密的沉淀生成。

4. 硫酸盐

(1)取供试品溶液，滴加氯化钡试液，即生成白色沉淀；分离，沉淀在盐酸或硝酸中均不溶解。

(2)取供试品溶液，滴加醋酸铅试液，即生成白色沉淀；分离，沉淀在醋酸铵试液或氢氧化钠试液中溶解。

(3)取供试品溶液，加盐酸，不生成白色沉淀(与硫代硫酸盐区别)。

5. 氯化物

(1)取供试品溶液，加稀硝酸使成酸性后，滴加硝酸银试液，即生成白色凝乳状沉淀；分离，沉淀加氨试液即溶解，再加稀硝酸酸化后，沉淀复生成。如供试品为生物碱或其他有机碱的盐酸盐，须先加氨试液使成碱性，将析出的沉淀滤过除去，取滤液进行试验。

(2)取供试品少量，置试管中，加等量的二氧化锰，混匀，加硫酸湿润，缓缓加热，即产生氯气，能使用水湿润的碘化钾淀粉试纸显蓝色。

6. 丙二酰脲类

(1)取供试品约0.1g，加碳酸钠试液1mL与水10mL，振摇2min，滤过，滤液中逐滴加入硝酸银试液，即生成白色沉淀，振摇，沉淀即溶解；继续滴加过量的硝酸银试液，沉淀不再溶解。

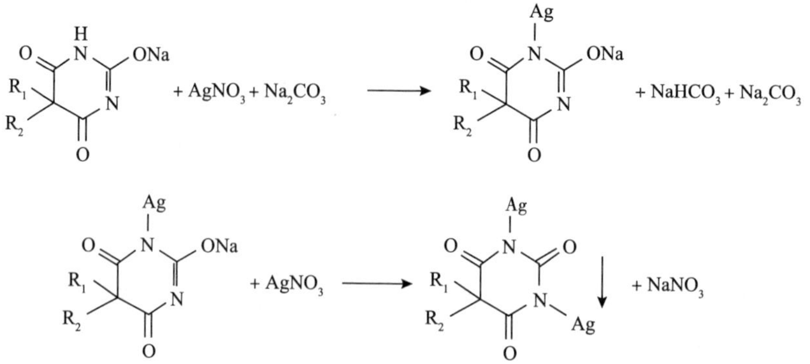

反应原理：含有丙二酰脲类结构（二酰亚胺基团，—CONHCONHCO—）的药物，在适当的碱性条件下，可与某些重金属离子发生反应，生成可溶性或不溶性的有色物质。如在碳酸钠溶液中，与硝酸银作用，生成可溶性的一银盐；继续与硝酸银作用则生成不溶性的二银盐白色沉淀。

（2）取供试品约 50mg，加吡啶溶液（1→10）5mL，溶解后，加铜吡啶试液 1mL，即显紫色或生成紫色沉淀。反应原理：丙二酰脲在吡啶溶液中，与铜盐作用，显紫堇色（Zwikker 反应）。

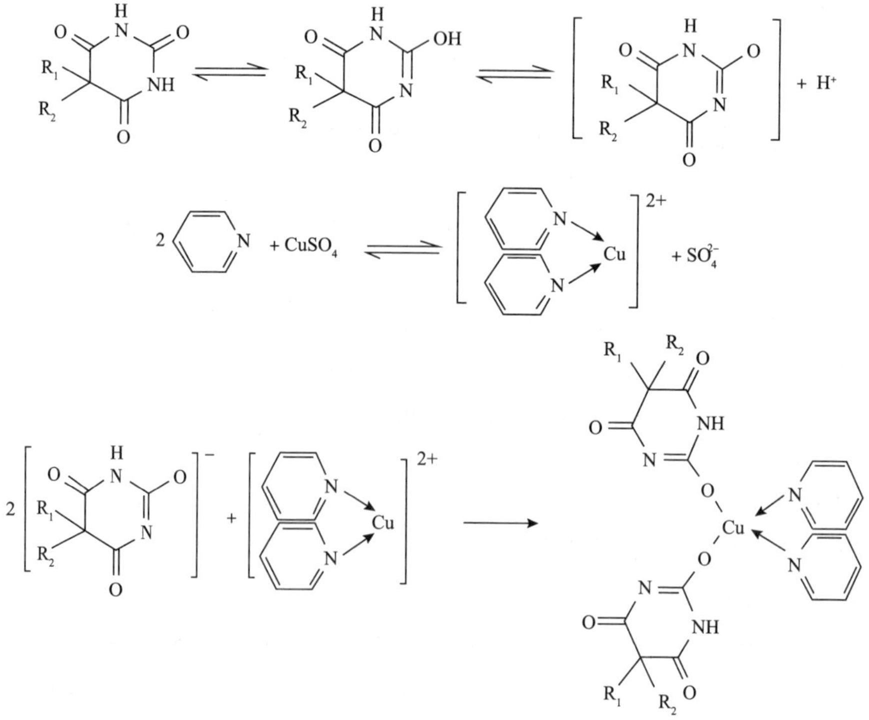

（紫色）

7. 托烷生物碱类的鉴别

取供试品约 10mg，加发烟硝酸 5 滴，置水浴上蒸干，得黄色的残渣，放冷，加乙醇 2 ~ 3 滴湿润，加固体氢氧化钾一小粒，即显深紫色。

反应原理：托烷生物碱类(Tropane Alkaloids)均具有莨菪酸结构，可发生 Vitali 反应，水解后生成莨菪酸，经发烟硝酸加热处理，转变为三硝基衍生物，再与氢氧化钾醇溶液作用，转变为醌型产物而显深紫色。

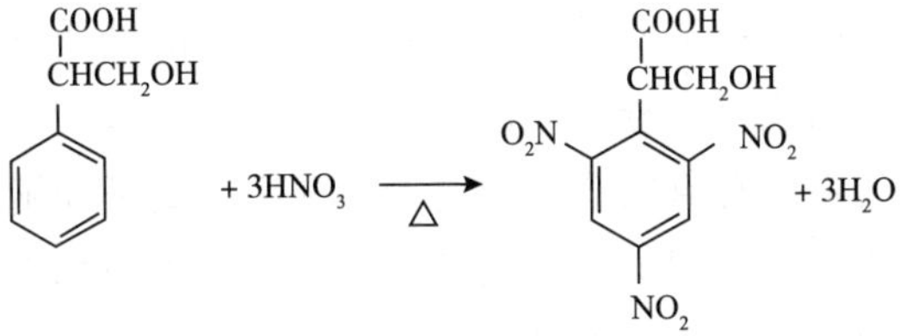

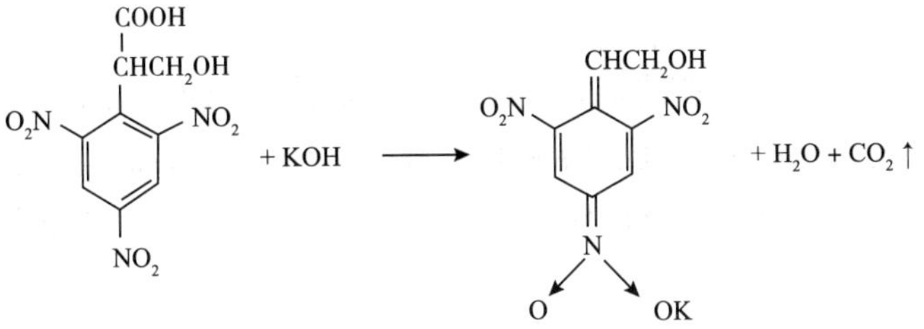

(二) 专属鉴别试验

药物的专属鉴别试验是证实某一种药物的依据，它是根据每一种药物化学结构上的差异所引起的物理化学特性，选用某些特有的灵敏度高的反应，来鉴别药物的真伪。如吡啶类药物含有吡啶环的相同母核，可根据吡啶环母核上取代基不同，而具有不同的理化性质来鉴别不同的吡啶类药物。例如：异烟肼吡啶环上连有肼基，利用其肼基的还原性进行专属鉴别试验的确证鉴别；尼可刹米吡啶环上连有酰胺键，利用其酰胺键在碱性条件下水解反应进行专属鉴别的确证鉴别。

一般鉴别试验与专属鉴别试验的不同点在于，一般鉴别试验是以某些药物的共同化学结构为依据，根据相同的物理化学性质进行药物真伪的鉴别，以区别不同类别的药物。而专属鉴别试验则是在一般鉴别试验的基础上，利用各种药物的化学结构差异来鉴别药物，以区别具有相同化学结构中的某一个药物，达到最终确证药物真伪的目的。

三、鉴别的方法

药物鉴别的方法主要有理化鉴别法、色谱法和生物学法等。对于中药材及其提取物与制剂常采用的鉴别方法还有纤维鉴别法和特征图谱或指纹图谱鉴别法等。

（一）理化鉴别方法

理化鉴别法是根据药物与化学试剂在一定条件下发生化学反应所产生的颜色、沉淀、气体、荧光等现象，鉴别药物真伪的方法。如果供试品按质量标准中鉴别项目的要求进行鉴别，若反应现象相同，则认定为同一种药物。

理化鉴别法对无机药物主要是利用其阴、阳离子的性质进行鉴别；对有机药物主要是利用其官能团或整个分子结构表现的性质进行鉴别。如无机药物氯化钠的鉴别，就是鉴别其是否有氯离子和钠离子，利用氯离子和钠离子的性质进行鉴别；如有机药物葡萄糖的鉴别，是利用葡萄糖分子结构中具有醛基，而醛基具有还原性，能与氧化剂碱性酒石酸铜发生氧化还原反应，生成氧化亚铜的红色沉淀进行鉴别。

理化鉴别法要注意鉴别试验的条件。影响鉴别反应的因素主要有发生化学反应时溶液的浓度、溶液的温度、溶液的酸碱度、反应时间和共存的干扰物质等。化学鉴别法在选择鉴别的化学反应时要注意其反应的灵敏性和专属性。

（二）光谱法

1. 紫外 - 可见分光光度鉴别法

(1)紫外 - 可见分光光度鉴别法的概念：紫外 - 可见分光光度鉴别法是通过测定药物在紫外 - 可见光区（200 ~ 760nm）的吸收光谱特征对药物进行鉴别的方法。

(2)鉴别的主要依据：含有共轭体系的有机药物在紫外-可见光区有特征吸收，可根据药物的吸收光谱特征，如吸收光谱的形状、最大吸收波长、吸收峰数目、各吸收峰的位置、强度和相应的吸收系数等进行分析，最大吸收波长和吸收系数是鉴别药物的常用参数。

(3)常用的鉴别方法。

①比较吸收系数($E_{1cm}^{1\%}$)的一致性：不同的药物，可有相同的 λ_{max} 值，但因分子量不同，其 $E_{1cm}^{1\%}$ 值有明显差异。因此，$E_{1cm}^{1\%}$ 作为化合物的特性常数，常用于药物鉴别。如《中国药典》（2015 版）规定，贝诺酯加无水乙醇制成每 1mL 约含 7.5μg 的溶液，在 240nm 处有最大吸收，相应的吸收系数($E_{1cm}^{1\%}$)应为 730 ~ 760。

②比较吸光度比值的一致性：有些药物的吸收峰虽较多，但各峰对应的吸光度的比值是一定的，可作为鉴别的标准。如《中国药典》（2015 版）中硝西泮的鉴

别：硝西泮加无水乙醇制成每1mL约含8μg的溶液，在220、260与310nm波长处有最大吸收，规定260与310nm波长处的吸光度的比值应为1.45～1.65。

③比较吸收光谱特性的一致性：利用药物具有紫外吸收的特性或利用药物经化学处理后，测定其反应产物的吸收特性进行鉴别。如《中国药典》(2015版)中氟胞嘧啶的鉴别：取氟胞嘧啶适量，加盐酸溶液(9→100)，溶解并稀释制成每1mL中约含10μg的溶液，在286nm波长处有最大吸收，吸光度约为0.71。

用紫外-可见分光光度法鉴别药物时，对仪器的准确度要求很高，必须按要求严格校正合格后方可使用，样品的纯度必须达到要求才能测定。

2. 红外分光光度鉴别法

(1)红外分光光度鉴别法的概念：红外分光光度鉴别法是通过测定药物在红外光区(2.5～25μm)的吸收光谱对药物进行鉴别的方法。有机药物的组成、结构、官能团不同时，其红外光谱也不同。药物的红外光谱能反映出药物分子的结构特点，所以红外分光光度鉴别法具有专属性强、准确度高、应用广的特点，是验证已知药物的有效方法。本方法主要用于组分单一或结构明确的原料药，特别适用于用其他方法不易区分的同类药物的鉴别，如磺胺类、甾体激素类和半合成抗生素类等药物的鉴别。

(2)鉴别的主要依据：用红外分光光度法鉴别药物时，《中国药典》(2015版)均采用标准图谱对照法。即按规定条件测定供试品的红外吸收光谱图，将测得的供试品的红外吸收光谱图与《药品红外光谱集》中的相应标准图谱对比，对比的主要参数是吸收峰的位置和强度，另外还需分析特征区与指纹区的峰形特点。

①吸收峰的位置(峰位)：即振动能级跃迁所吸收的红外线的波长或波数，常通过分析某些波数处有无吸收带出现来鉴定某些化学基团的存在与否。

②吸收峰的强度(峰强)：系指吸收峰的相对强度或摩尔系数的大小，一般极性大的化学键比极性小的化学键的吸收峰要强，如羰基的特征峰在整个图谱中总是最强峰之一。

③特征区与指纹区：在进行红外图谱的解析时，常将其分为九个重要区段。其中，将波数4000～1250cm^{-1}(波长2.5～8.0μm)的区间称为特征区，将波数1250～400cm^{-1}(波长8.0～25μm)的区间称为指纹区。特征区中的吸收峰大多是由基团的伸缩振动产生，吸收峰较稀疏，但具有很强的特征性，因此在基团鉴定工作上非常重要。如羰基，不论是在酮、酸、酯或酰胺等类化合物中，其伸缩振动总是在5.9μm左右出现一个强吸收峰，如谱图中5.9μm左右有一个强吸收峰，

则大致可以断定分子中有羰基。指纹区的吸收峰多而复杂，没有强的特征性，主要是由一些单键C—O、C—N和C—X(卤素原子)等的伸缩振动及C—H、O—H等含氢基团的弯曲振动以及C—C骨架振动产生。当分子结构稍有不同时，该区的吸收就有细微的差异。此种情况就好像人类的指纹，因而称为指纹区。指纹区对于区别结构类似的化合物有重要意义。

(3)供试品的制备及测定。

①原料药鉴别：除另有规定外，应按照国家药典委员会编订的《药品红外光谱集》收载的各光谱图所规定的制备方法制备供试品。

②制剂鉴别：药典品种下明确规定了供试品的处理方法。若处理后辅料无干扰，则可直接与原料药的标准光谱进行对比；若辅料仍存在不同程度的干扰，则可参照原料药的标准光谱在指纹区内选择3～5个辅料无干扰的待测成分的特征吸收峰，列出它们的波数位置作为鉴别依据，实测谱带的波数误差应小于规定波数的0.5%。

(4)注意事项。

①药典各品种项下规定“应与对照的图谱(光谱集××图)一致”，系指《药品红外光谱集》第一卷(1995年版)、第二卷(2000年版)、第三卷(2005年版)、第四卷(2010年版)和第五卷(2015年版)的图谱。同一化合物的图谱若在不同卷上均有收载时，则以后卷所收载的光谱为准。

②具有多晶型现象的固体药品，由于供测定的供试品晶型可能不同，导致绘制的光谱图与《药品红外光谱集》所收载的光谱图不一致。遇此情况，应按该药品光谱图中备注的方法或各品种项下规定的方法进行预处理后再绘制比对。如未规定药用晶型与合适的预处理方法，则可使用对照品，并采用适当的溶剂对供试品与对照品在相同条件下同时进行重结晶后，再依法测定比对。如已规定药用晶型的，则应采用相应药用晶型的对照品依法对比。

③由于各种型号的仪器性能不同，供试品制备时研磨程度的差异或吸水程度不同等原因，均会影响光谱的形状。因此，进行光谱比对时，应考虑各种因素可能造成的影响。

(三)色谱法

1. 色谱鉴别法的概念

色谱鉴别法是利用药物在一定色谱条件下，产生特征色谱行为(比移值或保留时间)进行鉴别试验，比较色谱行为和检测结果是否与药品质量标准一致来验证药物真伪的方法。

2. 常用的色谱鉴别方法

(1)薄层色谱法。

①概念：薄层色谱法是将供试品溶液点样于薄层板上，经展开、检视后所得的色谱图，与适宜的对照物按同法所得的色谱图作对比，进行药物的鉴别。

②测定法：可采用与同浓度的对照品溶液，在同一块薄层板上点样、展开与检视，供试品溶液所显的主斑点的颜色(或荧光)和位置(R_f)应与对照品溶液所显的主斑点一致，而且主斑点的大小与颜色的深浅也应大致相同。或采用供试品溶液与对照品溶液等体积混合，应显示单一、紧密的斑点。或选用与供试品化学结构相似的药物对照品与供试品溶液的主斑点比较，两者 R_f 应不同，或将上述两种溶液等体积混合，应显示两个清晰分离的斑点，来鉴别药物。

如《中国药典》(2015 版)中盐酸异丙嗪注射液的鉴别：取本品 10mL，置 25mL 量瓶中，加甲醇 - 二乙胺(95∶5)稀释至刻度，摇匀，作为供试品溶液；另取盐酸异丙嗪对照品适量，加甲醇 - 二乙胺(95∶5)制成每 1mL 中约含 10mg 的溶液，作为对照溶液。按照薄层色谱法试验，吸取上述两种溶液各 10μL，分别点于同一硅胶 GF_{254} 薄层板上，以已烷 - 丙酮 - 二乙胺(8.5∶1∶0.5)为展开剂，展开，晾干，置紫外光灯(254nm)下检视。供试品溶液所显主斑点的颜色和位置应与对照溶液的主斑点相同。

(2)纸色谱法：纸色谱法是以纸为载体，以纸上所含水分或其他物质为固定相，用展开剂进行展开的分配色谱。供试品经展开后，可用比移值(R_f)表示其各组分的位置，但由于影响比移值的因素较多，因而一般采用在相同试验条件下与对照物质对比以确定其异同。药品鉴别时，供试品在色谱图中所显主斑点的位置和颜色(或荧光)应与对照品在色谱图中所显示的主斑点相同。

(3)气相色谱法：气相色谱法是采用气体为流动相(载气)流经装有填充剂的色谱柱进行分离测定的色谱方法。药物或其衍生物汽化后，被载气带入色谱柱进行分离，各组分先后进入检测器，用记录仪、积分仪或数据处理系统记录色谱信号。在气相色谱分析中，因在一定操作条件下被分析药物在色谱柱上的保留值(保留时间和保留体积)是不变的，故可用保留值进行药物的鉴别，最常用的是以保留时间来作鉴别。

(4)高效液相色谱法：高效液相色谱法是采用高压输液泵将规定的流动相泵入装有填充剂的色谱柱进行分离测定的色谱方法。注入的供试品由流动相带入柱内，各成分在柱内被分离，并依次进入检测器，由记录仪、积分仪或数据处理系统记录色谱信号。药物鉴别时，按高效液相色谱条件进行试验，要求供试品和对照品色谱峰的保留时间一致。若含量测定方法为内标法时，可要求供试品溶液和对照品溶液色谱图中待测成分峰的保留时间与内标峰的保留时间比值应相同。如《中国药典》(2015版)中头孢噻吩钠的鉴别，要求在含量测定项下记录的色谱图中，供试品溶液主峰的保留时间应与对照品溶液主峰的保留时间一致。

习 题 二

一、选择题

1. 下列叙述中不正确的说法是(　　)。

A. 鉴别反应完成需要一定时间　　B. 鉴别反应不必考虑“量”的问题

C. 鉴别反应需要有一定的专属性　　D. 鉴别反应需在一定条件下进行

E. 温度对鉴别反应有影响

2. 药物杂质限量检查的结果是1.0ppm，表示(　　)。

A. 药物中杂质的重量是1.0μg

B. 在检查中用了1.0g供试品，检出了1.0μg

C. 在检查中用了2.0g供试品，检出了2.0μg

D. 在检查中用了3.0g供试品，检出了3.0μg

E. 药物所含杂质的重量是药物本身重量的百万分之一

3. 下列关于药物纯度的叙述正确的是(　　)。

A. 优级纯试剂可替代药物使用

B. 药物的纯度标准主要依据药物的性质而定

C. 药物纯度是指药物中所含杂质及其最高限量的规定

D. 物理常数不能反映药物纯度

4. 药物鉴别主要目的是(　　)。

A. 判断药物优劣　　B. 判断药物真伪

C. 确定有效成分含量　　D. 判断未知物组成和结构

5. 下列叙述与药物鉴别特点相符的是(　　)。

A. 为已知药物的确证试验

B. 是个别分析而不是系统试验

C. 是鉴定未知药物的组成和结构

D. 制剂鉴别主要附加成分和各有效成分之间的相互干扰

6. 下列不属于物理常数的是(　　)。

A. 折光率　　B. 旋光度　　C. 比旋度　　D. 相对密度

二、填空题

1. 具有旋光性的药物，结构中应含有(　　)。

2. 测定 pH 时，通常选择两种标准缓冲液的 pH 约相差(　　)个 pH 单位。

3. 溶解度测定法中，溶剂温度为(　　)，每隔(　　)分钟，强力振摇(　　)秒，观察(　　)分钟内的溶解情况。

三、名词解释

1. 药物的鉴别试验
2. 一般鉴别试验
3. 专属鉴别试验
4. 色谱鉴别法

实训情景二　化学药物的鉴别

【实训目的】

(1)掌握几种常见化学药物的鉴别方法和原理。

(2)熟练地进行几种常见化学药物鉴别试验的操作。

(3)能作出正确的结果判断。

【实训内容】

(一)用品

(1)仪器：烧杯、量筒、试管、三角漏斗、滤纸、碘化钾淀粉试纸、研钵、水浴锅、移液管、电子天平。

(2)试剂：三氯化铁试液、稀硝酸、硝酸银试液、氨试液、二氧化锰、硫酸、稀盐酸、亚硝酸钠溶液、碱性β-萘酚试液、氨制硝酸银试液、无水乙醇、二氯靛酚钠试液、氢氧化钠试液、铁氰化钾试液、正丁醇、0.1%8－羟基喹啉的乙醇溶液、次溴酸钠试液、硫酸铁铵溶液、氯化钡试液、醋酸铅试液、醋酸铵试液。

(二)方法和步骤

1. 阿司匹林片的鉴别

取本品的细粉适量(约相当于阿司匹林0.1g)，加水10mL，煮沸，放冷，加三氯化铁试液1滴，即显紫堇色。

2. 盐酸普鲁卡因注射液的鉴别

(1)本品水溶液显氯化物的鉴别反应.

①取供试品溶液，加稀硝酸使成酸性后，滴加硝酸银试液，即生成白色凝乳状沉淀；分离，沉淀加氨试液即溶解，再加稀硝酸酸化后，沉淀复生成。如供试品为生物碱或其他有机碱的盐酸盐，须先加氨试液使成碱性，将析出的沉淀滤过除去，取滤液进行试验。

②取供试品少量，置试管中，加等量的二氧化锰，混匀，加硫酸湿润，缓缓

加热，即产生氯气，能使用水湿润的碘化钾淀粉试纸显蓝色。

（2）本品显芳香第一胺的鉴别反应。

取本品约50mg，加稀盐酸1mL，必要时缓缓煮沸溶解，放冷，加0.1mol/L的亚硝酸钠溶液数滴，滴加碱性β-萘酚试液数滴，即产生猩红色沉淀。

3. 异烟肼片的鉴别

（1）取本品的细粉适量（约相当于异烟肼0.1g），加水10mL，振摇，滤过，取滤液加氨制硝酸银试液1mL，即产生气泡与黑色浑浊，并在试管壁上生成银镜。

（2）取本品细粉（约相当于异烟肼50mg），加乙醇10mL，研磨溶解，滤过，滤液蒸干，残渣经减压干燥，依法测定。本品的红外光吸收图谱应与对照的图谱（光谱集166图）一致。

4. 维生素C泡腾片的鉴别

取本品的细粉适量（约相当于维生素C 0.5g），加无水乙醇25mL，振摇约5min使维生素C溶解，滤过，滤液分成两等份。在一份中加硝酸银试液0.5mL，即生成黑色银沉淀；在另一份中加二氯靛酚钠试液1～2滴，试液的颜色即消失。

5. 维生素B_1片的鉴别

取本品的细粉适量，加水搅拌使溶解，滤过，蒸干滤液，取残渣做下列鉴别试验：取本品约5mg，加氢氧化钠试液2.5mL溶解后，加铁氰化钾试液0.5mL与正丁醇5mL，强力振摇2min，放置使分层，上面的醇层显强烈的蓝色荧光；加酸使成酸性，荧光即消失，再加碱使成碱性，荧光又复现。

6. 硫酸链霉素的鉴别

（1）取本品约0.5mg，加水4mL溶解后，加氢氧化钠试液2.5mL与0.1%8-羟基喹啉的乙醇溶液1mL，放冷至约15℃，加次溴酸钠试液3滴，即显橙红色。

（2）取本品约20mg，加水5mL溶解后，加氢氧化钠试液0.3mL，置水浴上加热5min，加硫酸铁铵溶液（取硫酸铁铵0.1g，加0.5mol/L硫酸溶液5mL使其溶解）0.5mL，即显紫红色。

（3）本品水溶液显硫酸盐的鉴别反应。

①取供试品溶液，滴加氯化钡试液，即生成白色沉淀；分离，沉淀在盐酸或硝酸中均不溶解。

②取供试品溶液，滴加醋酸铅试液，即生成白色沉淀；分离，沉淀在醋酸铵试液或氢氧化钠试液中溶解。

③取供试品溶液，加盐酸，不生成白色沉淀（与硫代硫酸盐区别）。

【检查原理】

（一）阿司匹林片的鉴别

加热水解后与三氯化铁试液反应：阿司匹林分子结构中无游离酚羟基，与三氯化铁试液不发生显色反应。但其水溶液加热（或较长时间放置，或加少量碱）水解后产生具有酚羟基的水杨酸，可与三氯化铁试液作用，生成紫堇色的配位化合物。

（二）盐酸普鲁卡因注射液的鉴别

1. 显氯化物的鉴别反应

（1）沉淀反应：本品在稀硝酸酸性溶液中，与硝酸银试液反应生成白色凝乳状的氯化银沉淀。沉淀溶于氨试液，再加稀硝酸酸化后，沉淀复生成。

$$Cl^- + Ag^+ \longrightarrow AgCl\downarrow$$

$$AgCl + 2NH_3 \cdot H_2O \longrightarrow [Ag(NH_3)_2]^+ + 2H_2O + Cl^-$$

（2）氧化还原反应：本品与二氧化锰、硫酸加热产生氯气，氯气能使湿润的碘化钾淀粉试纸显蓝色。

$$2Cl^- + MnO_2 + 4H^+ \longrightarrow Mn^{2+} + 2H_2O + Cl_2\uparrow$$

$$2I^- + Cl_2 \longrightarrow 2Cl^- + I_2$$

2. 芳香第一胺的反应

盐酸普鲁卡因分子结构中具有芳香第一胺，可发生重氮化－偶合反应。在盐酸溶液中与亚硝酸钠进行重氮化反应，生成的重氮盐再与碱性β－萘酚偶合生成有色的偶氮染料。

（三）异烟肼片的鉴别

银镜反应：异烟肼分子中的酰肼基具有还原性，可与氨制硝酸银试液反应生成异烟酸和单质银沉淀，肼基则被氧化成氮气。

（四）维生素C泡腾片的鉴别

1. 与硝酸银试液反应

维生素C分子中具有连烯二醇的结构，有极强的还原性，可被硝酸银氧化为去氢维生素C，同时产生黑色银沉淀。

2. 与二氯靛酚钠试液反应

2，6－二氯靛酚为氧化性的染料，其氧化型在酸性介质中为玫瑰红色，碱性介质中为蓝色。当2，6－二氯靛酚钠与维生素C作用后，被还原成无色的酚亚胺。

（五）维生素 B_1 片的鉴别

硫色素反应：维生素 B_1 在碱性溶液中，可被铁氰化钾氧化生成硫色素。硫色素溶于正丁醇（或异丁醇）中，显蓝色荧光。

（六）硫酸链霉素的鉴别

1. 坂口反应

本品水溶液加氢氧化钠试液，水解生成链霉胍。链霉胍中加入 8－羟基喹啉乙醇液（或 α－萘酚），再加次溴酸钠试液，生成橙红色化合物。此反应为链霉素水解产物链霉胍的特有反应。

2. 麦芽酚反应

链霉素在碱性溶液中两个苷键水解断键，其中生成的链霉糖经分子重排，使其环扩大一个碳原子，形成六元环，生成麦芽酚。麦芽酚可在微酸性条件下与硫酸铁铵（高铁离子）作用，生成紫红色配位化合物。

3. 显硫酸盐的鉴别反应

（1）与氯化钡反应：本品溶液与氯化钡试液反应，生成硫酸钡的白色沉淀；分离，沉淀在盐酸或硝酸中均不溶解。

$$SO_4^{2-} + Ba^{2+} \longrightarrow BaSO_4 \downarrow$$

（2）与醋酸铅反应：本品溶液与醋酸铅试液反应，生成硫酸铅白色沉淀；分离，沉淀在醋酸铵试液或氢氧化钠试液中溶解。

$$SO_4^{2-} + Pb^{2+} \longrightarrow PbSO_4 \downarrow$$

$$PbSO_4 + 2NH_4Ac \longrightarrow (NH_4)_2SO_4$$

$$PbSO_4 + 2NaOH \longrightarrow [PbO_2]^{2-} + Na_2SO_4 + 2H^+$$

第三章　药物的杂质检查

杂质是指存在于药物中的无治疗作用或影响药物的稳定性和疗效，甚至对人体健康有害的物质。药物中某些无毒，不影响疗效的，但影响生产的科学管理的物质（如信号杂质）也列入杂质范围。由于药物在生产和储存的过程中不可避免地引入杂质，为了确保药物的安全性、有效性和稳定性，同时也为生产和流通领域的药品质量管理提供依据，因此要对药物中的杂质进行检查。

第一节　药物中杂质的来源及种类

一、杂质的来源

（一）药物纯度及化学试剂纯度

药物的纯度是指药物的纯净程度。药物中的杂质是影响药物纯度的主要因素，因此纯度检查又称为杂质检查。如果药物中所含的杂质超过质量标准规定的纯度要求，就可能引起药物的外观性状、物理常数的变化，甚至会影响药物的稳定性，降低疗效和增加副作用。因此纯度检查是控制药物质量的一个重要环节。

药物的纯度又称药用纯度或药用规格，与化学试剂的纯度或试剂规格不能混淆。前者主要是从用药安全性、有效性以及对药物稳定性的影响等方面考虑，后者是从杂质可能引起的化学变化对试剂的使用范围和使用目的影响来考虑的，并不考虑对人体的生理作用及毒副作用。如化学试剂规格的硫酸钡（$BaSO_4$）对可溶性钡盐做钡餐透视时，如果存在酸溶性钡盐则会危及患者生命，因此，不能用化学试剂规格硫酸钡代替药用规格硫酸钡。更不能将化学试剂当作药品直接用于临床治疗。

药品只有合格品与不合格品，化学试剂可根据杂质的含量高低和用途不同分为不同级别。

（二）杂质的来源

药物中的杂质主要来源于两个方面，一是由生产过程中引入，二是由贮藏过程中引入。

1. 生产过程引入

药物在生产过程中由于所用原料不纯、反应不完全、副反应的发生、加入的试剂或溶剂等在精制时未完全除净、生产器皿有杂质等原因，可能引入未作用完全的原料、试剂、中间体或副产物以及其他杂质，例如以水杨酸为原料合成阿司匹林时，若乙酰化反应不完全可能引入水杨酸；地塞米松磷酸钠在生产过程中使用大量的甲醇和丙酮，可能会残留在成品中。药物在制备过程中，也可能引入新的杂质，如盐酸普鲁卡因在制备和贮藏过程中，可能水解为对氨基苯甲酸和二乙氨基乙醇，因此，《中国药典》（2015 版）中要求检查盐酸普鲁卡因及其制剂中的对氨基苯甲酸。

2. 贮藏过程中引入

药物在贮藏过程中，由于贮藏保管不当，或贮藏时间过长，在外界条件如：温度、湿度、日光、空气、微生物等影响下，可能使药物发生水解、氧化、分解、异构化、晶型转变、聚合、潮解和发霉等变化而产生杂质。其中，药物因发生水解及氧化反应而产生杂质较为常见，如酯、内酯、酰胺、环酰胺、卤代烃及苷类等药物在水分的存在下容易水解。如阿司匹林可水解产生水杨酸和醋酸；阿托品可水解产生莨菪醇和消旋莨菪酸等。

此外，药物的晶型不同，其理化常数、溶解性、稳定性、体内吸收和疗效也有很大差异，因此，控制药物中低效、无效以及具有毒副作用的晶型和异构体，在药物纯度研究中日益受到重视。如棕榈氯霉素存在多晶型现象，B 晶型为活性型，易被酯酶水解而吸收；而 A 晶型则不易被酯酶水解，活性很低。甲苯咪唑有 A、B、C 三种晶型，其中 C 晶型的驱虫率为 90%，B 晶型的驱虫率为 40% ~ 60%，A 晶型的驱虫率小于 20%。在生产中低效、无效的异构体或晶型较难除尽，且因生产工艺、结晶溶剂的不同以及贮藏条件的影响也可引起晶型的转变。

二、杂质的种类

为了有针对性地控制药物中不同类型的杂质，保障药物的安全性、有效性和稳定性，应该对药物中不同杂质及其性质有所了解。杂质按照性质和来源不同分为以下几类。

(一)按性质分类

1. 影响药物稳定性的杂质

药物中金属离子的存在可能会催化氧化还原反应，如 Cu^{2+} 存在可使维生素 A 和 E 易被氧化；水分的存在可使含有酯键和酰胺键结构的药物发生水解，从而影响药物的安全性和有效性。

2. 毒性杂质

药物中重金属(如银、铅、汞、铜、镉、铋、锑、锡、镍、锌等)和砷盐的过量存在会导致人体中毒，影响用药的安全性，应严格控制其限量。

3. 信号杂质

药物中氯化物、硫酸盐等少量存在不会对人体产生危害，但是此类杂质的存在水平可以反映药物的生产工艺和贮藏状况是否正常，因此，此类杂质称为“信号杂质”。控制这类杂质的限量，同时也就控制了有关杂质的限量，从而有助于指导生产工艺和贮藏条件的改善。

(二)按来源分类

1. 一般杂质

一般杂质是指在自然界中分布比较广泛，在多种药物的生产和贮藏过程中容易引入的杂质。由于对此类杂质的控制涉及多种药物，故在《中国药典》(2015 版)四部中规定了它们的检查方法。《中国药典》(2015 版)四部分析方法规定了氯化物、硫酸盐、硫化物、硒、氟、氰化物、铁盐、重金属、砷盐、铵盐、酸碱度、干燥失重、水分、炽灼残渣、易炭化物以及残留溶剂等项目检查。

2. 特殊杂质

特殊杂质是指药物在生产和贮藏过程中，由于药物本身的性质、生产方法和工艺的不同可能引入的杂质。如肾上腺素中的酮体，硫酸阿托品中的莨菪碱，阿司匹林中的游离水杨酸等。一般来说，某种特殊杂质只存在于某种特定的药物中，故其检查方法收载于药典的正文中。

此外，按照杂质的结构分类，还可将杂质分为无机杂质和有机杂质(包括残留溶剂)两类。在某些情况下，杂质属于一般杂质还是特殊杂质，并无严格区分。无论哪种杂质，都要根据其性质、特点和来源，在保证用药安全、有效的前提下，以科学、合理的方法严格进行控制。

三、药物杂质的检查方法

药物中杂质的来源是多途径的，在药物的生产和贮藏过程中会不可避免地引入杂质。对于药物而言，其杂质的含量当然越少越好，但要把药物中的杂质完全除掉，不仅没有必要，也是不可能的，因为不仅会增加成本，也会受到生产工艺和条件的制约。因此在保证用药安全、有效，不影响药物稳定的原则下，允许药物中存在一定量的杂质。药物中所含杂质的最大允许量称为杂质限量，通常用百分之几或百万分之几表示，药物中杂质的检查一般不要求测定其含量，而只检查杂质的量是否超过限量。这种杂质检查的方法叫作杂质的限量检查。

药物的杂质检查按照操作方法不同，可分为以下 4 种方法。

（一）对照法（又称限量法）

该法是指取一定量待检杂质的对照溶液与一定量供试品溶液在相同条件下加入一定的试剂处理后，比较反应结果，从而判断供试品中所含杂质是否超过限量。使用本法检查药物的杂质须遵循平行原则。该法的检测结果只能判定药物所含杂质是否符合限量规定，一般不能测定杂质的准确含量。各国药典主要采用本法检查药物的杂质。杂质的限量可用下式进行计算：

$$\text{杂质限量}\% = \frac{\text{允许杂质存在的最大量}}{\text{供试品量}} \times 100\% \qquad (3-1)$$

由于供试品中所含杂质的量是通过与一定量杂质标准溶液进行比较来确定的，杂质的最大允许量就是标准溶液的浓度（c）与体积（V）的乘积，因此，杂质限量（L）的计算又可用下式表示：

$$\text{杂质限量}\% = \frac{\text{标准溶液的浓度} \times \text{标准溶液的体积}}{\text{供试品量}} \times 100\% \qquad (3-2)$$

$$L = \frac{c \times V}{S} \times 100\%$$

例题：

1. 口服 $NaHCO_3$ 原料药中氯化物的检查

方法：取本品 0.15g（供口服用），加水溶解使成为 25mL，滴加硝酸使成微酸性后，置水浴中加热除尽二氧化碳，放冷，依法检查（通则 0300），与对照标准氯化钠溶液 3.0mL（10μg/mL Cl^-）制成的对照液比较，不得更浓。计算氯化物的限量。

解析：

$$L = \frac{c \times V}{S} \times 100\% = \frac{10 \times 10^{-6} \times 3}{0.15} \times 100\% = 0.02\%$$

2. 对乙酰氨基酚中硫酸盐的检查

方法：取本品 2.0g，加水 100mL，加热溶解后，冷却，过滤，取滤液 25mL，依法检查(通则 0300)，与标准硫酸钾溶液 1.0mL(100μg/mL SO_4^{2-})制成的对照液比较，不得更浓，计算硫酸盐的限量。

解析：

$$L = \frac{c \times V}{S} \times 100\% = \frac{100 \times 10^{-6} \times 1}{2 \times \frac{25}{100}} \times 100\% = 0.02\%$$

注意事项：

(1)使用对照法时须注意平行原则：①供试管和对照管应使用配套的纳氏比色管；②两管加入的试剂、反应的温度、放置的时间等均应相同；③如药物本身有色，需进行消色处理；如样品液浑浊，可过滤后再进行反应。

(2)正确地比色(白色背景，从比色管上口垂直向下观察两管的颜色)和比浊(黑色背景，从比色管上口垂直向下观察两管的浊度)。当供试品管的颜色或浊度不超过对照管的颜色或浊度时才为合格。

(3)检查结果不符合规定或在限度边缘时应对供试管和对照管各复查两份。

(二)灵敏度法

灵敏度法是以检测条件下反应的灵敏度来控制杂质限量的一种方法，一般来说，灵敏度法比对照法对杂质的要求更为严格。如纯化水中的氯化物检查，在 50mL 纯化水中加入硝酸 5 滴及硝酸银试液 1mL，要求不得发生浑浊。该法就是利用氯离子与银离子生成氯化银沉淀反应的灵敏度来控制纯化水中氯化物的限量。

(三)比较法

比较法是指取一定量供试品依法检查，测得待检杂质的吸光度或旋光度等与规定的限量比较，不得更大。本法属于仪器分析法，主要用于药物中特殊杂质的检查。如盐酸去氧肾上腺素中酮体的检查：取本品加水制成每 1mL 中含 4.0mg 的溶液，照紫外 – 可见分光光度法，在 310nm 波长处测定吸光度，不得大于 0.20。硫酸阿托品中莨菪碱的检查：取本品加水制成每 1mL 中含 50mg 的溶液，依法测定旋光度不得超过 –0.40°。比较法的特点是可以准确测定杂质的吸光度或旋光度(从而可计算出杂质的准确含量)并与规定限量比较，不需要对照物质。

【例题】：紫外 – 可见分光光度法中杂质限量的计算

肾上腺素中肾上腺(酮体)的检查。取本品 0.20g，置 100mL 量瓶中，加盐酸溶液(9→2000)溶解，并稀释至刻度，摇匀，在 310nm 处测定吸光度，不得超过 0.05，肾上腺素酮的 $E_{1cm}^{1\%}$ 为 453，求肾上腺酮的限量。

解析：

$$c_{酮体} = \frac{A}{E_{1cm}^{1\%}} \times \frac{1}{100} = \frac{0.05}{453} \times \frac{1}{100} = 1.1 \times 10^{-6} g/mL$$

$$L = \frac{c_{酮体}}{c_{药物}} \times 100\% = \frac{1.10 \times 10^{-6}}{2.0 \times 10^{-3}} \times 100\% = 0.055\%$$

（四）高效液相色谱法

目前高效液相色谱法在杂质检查中应用越来越广泛，该方法可以有效地将药物和杂质完全分离，使测得的结果更加准确。高效液相色谱法在杂质检查中兼有对照法（限量检查）和比较法（准确测得杂质的含量）的双重优点，该法主要用于特殊杂质的检查。主要方法有：①内标加校正因子法；②外标法；③加校正因子的主成分自身对照法；④不加校正因子的主成分自身对照法；⑤面积归一化法。

第二节　一般杂质检查

一般杂质是指广泛存在于自然界，在多种药物的生产和贮藏过程中容易引入的杂质。《中国药典》（2015 版）对一般杂质检查多采用对照法。即在遵循平行操作的原则下，比较供试管与对照管的浊度、颜色等以判断供试品中杂质限量是否符合规定。若检查结果不符合规定或在限度边缘时，应对供试品和对照品各复查两份。

一、氯化物检查法

氯化物广泛存在于自然界中，在药物的生产过程中极易引入。少量的氯化物虽对人体无害，但氯化物属于信号杂质，其存在的量可以反映出药物的纯净程度以及生产工艺和贮藏条件是否正常，因此，控制氯化物的量有其特殊的意义。

（一）检查原理

利用氯化物在硝酸酸性条件下与硝酸银试液作用，生成氯化银白色浑浊，与一定量标准氯化钠溶液在相同条件下生成的氯化银浑浊比较，以判断供试品中的氯化物是否超过了限量。

$$Cl^- + Ag^+ \longrightarrow AgCl\downarrow（白）$$

（二）操作方法

取规定量的供试品，加水使溶解成 25mL（溶液如显碱性，可滴加硝酸使成中性），再加稀硝酸10mL，溶液如不澄清，应滤过，置50mL纳氏比色管中，加水使成40mL，摇匀，即得供试品溶液。另取药品项下规定量的标准氯化钠溶液，置50mL纳氏比色管中，加稀硝酸10mL，加水使成40mL，摇匀，即得对照品溶液。于供试液与对照液中分别加入硝酸银试液1.0mL，用水稀释使成50mL，摇匀，在暗处放置5min，同置黑色背景上，从比色管上方向下观察，比浊。

（三）注意事项

（1）标准氯化钠溶液应为临用前配制，每1mL相当于10μg的Cl^-。在检测条件下，以50mL中含50～80μg的Cl^-为宜，在此范围内氯化物与硝酸银反应产生的浑浊梯度明显，便于比较。因此，在设计检查方法时应根据氯化物的限量考虑供试品的取用量。

（2）检测中加入硝酸是为了去除CO_3^{2-}、PO_4^{3-}等杂质的干扰，同时还可以加速氯化银沉淀的生成并产生较好的乳浊；在暗处放置5min是为了避免光线使单质银析出。

（3）有机药物的氯化物检查：溶于水的有机药物按规定方法直接检查；不溶于水的有机药物多数采用加水振摇，使所含氯化物溶解，滤除不溶物或加热溶解供试品，放冷后析出沉淀，滤过，取滤液检查。

（4）检查有机氯杂质，可根据有机氯杂质结构选择适宜的有机破坏方法，使有机氯转变为无机氯化物后，再依法检查。

（5）检查碘化物或溴化物中氯化物时，由于氯、溴、碘性质相近，应采用适当的方法去除干扰后再检查。

（6）供试溶液如带颜色，通常采用内消色法处理。

二、硫酸盐检查法

硫酸盐也是一种广泛存在于自然界中的信号杂质，是许多药物都需要进行检查的一种杂质。

（一）检查原理

利用硫酸盐在盐酸酸性溶液中与氯化钡生成白色沉淀浑浊，与一定量标准硫酸钾溶液在相同条件下与氯化钡生成的浑浊比较，以判断药物中硫酸盐是否超过限量。

$$SO_4^{2-} + Ba^{2+} \longrightarrow BaSO_4\downarrow（白）$$

（二）操作方法

取规定量的供试品，加水溶解使成约40mL（如溶液显碱性，可滴加盐酸使成中性），溶液如不澄清，应滤过，置50mL纳氏比色管中，加稀盐酸2mL，摇匀，即得供试品溶液。另取各药品项下规定量的标准硫酸钾溶液，按同样方法制成对照品溶液。于供试品溶液与对照品溶液中分别加入25%氯化钡溶液5mL，用水稀释至50mL，摇匀，放置10min，同置黑色背景上，从比色管上方向下观察、比较，即得。

（三）注意事项

（1）标准硫酸钾溶液每1mL相当于100mg的SO_4^{2-}，本法适宜的比浊浓度范围为50mL溶液中含0.1～0.5mg的SO_4^{2-}，相当于标准硫酸钾溶液1～5mL。在此范围内浊度梯度明显。

（2）《中国药典》（2015版）规定采用25%氯化钡溶液，不必临用前配制，放置1个月后的氯化钡试液，反应的效果无明显改变。加入氯化钡试液后，应立即充分摇匀，防止局部浓度过高而影响产生浑浊的程度。

（3）供试液中加入盐酸使成酸性，可防止CO_3^{2-}、PO_4^{3-}等与钡离子生成沉淀而干扰测定，加入稀盐酸的量以50mL溶液中含稀盐酸2mL，使溶液的pH约为1为宜，酸度过高，灵敏会下降。

（4）温度对产生浑浊有影响，温度太低产生浑浊慢且不稳定。当温度低于10℃时，应将比色管在25～30℃水浴中放置10min后再比浊。

（5）如供试液加入盐酸后不澄明，可先用盐酸使成酸性的水洗过的滤纸滤过后再测定。如供试液有颜色，可采用内消色法处理。

三、铁盐检查法

药物中铁盐的存在可以使药物发生氧化反应及其他反应而变质，因此，需要控制药物中铁盐的限量。《中国药典》（2015版）采用硫氰酸盐法检查。

（一）检查原理

铁盐在盐酸酸性溶液中与硫氰酸铵生成红色可溶性硫氰酸铁配位离子，与一定量的标准铁溶液用同法处理后进行比色，以控制铁盐的限量。

$$Fe^{3+} + [6SCN^-] \rightleftharpoons Fe(SCN)_6^{3-}\text{（红色）}$$

（二）操作方法

取规定量的供试品，加水溶解使成25mL，移置50mL纳氏比色管中，加稀盐酸4mL与过硫酸铵50mg，用水稀释使成35mL后，加30%的硫氰酸铵溶液3mL，再加水适量稀释成50mL，摇匀。如显色，立即与标准铁溶液一定量按相同方法制成的对照液比较。

（三）注意事项

（1）用硫酸铁铵[$FeNH_4(SO_4)_2 \cdot 12H_2O$]配制标准铁贮备液，并加入硫酸防止铁盐水解。标准铁溶液为临用前取贮备液稀释而成，每1mL标准铁溶液相当于10毫克的Fe^{3+}。本法以50mL溶液中含Fe^{3+} 10～50μg时为宜，在此范围内，所显色泽梯度明显，便于目视比色。

（2）若供试管与对照管色调不一致或所呈红色太浅而不能比较时，可分别移入分液漏斗中，各加正丁醇或异戊醇提取后比色。因硫氰酸铁配位离子在正丁醇等有机溶剂中溶解度大，故能增加颜色深度，且能排除某些干扰物质的影响。

（3）测定中加入氧化剂过硫酸铵可将供试品可能存在的Fe^{2+}氧化成Fe^{3+}，同时可以防止硫氰酸铁受光照还原或分解。

（4）某些药物如葡萄糖、糊精、硫酸镁等，在检测过程需加硝酸氧化处理，使Fe^{2+}氧化成Fe^{3+}，则不再加过硫酸铵。因硝酸中可能含亚硝酸，能与硫氰酸根离子作用，生成红色亚硝酰硫氰化物，影响比色，因此加显色剂之前加热煮沸除去氧化氮，以消除亚硝酸的影响。

（5）因为铁盐与硫氰酸根生成配位离子的反应是可逆的，加入过量硫氰酸铵可以增加生成配位离子的稳定性，提高反应灵敏度，还能消除氯化物等干扰。

（6）硫氰酸根离子能与多种金属离子发生反应，如高汞、锌、锑、银、铜、钴等，在设计方法时应予以注意。

（7）许多酸根阴离子如硫酸根、氯离子、磷酸根、枸橼酸根等可与Fe^{3+}形成无色配位化合物而干扰检查。排除干扰的方法是适当增加酸度，增加硫氰酸铵试剂的用量，用正丁醇提取后比色等。

（8）某些有机药物，特别是环状结构的有机药物，在试验条件下不溶解或对检查有干扰，需经炽灼破坏，使铁盐成三氧化二铁留于残渣中，处理后再依法检查。

四、重金属检查法

重金属系指在试验条件下能与硫代乙酰胺或硫化钠试液作用而显色的金属杂质，如银、铅、汞、铜、镉、铋、锑、锡、镍、锌等。重金属可以影响药物的稳定性及安全性，故必须严格控制其在药物中的含量。药品在生产过程中遇到铅的机会较多，铅易在体内累积而引起中毒，故检查重金属以铅为代表，作为限量对照。

（一）检查原理

重金属检查使用的显色剂主要有硫代乙酰胺和硫化钠试液，硫代乙酰胺在酸性（pH 为 3.5 醋酸盐缓冲液）条件下水解，产生硫化氢，与微量重金属离子（以铅离子为代表）生成黄色至棕黑色的硫化物混悬液。或在碱性条件下，硫化钠与微量重金属离子反应生成黄色至棕黑色的硫化物混悬液。与一定量的标准铅溶液在相同条件下反应生成的有色混悬液比色，不得更深。

$$CH_3CSNH_2 + H_2O \xrightarrow{pH=3.5} CH_3CONH_2 + H_2S$$

$$H_2S + Pb^{2+} \xrightarrow{pH=3.5} PbS\downarrow + 2H^+$$

$$\text{或 } Na_2S + Pb^{2+} \xrightarrow{NaOH} PbS\downarrow + 2Na^+$$

（二）操作方法

由于药物性质、重金属的限量和存在状态等方面的不同，《中国药典》（2015 版）将重金属检查分为 3 种方法。

第一法（又称为硫代乙酰胺法）适用于无需有机破坏，在酸性条件下可溶解的无色药物中的重金属检查。方法为取 25mL 钠氏比色管 3 支，甲管中加入一定量标准铅溶液与醋酸盐缓冲液（pH 为 3.5）2mL 后，加水或各药品项下规定的溶剂稀释成 25mL，作为对照液；乙管中加入按各药品项下规定的方法制成的供试液 25mL，作为供试液；丙管中加入与乙管相同量的供试品，加配制供试品溶液的溶剂适量使溶解，再加与甲管相同量的标准铅溶液与醋酸盐缓冲液（pH = 3.5）2mL 后，用溶剂稀释成 25mL。再分别于甲、乙、丙 3 管中加入硫代乙酰胺试液各 2mL，摇匀，放置 2min，比色，当丙管中显出的颜色不浅于甲管时，乙管中显示的颜色与甲管比较，不得更深。如丙管中显出的颜色浅于甲管，应取样按第二法重新检查。

第二法（又称为炽灼法）适用于含芳环、杂环以及不溶于水、稀酸及乙醇的有机药物中的重金属检查。方法为先将供试品炽灼破坏，使与有机分子结合的重金属游离，再按第一法检查。

第三法（又称为硫化钠法）适用于溶于碱而不溶于稀酸或在稀酸中即生成沉淀的药物中重金属杂质的检查。该法是取规定量的供试品，加氢氧化钠试液及水溶解后，加入硫化钠试液，再与一定量标准铅溶液经同样处理后的颜色进行比较。

重金属的检查方法较多，各国药典采用的检查方法也不尽相同。对于不同的药物，应选择适当的方法进行检测。

（三）注意事项

（1）用硝酸铅配制标准铅贮备液，并加入硝酸防止铅盐水解。标准铅溶液于临用前取贮备液稀释而成，每1mL标准铅溶液相当于10μg的Pb^{2+}。本法的适宜目视比色范围为27mL溶液中含10～20mgPb^{2+}，相当于标准铅溶液1～2mL。

（2）第一法中，溶液的pH对于金属离子与硫化氢呈色影响较大，pH为3.0～3.5时，硫化铅沉淀较完全。若酸度增大，重金属离子与硫化氢呈色变浅，酸度太大时甚至不显色。故供试品若用强酸溶解或在处理中用了强酸，则应在加入醋酸盐缓冲液前加氨水至对酚酞指示剂显中性。

若供试液呈色，应在加硫代乙酰胺前于对照管中滴加少量稀焦糖溶液或其他无干扰的有色溶液，使之与供试液颜色一致，然后再加硫代乙酰胺试液比色。若仍不能使两管颜色一致，可改用内消色法处理。

供试品中若有微量高铁盐存在，在酸性溶液中可氧化硫化氢析出硫，干扰检测，可分别于供试管和对照管中加入维生素C或盐酸羟胺0.5～1.0g，使三价铁还原成二价铁，再依法检查。

（3）在用第二法检查时，炽灼温度控制在500～600℃，温度太低灰化不完全，温度过高重金属挥发损失，如铅在700℃经6h炽灼，回收率只有32%。加硝酸进一步有机物破坏后，一定要蒸干除尽氧化氮，防止亚硝酸氧化硫代乙酰胺水解产生硫化氢而析出硫，影响比色。

（4）第三法中，显色剂硫化钠试液对玻璃有一定的腐蚀性，而且久置会产生絮状物，应临用前配置。

五、砷盐检查法

砷盐是毒性杂质，多由药物生产过程中使用的无机试剂及搪瓷反应器引入。检查砷盐的方法有古蔡法、二乙基二硫代氨基甲酸银法。

（一）古蔡法

1. 检查原理

古蔡法检查砷的原理是利用金属锌与酸作用产生新生态的氢，与药物中微量的砷盐反应生成具有挥发性的砷化氢，遇溴化汞试纸产生黄色至棕色的砷斑，在同等条件下与一定量标准砷溶液所生成的砷斑比较，判定药物中砷盐的限量。

$$As^{3+} + 3Zn + 3H^{+} \longrightarrow 3Zn^{2+} + AsH_3 \uparrow$$

$$AsO^{3+} + 3Zn + 9H^{+} \longrightarrow 3Zn^{2+} + 3H_2O + AsH_3 \uparrow$$

$$AsO^{3+} + 4Zn + 11H^{+} \longrightarrow 4Zn^{2+} + 4H_2O + AsH_3 \uparrow$$

砷化氢与溴化汞试纸作用：

$$AsH_3 + 2HgBr_2 \longrightarrow 2HBr + AsH(HgBr)_2（黄色）$$

$$AsH_3 + 3A_S(HgBr)_3 \longrightarrow 3AsH(HgBr)_2（棕色）$$

2. 操作方法

古蔡法检查砷的装置见图3－1。测定时，于导气管C中装入醋酸铅棉花60mg，装管高度为60～80mm，再于旋塞D的端平面放一片溴化汞试纸（试纸的大小能覆盖孔径而不露出平面外为宜），盖上旋塞盖E并旋紧。

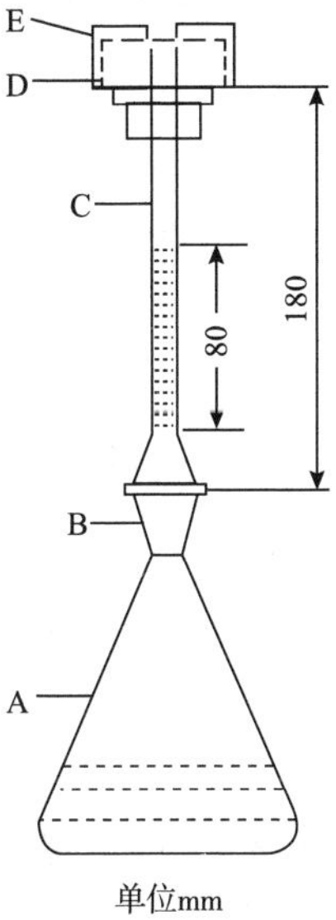

图3－1　古蔡法检查砷的装置

A—标准磨口锥形瓶；
B—中空的标准磨口塞；
C—导气管；
D—具孔有机玻璃旋塞；
E—具孔有机玻璃旋塞盖

标准砷斑的制备：精密量取标准砷溶液2mL，置A瓶中，加盐酸5mL与水21mL，再加碘化钾试液5mL与酸性氯化亚锡试液5滴，在室温放置10min后，加锌粒2g，立即将装妥的导气管C密塞于A瓶上，并将A瓶置25～40℃的水浴中，反应45min，取出溴化汞试纸，即得。

供试品检查：取按药品规定方法制成的供试液置A瓶中，按标准砷斑的制备，自“再加碘化钾试液5mL”起依法操作，将生成的砷斑与标准砷斑比较，不得更深。

3. 注意事项

（1）五价砷在酸性溶液中较三价砷被金属锌还原成砷化氢的速度慢，故在反应液中加入碘化钾及氯化亚锡，将供试品中可能存在的五价砷还原成三价砷，加快反应速度。碘化钾被氧化生成的碘又可被氯化亚锡还原成碘离子，碘离子又可与反应中产生的锌离子形成稳定的配位离子，有利于生成砷化氢反应的不断进行。

氯化亚锡与碘化钾还能抑制锑化氢的生成，防止因锑化氢与溴化汞试纸作用生成锑斑。氯化亚锡还能促进锌与盐酸作用，即纯锌与纯盐酸作用较慢，加入氯化亚锡，锌置换出锡沉积在锌的表面，形成局部电池，可加快锌与盐酸作用，使氢气均匀而连续地发生。

(2)醋酸铅棉花用于吸收供试品即锌粒中可能含有少量的硫化物在酸性条件下产生的硫化氢气体，避免硫化氢气体与溴化汞试纸作用产生硫化汞色斑干扰检测结果。导气管中的醋酸铅棉花应保持干燥，如有润湿，应重新更换。

(3)标准砷溶液临用前取三氧化二砷配制的贮备液稀释而成，每1mL标准砷溶液相当于1μg的砷。砷斑颜色过深或过浅都会影响比色的准确性。《中国药典》(2015版)规定标准砷斑为2mL标准砷溶液制成，可得清晰的砷斑。药物的含砷限量不同，应在标准砷溶液取量为2mL的前提下，改变供试品的取量。

(4)溴化汞试纸与砷化氢作用较氯化汞试纸灵敏，其灵敏度为1μg(以As_2O_3计)，但所呈砷斑不够稳定，反应中应保持干燥及避光，反应完毕立即比色。制备溴化汞试纸所用的滤纸宜采用质地疏松的定量滤纸。

(5)供试品若为硫化物、亚硫酸盐、硫代硫酸盐等，在酸性溶液中能产生硫化氢或二氧化硫气体，与溴化汞作用生成黑色硫化汞或金属汞，干扰比色。应先加硝酸处理，使氧化成硫酸盐，过量的硝酸及产生的氮的氧化物须蒸干除尽。如硫代硫酸钠中砷盐的检查。

(6)供试品若为铁盐，能消耗碘化钾、氯化亚锡等还原剂，影响测定条件，并能氧化砷化氢，干扰测定，应先加酸性氯化亚锡试液，将高铁离子还原成低铁离子后再依法检测。如枸橼酸铁铵中砷盐的检查。

(二)二乙基二硫代氨基甲酸银法(Ag－DDC法)

本法的检查原理是利用金属锌与酸作用产生新生态氢，与微量砷盐反应生成具挥发性的砷化氢，还原二乙基二硫代氨基甲酸银，产生红色的胶态银，与相同条件下定量的标准砷溶液所呈色进行目视比色或在510nm波长处测定吸光度，进行比较，以控制砷盐的限量。

本反应为可逆反应，加入有机碱使与HDDC(二乙基二硫代氨基甲酸)结合，有利于反应向右定量进行完全，所以《中国药典》(2015版)规定配置Ag－DDC试液时加入一定量的三乙胺，用Ag－DDC的三乙胺－三氯甲烷(1.8∶98.2)溶液作砷化氢的吸收液。《美国药典》采用Ag－DDC吡啶溶液作砷化氢的吸收液。

六、干燥失重测定法

干燥失重系指药物在规定的条件下经干燥至恒重后减失的重量，通常以百分率表示。干燥失重检查法主要控制药物中的水分以及挥发性物质，如乙醇等。

(一)常压恒温干燥法

本法适用于受热较稳定的药物。将供试品置于相同条件下已干燥至恒重的扁形称量瓶中，精密称定，于烘箱内在规定温度(一般105℃)和时间条件下干燥至恒重(供试品连续两次干燥或炽灼后重量差异在0.3mg以下称恒重)，以减失的重量和取样量计算供试品的干燥失重。

(二)干燥剂干燥法

本法适用于受热易分解或易挥发的药物，如硝酸异山梨酯、氯化铵、苯佐卡因等。

方法：将供试品置于干燥器内，利用干燥器内的干燥剂吸收供试品中的水分，干燥至恒重。以减失的重量和取样量计算供试品的干燥失重。

常用的干燥剂有硅胶、硫酸和五氧化二磷等。其中五氧化二磷的吸水效力、吸水容量和吸水速度均较好，但价格较贵，且不能反复使用。硫酸的吸水效力与吸水速度次于五氧化二磷，但吸水容量比五氧化二磷大，价格也较便宜。硅胶的吸水效力仅次于五氧化二磷，大于硫酸，由于其使用方便、价廉、无腐蚀性且可反复使用，所以是最常用的干燥剂。硅胶加有氯化钴后为变色硅胶，干燥后生成无水氯化钴而呈蓝色，吸水后生成含两分子结晶水的氯化钴而呈淡红色，于140℃干燥后又变回蓝色，可反复使用。

(三)减压干燥法

1. *减压恒温干燥法*

适用于熔点低、受热不稳定、能耐受一定温度、水分难赶除的药物，如消旋山莨菪碱、酒石酸美托洛尔、地高辛、盐酸雷尼替丁、环丙沙星等。在减压条件下，可降低干燥温度和缩短干燥时间。减压恒温干燥法使用恒温减压干燥箱，除另有规定外，压力应在2.67kPa(20mmHg)以下。

2. *减压室温干燥法*

适用于熔点低并且不能加热的样品，如布洛芬、前列地尔、肾上腺素。在减压干燥器中用干燥剂减压干燥。常用的干燥剂有五氧化二磷、无水氯化钙和硅胶。

干燥失重的计算

$$\text{干燥失重}\% = \frac{\text{供试品干燥至恒重后减失的重量}}{\text{供试品取样量}} \times 100\% \qquad (3-3)$$

（四）热重分析法

适用于药物中结晶水的测定，以及贵重药物或空气中易氧化的药物干燥失重的测定。

热重法是在程序控制温度下测量物质质量与温度关系的方法。物质在加热过程中会升华、汽化、分解出气体或失去结晶水，其质量会发生变化，此时，热重曲线就不是直线，而是有所下降。通过热重曲线的分析，可以知道物质在多少温度时产生变化，并且根据减失的重量，计算出失去了多少物质。

七、水分测定法

药物中水分的存在可使药物发生水解、霉变等，《中国药典》(2015 版)采用费休法及甲苯法测定化学药物中的水分，主要采用费休法。费休法也叫卡尔费休水分滴定法，其特点是操作简便、专属性强、准确度高，适用于受热易破坏的药物。

（一）测定原理

费休水分测定是非水溶液中的氧化还原滴定，采用的标准滴定液称费休试液，是由碘、二氧化硫、吡啶和甲醇按一定比例组成的。测定原理是利用碘氧化二氧化硫为三氧化硫时，需要一定量的水分参加反应。

$$I_2 + SO_2 + H_2O \longrightarrow 2HI + SO_3$$

由于上述反应是可逆的，为了使反应向右进行完全，加入无水吡啶定量地吸收 HI 和 SO_3，形成氢碘酸吡啶和硫酸酐吡啶。但生成的硫酸酐吡啶不够稳定，加入无水甲醇可使其转变成稳定的甲基硫酸氢吡啶。

指示滴定终点的方法有两种：①自身作指示剂，即利用碘的颜色指示终点，终点前溶液呈浅黄色，终点时为红棕色(微过量的费休试剂中碘的颜色)；②永停滴定法，按永停滴定法操作，终点时电流计指针突然偏转，并持续数分钟不退回。该法灵敏、准确，尤其适用于有颜色溶液的测定。

（二）操作方法

《中国药典》(2015 版)采用水分测定仪直接标定费休试液。或取干燥的具塞玻璃瓶，精密加入重纯化水约 30mg，除另有规定外，加入无水甲醇 2 ~ 5mL，用费休试液滴至溶液由浅黄变为红棕色，或用永停滴定法指示终点；另做空白试验校正，按下式计算费休试剂的滴定度：

$$F = \frac{W}{A - B} \tag{3-4}$$

式中　F——滴定度（每1mL费休试液相当于水的重量）；

W——重纯化水的重量（mg）；

A——滴定时所消耗费休试液的容积（mL）；

B——空白所消耗费休试液的容积（mL）。

供试品的测定：精密称取供试品适量（消耗费休试液1～5mL），除另有规定外，溶剂为无水甲醇，用水分测定仪直接测定。或将供试品置于干燥的具塞玻璃瓶中加溶剂2～5mL，在不断振摇（或搅拌）下用费休试液滴至溶液由黄色变为红棕色，或用永停滴定法指示终点，另做空白试验，按下式计算：

$$\text{供试品中水分含量}\% = \frac{(A - B) \times F}{W} \times 100\% \tag{3-5}$$

式中　A——供试品所消耗费休试液的容积（mL）；

B——空白所消耗费休试液的容积（mL）；

F——每1mL费休试液相当于水的重量（mg）；

W——供试品的重量（mg）。

（三）注意事项

（1）测定供试品中水分时可根据费休试剂的F值及供试品的含水限量来确定供试品的取样量，供试品的取样量一般以消耗费休试液1～5mL为宜，费休试液的F值应在4.0mg/mL上下为宜，F值降低至3.0mg/mL以下时，滴定终点不敏锐，不宜再用。整个操作应迅速，且不宜在阴雨或空气湿度太大时进行。

（2）费休法不适用于测定氧化剂、还原剂以及能与试液生成水的药物。一些羰基化合物如活泼的醛、酮可与试剂中的甲醇作用，生成缩醛和水，也会干扰测定。

（3）《中国药典》（2015版）还采用甲苯法测定药物的水分。该法常用于测定颜色较深的药品或氧化剂、还原剂、皂类、油类等。

八、炽灼残渣检查法

有机药物经炭化或无机药物加热分解后，加硫酸湿润，先低温再高温（700～800℃）炽灼，使完全灰化，有机物分解挥发，残留的非挥发性无机杂质（多为金属氧化物或无机盐类）成为硫酸盐，称为炽灼残渣（BP称硫酸灰分）。药典对某些不含金属的有机药物规定进行炽灼残渣检查，应符合限量规定。

方法：精密称取规定重量的供试品，于坩埚中，先缓缓加热（为了避免供试品骤然膨胀逸出，可采用坩埚斜置方式）直至完全炭化，放冷，加硫酸 0.5 ~ 1mL 使湿润，低温加热至硫酸蒸气除尽后，700 ~ 800℃炽灼使完全灰化，移至干燥器内，放冷至室温，精密称定后，再 700 ~ 800℃炽灼至恒重，计算限量。

公式为

$$\text{炽灼残渣}\ \% = \frac{\text{炽灼至恒重后残渣重量}}{\text{供试品取样量}} \times 100\% \qquad (3-6)$$

药物的炽灼残渣限量一般为 0.1% ~0.2%，供试品的取用量应根据炽灼残渣限量和称量误差决定。取量过多，炭化和灰化时间太长；过少，加大称量相对误差。一般应使炽灼残渣量为 1 ~ 2mg。因此，如限量为 0.1%，取样量约为 1g；若限量为 0.05%，取样量则应约为 2g；限量在 1% 以上者，取样可在 1g 以下。如贵重药物或供试品数量不足时，取样可酌情减少。

重金属在高温下易挥发，如供试品需将残渣留作重金属检查，则炽灼温度须控制在 500 ~ 600℃。挥发性无机药物如盐酸、氯化铵等受热挥发或分解，残留非挥发性杂质，也按上法检查炽灼残渣。

九、易炭化物检查法

易炭化物检查是检查药物中夹杂的遇硫酸易炭化或易氧化而呈色的微量有机杂质。此类杂质多数是结构未知的，用硫酸呈色的方法可以简便地控制此类杂质的总量。

方法：取内径一致的两支比色管，甲管中加放各品种项下规定的对照液 5mL；乙管中加硫酸［含 H_2SO_4 94.5% ~95.5%（g/g）］5mL 后，分次缓缓加入规定量的供试品，振摇使溶解。除另有规定外，静置 15min 后，将两管同置白色背景前比色，乙管中所显颜色不得较甲管更深。

供试品如为固体，应先研细，如需加热才能溶解时，可取供试品与硫酸混合均匀，加热溶解后，放冷至室温，再移置比色管中。

对照液主要有 3 类：①用“溶液颜色检查”项下的标准比色液作为对照液；②用比色用氯化钴液、比色用重铬酸钾液和比色用硫酸铜液按规定方法配制成的对照液；③一定浓度的高锰酸钾液。

十、溶液颜色检查法

溶液颜色检查法是控制药物在生产过程或贮藏过程中产生有色杂质限量的方

法。《中国药典》(2015 版)采用目视比色法、分光光度法及色差计法检查药物溶液的颜色。

(一)目视比色法

取规定量的供试品，加水溶解，置 25mL 的纳氏比色管中加水稀释至 10mL，另取规定色调和色号的标准比色液 10mL，置于纳氏比色管中，两管同置白色背景上，自上向下透视或平视观察，供试品管呈现的颜色与对照品管比较，不得更深。

标准比色液由 3 种有色无机盐重铬酸钾、硫酸铜和氯化钴按不同比例配制而成。其方法为：

(1)重铬酸钾液(黄色原液)、比色用硫酸铜液(蓝色原液)和比色用氯化钴液(红色原液)比色液的配制。重铬酸钾液为每 1mL 水溶液中含 0.800mg 的 $K_2Cr_2O_7$。硫酸铜液为每 1mL 水溶液中含 62.4mg 的 $CuSO_4 \cdot 5H_2O$。氯化钴溶液为每 1mL 水溶液中含 59.5mg 的 $COCl_2 \cdot 6H_2O$。

(2)按表 3-1，分别取不同比例的氯化钴、重铬酸钾、硫酸铜比色液和水，配制成黄绿、黄、橙黄、橙红和棕红 5 种色调的标准贮备液。

表 3-1　各种色调的标准贮备液的配制

色调	比色用氯化钴液/mL	比色用重铬酸钾液/mL	比色用硫酸铜液/mL	水/mL
黄绿色	1.2	22.8	7.2	68.8
黄色	4.0	23.3	0	72.7
橙黄色	10.6	19.0	4.0	66.4
橙红色	12.0	20.0	0	68.0
棕红色	22.5	12.5	2.0	45.0

(3)按表 3-2，量取各色调的标准贮备液与水，配制各种色调的色号标准比色液。

表 3-2　各种色调的色号标准比色液的配制

色号	1	2	3	4	5	6	7	8	9	10
贮备液/mL	0.5	1.0	1.5	2.0	2.5	3.0	4.5	6.0	7.5	10.0
加水量/mL	9.5	9.0	8.5	8.0	7.5	7.0	5.5	4.0	2.5	0

检查时根据药物有色杂质的颜色以及对其限量的要求，选择相应颜色一定色号的标准比色液作为对照液，进行比较。如对乙酰氨基酚乙醇溶液的颜色检查取本品 1.0g，加乙醇 10mL 溶解后，如显色，与棕红色 2 号或橙红色 2 号标准比色

液比较，不得更深。

（二）分光光度法

分光光度法是通过测定溶液的吸光度检查药物中有色杂质的限量的方法，更能反映溶液中有色杂质的变化。如维生素 C 易受外界条件影响而变色，规定取本品 3.0g，加水 15mL，振摇使溶解，溶液经 4 号垂熔玻璃漏斗滤过，滤液于 420nm 波长处定吸光度，不得超过 0.03。

（三）色差计法

色差计法是通过色差计直接测定溶液的透射三刺激值，对其颜色进行定量表述和分析的方法。当目视比色法较难判定供试品与标准比色液之间的差异时，应考虑采用本法进行测定与判断。

十一、澄清度检查法

澄清度测定是检查药品溶液中的不溶性杂质，一定程度上可反映药品的质量和生产工艺水平，尤其对于注射用原料药，检查其溶液的澄清度有较为重要的意义。

检查时，将一定浓度的供试品溶液与规定级号的浊度标准液分别置配对的比浊用玻璃管中，在浊度标准液制备 5min 后，在暗室内垂直同置于伞棚灯下，照度为 1000lx，从水平方向观察、比较，判断供试品澄清度是否合格。当供试品的澄清度与所用溶剂相同或未超过 0.5 级浊度标准液时，称为澄清。

大多数药物的澄清度检查是以水为溶剂，但有时也用酸、碱或有机溶剂（如乙醇、甲醇、丙酮等）作溶剂，对于有机酸的碱金属盐类药物，通常强调用新沸过的冷水，因为水中若有二氧化碳会影响其澄清度。

浊度标准液的配制方法：

（1）浊度标准贮备液的配制。利用硫酸肼与乌洛托品（六次甲基四胺）反应制备浊度标准贮备液。按规定的配制方法将 1% 的硫酸肼水溶液与等量的 10% 乌洛托品溶液混合，摇匀，于 25℃ 避光静置 24h，即得浊度标准贮备液。置冷处避光保存，可在两个月内使用。

原理：乌洛托品在偏酸性条件下水解产生甲醛，甲醛与肼缩合生成甲醛腙，不溶于水，形成白色浑浊。

（2）浊度标准原液的配制。取上述浊度标准贮备液 15.0mL，置 1000mL 量瓶中，加水稀释至刻度，摇匀，即得浊度标准原液。该溶液照分光光度法测定，在

550nm 波长处的吸光度应在 0.12～0.15 范围内，配制的浊度标准原液应在 48h 内使用，用前摇匀。

(3)浊度标准液的配制。取浊度标准原液与水，按表 3-3 配制，即得不同级号的浊度标准液。该液应临用时制备，使用前充分摇匀。

表 3-3　浊度标准液的配制

级号	0.5	1	2	3	4
浊度标准原液/mL	2.5	5.0	10.0	30.0	50.0
水/mL	97.5	95.0	90.0	70.0	50.0

习　题　三

一、单项选择题

1. 药物中的重金属是指(　　)。

   A. Pb^{2+}

   B. 影响药物安全性和稳定性的金属离子

   C. 原子量大的金属离子

   D. 在规定条件下与硫代乙酰胺或硫化钠作用显色的金属杂质

2. 古蔡氏检砷法测砷时，砷化氢气体与下列哪种物质作用生成砷斑(　　)。

   A. 氯化汞　　B. 溴化汞　　C. 碘化汞　　D. 硫化汞

3. 用古蔡氏法测定砷盐限量，对照管中加入标准砷溶液为(　　)。

   A. 1mL　　B. 2mL　　C. 依限量大小决定

   D. 依样品取量及限量计算决定

4. 干燥失重主要检查药物中的(　　)。

   A. 硫酸灰分　　B. 灰分

   C. 易碳化物　　D. 水分及其他挥发性成分

   E. 结晶水

5. 药品杂质限量是指(　　)。

   A. 药物中所含杂质的最小允许量　　B. 药物中所含杂质的最大允许量

   C. 药物中所含杂质的最佳允许量　　D. 药物的杂质含量

6. 氯化物检查中加入硝酸的目的是(　　)。

   A. 加速氯化银的形成，除去 CO_3^{2-}、PO_4^{3-} 的干扰

   B. 加速氧化银的形成

7. 关于药物中杂质及杂质限量的叙述正确的是(　　)。

   A. 杂质限量指药物中所含杂质的最大允许量

B. 杂质限量通常只用百万分之几表示

C. 杂质的来源主要是由生产过程中引入的其他方面可不考虑

D. 检查杂质，必须用标准溶液进行比对

8. 砷盐检查法中，在检砷装置导气管中塞入醋酸铅棉花的作用是(　　)。

A. 吸收砷化氢　B. 吸收溴化氢　C. 吸收硫化氢　D. 吸收氯化氢

9.《中国药典》(2015 版)规定的一般杂质检查中不包括的项目是(　　)。

A. 硫酸盐检查　B. 氯化物检查　C. 溶出度检查　D. 重金属检查

10. 重金属检查中，加入硫代乙酰胺时溶液控制最佳的 pH 值是(　　)。

A. 1.5　B. 3.5　C. 7.5　D. 11.5

11. 硫氰酸盐法是检查药品中的(　　)。

A. 氯化物　B. 铁盐　C. 重金属　D. 砷盐　E. 硫酸盐

12. 检查药品中的杂质在酸性条件下加入锌粒的目的是(　　)。

A. 使产生新生态的氢　B. 增加样品的溶解度

C. 将五价砷还原为三价砷　D. 抑制锑化氢的生产

E. 以上均不对

13. 检查药品中的铁盐杂质，所用的显色试剂是(　　)。

A. $AgNO_3$　B. H_2S　C. 硫氰酸铵　D. $BaCl_2$　E. 氯化亚锡

14. 对于药物中的硫酸盐进行检查时，所用的沉淀剂是(　　)。

A. $AgNO_3$　B. H_2S

C. 硫代乙酰胺　D. $BaCl_2$

E. 以上均不对

15. 对药物中的氯化物进行检查时，所用的沉淀剂是(　　)。

A. $BaCl_2$　B. H_2S　C. $AgNO_3$　D. 硫代乙酰胺　E. 醋酸钠

16. 药物中氯化物杂质检查的一般意义在于它(　　)。

A. 是有疗效的物质　B. 是对药物疗效有不利影响的物质

C. 是对人体健康有害的物质　D. 可以考核生产工艺和企业管理是否正常

E. 可能引起制剂的不稳定性

17. 在碱性条件下检查重金属，所用的显色剂是(　　)。

A. H_2S　B. Na_2S　C. $AgNO_3$　D. 硫氰酸铵　E. $BaCl_2$

18. 古蔡法检查药物中微量的砷盐，在酸性条件下加入锌粒的目的是(　　)。

A. 调节 pH 值　B. 加快反应速度

C. 产生新生态的氢　D. 除去硫化物的干扰

E. 使氢气均匀而连续地发生

19. 古蔡法是指检查药物中的(　　)。

A. 重金属　B. 氯化物　C. 铁盐　D. 砷盐　E. 硫酸盐

20. 药物的纯度是指(　　)。

A. 药物中不含杂质　　B. 药物中所含杂质及其最高限量的规定

C. 药物对人体无害的纯度要求　　D. 药物对试验动物无害的纯度要求

21. 干燥失重检查法主要是控制药物中的水分及其他挥发性物质，对于含有结晶水的药物其干燥温度为(　　)。

A. 105℃　　B. 180℃　　C. 140℃　　D. 102℃　　E. 80℃

22. 有的药物在生产和贮存过程中易引入有色杂质，《中国药典》(2015 版)采用(　　)。

A. 与标准比色液比较的检查法　　B. 用 HPLC 法检查

C. 用 TLC 法检查　　D. 用 GC 法检查

E. 以上均不对

23.《中国药典》(2015 版)中一般杂质的检查不包括(　　)。

A. 氯化物　　B. 生物利用度　　C. 重金属　　D. 硫酸盐　　E. 铁盐

24. 氯化物检查是在酸性条件下与 $AgNO_3$ 作用，生成 AgCl 的混浊，所用的酸为(　　)。

A. 稀醋酸　　B. 稀 H_2SO_4　　C. 稀 HNO_3　　D. 稀 HCl　　E. 浓 HNO_3

25. 硫代乙酰胺法是指检查药物中的(　　)。

A. 铁盐　　B. 砷盐　　C. 氯化物　　D. 硫酸盐　　E. 重金属

二、不定项选择题

1. 关于药物中氯化物的检查，正确的是(　　)。

A. 氯化物检查在一定程度上可“指示”生产、储存是否正常

B. 氯化物检查可反应 Ag^+ 的多少

C. 氯化物检查是在酸性条件下进行的

D. 供试品的取量可任意

E. 标准 NaCl 液的取量由限量及供试品取量而定

2. 检查重金属的方法有(　　)。

A. 古蔡氏法　　B. 硫代乙酰胺　　C. 硫化钠法　　D. 硫氰酸盐法

3. 关于古蔡氏法的叙述，错误的有(　　)。

A. 反应生成的砷化氢遇溴化汞，产生黄色至棕色的砷斑

B. 加碘化钾可使五价砷还原为三价砷

C. 金属锌与碱作用可生成新生态的氢

D. 加酸性氯化亚锡可防止碘还原为碘离子

E. 在反应中氯化亚锡不会同锌发生作用

4. 关于硫代乙酰胺法错误的叙述是(　　)。

A. 是检查氯化物的方法　　B. 是检查重金属的方法

C. 反应结果是以黑色为背景　　D. 在弱酸性条件下水解，产生硫化氢

E. 反应时 pH 应为 7.0～8.6

5. 下列不属于一般杂质的是(　　)。

A. 氯化物　　B. 重金属　　C. 硫酸盐　　D. 2－甲基－5－硝基咪唑

6. 药物的杂质来源有(　　)。

A. 药品的生产过程中　　B. 药品的贮藏过程中

C. 药品的使用过程中　　D. 药品的运输过程中

E. 药品的研制过程中

三、填空题

1.《中国药典》(2015 版)中规定的杂质检查项目，是指该药品在(　　)和(　　)中可能含有并需要控制的杂质。

2. 古蔡氏检砷法的原理为金属锌与酸作用产生(　　)，与药物中微量砷盐反应生成具挥发性的(　　)，遇溴化汞试纸，产生黄色至棕色的(　　)，与一定量标准砷溶液所产生的砷斑比较，判断药物中砷盐的含量。

3. 氯化物检查是根据氯化物在(　　)介质中与(　　)作用，生成(　　)浑浊，与一定量标准(　　)溶液在相同条件和操作下生成的浑浊液比较浊度大小。

4.《中国药典》(2015 版)规定检查药物中重金属时以(　　)为代表。多数药物是在酸性条件下检查重金属，其溶液的 pH 值应在(　　)，所用的显色剂为(　　)。

四、名词解释

1. 一般杂质

2. 特殊杂质

3. 恒重

4. 杂质限量

5. 药物纯度

五、配伍题

[1～3 题]

A. 古蔡法　　B. 硫代乙酰胺法

C. 硫氰酸盐法　　D. 重氮化－偶合比色法

E. 酸性染料比色法

1. 铁盐检查法(　　)

2. 重金属检查法(　　)

3. 砷盐检查法(　　)

[4～5 题]

A. 在 Na_2CO_3 试液中与硝酸银作用　　B. 在盐酸酸性液中与硫氰酸铵作用

C. 在 pH＝4～6 溶液中与 Fe^{3+} 作用　　D. 在盐酸酸性液中与氯化钡作用

E. 在硝酸酸性试液中与硝酸银作用

4. 硫酸盐检查法(　　)

5. 铁盐检查法(　　)

[6 ~7 题]

A. 在 pH =3.5 醋酸缓冲液中与 H_2S 作用

B. 在 Na_2CO_3 试液中与硝酸银作用

C. 在盐酸酸性试液中与硫氰酸铵作用

D. 在 pH4 ~6 溶液中与 Fe^{3+} 作用

E. 在硝酸酸性试液中与硝酸银作用

6. 重金属检查法(　　)

7. 铁盐检查法(　　)

[8 ~9 题]

A. 在硝酸酸性试液中与硝酸银作用　B. 在盐酸酸性试液中与氯化钡作用

C. 在盐酸酸性试液中与硫氰酸铵作用　D. 在 pH =3.5 醋酸缓冲液中与 H_2S 作用

E. 在 Na_2CO_3 试液中与硝酸银作用

8. 氯化物检查法(　　)

9. 重金属检查法(　　)

六、计算题

1. 取葡萄糖 4.0g，加水 30mL 溶解后，加醋酸盐缓冲溶液(pH =3.5)2.6mL，依法检查重金属(中国药典)，含重金属不得超过百万分之五，问应取标准铅溶液多少毫升？(每 1mL 相当于 Pb10μg/mL)

2. 检查某药物中的砷盐，取标准砷溶液 2mL(每 1mL 相当于 1μg 的 As)制备标准砷斑，砷盐的限量为 0.0001%，应取供试品的量为多少？

3. 依法检查枸橼酸中的砷盐，规定含砷量不得超过 1ppm，问应取检品多少克？(标准砷溶液每 1mL 相当于 1μg 砷)

七、简答题

1. 药物重金属检查法中，重金属以什么代表？有哪几种显色剂？

2. 简述中国药典对药物中氯化物检查法的原理、方法及限量计算公式？

3. 试述药物的杂质检查的内容(包括杂质的来源、杂质的限量检查概念)。

4. 简述硫代乙酰胺法检查重金属的原理和方法。

5. 请举例说明信号杂质及此杂质的存在对药物有什么影响。

第四章 药典中常见定量分析方法概述

药物的定量分析是指准确测定药物有效成分或指标性成分的含量，它是评价药物质量、判断药物优劣的重要手段。对药物进行定量分析时，应按药品质量标准进行测定。

药物定量分析可选用化学分析法和仪器分析法。化学分析法包括重量分析和滴定分析，多用在原料药的含量测定。仪器分析法包括电化学分析法、分光光度法和色谱法。随着仪器和检测技术的快速发展，仪器分析法的准确度和精密度越来越高，专属性也较强，尤其是色谱法对组分复杂、干扰成分较多品种的含量测定更显优势。国内外药典中应用仪器分析法进行药物含量测定日益普及。《中国药典》(2015 版)中，现代分析技术得到进一步扩大应用，利用高效液相色谱、分光光度法进行含量测定的品种增加了数百种。

第一节 重量分析法

重量分析法是称取一定重量的供试品，采用某种方法或通过某种物理或化学变化使被测组分从样品中分离出来并转化为一定的称重形式，再根据被测组分和供试品的重量，计算组分的含量百分数的定量方法。

重量分析法系经典的分析方法之一。由于采用分析天平直接称量被测成分或反应产物，因而准确度较高。但分析过程中过滤、洗涤、烘干等操作比较繁琐，需时长，限制了该方法的应用。目前，某些药品的含量测定、干燥失重、炽灼残渣以及中草药灰分的测定等尚需应用重量分析法。

重量分析法又分为挥发法、萃取法及沉淀法等，根据供试品中被测组分的性质，采用不同的方法。

一、挥发法

若被测成分具有挥发性，或者可以转变为挥发性气体，则可采用挥发法分析。

将供试品加热或与某种试剂作用，使待测成分生成挥发性物质逸去，然后根据供试品减失的重量，计算待测成分百分含量的方法称间接挥发法。如测定氯化钡中结晶水的含量时，可将一定重量的氯化钡加热使水分挥发、逸出，根据氯化钡所减轻的重量可计算样品中水分的含量：

$$\text{水分的含量}\% = \frac{\text{供试品与称量瓶总重量}-\text{干燥后供试品与称量瓶总重量}}{\text{供试品与称量瓶总重量}-\text{称量瓶总重量}} \times 100\% \tag{4-1}$$

用某种试剂将逸出的挥发性物质吸收，再根据吸收剂增加的重量计算成分百分含量的方法称直接挥发法。如用高氯酸镁作为吸收剂，将逸出的水分吸收，再测定高氯酸镁增加的重量，就得到固体中结晶水的重量：

$$\text{水分的含量}\% = \frac{\text{吸收水分后的高氯酸镁重量}-\text{干燥的高氯酸镁重量}}{\text{供试品重量}} \times 100\% \tag{4-2}$$

二、萃取法

利用被测成分在两种互不相溶的溶剂中的溶解度差异，使其从原来的溶剂中定量地转入作为萃取剂的另一种溶剂中，然后将萃取剂蒸干，称量干燥萃取物的重量，根据萃取物的重量计算被测成分百分含量的方法，称为提取重量法。

例如《中国药典》(2015 版)利用荧光素钠盐易溶于水，而荧光素本身水溶性差的特点，测定荧光素钠的含量。方法为：取荧光素钠约 0.5g，精密称定，加水 20mL 使溶解后，加稀盐酸 5mL，使荧光素析出，用丁醇－三氯甲烷(1∶1)提取 4 次，每次 20mL，合并提取液，用水 10mL 洗涤，洗液再用丁醇－三氯甲烷(1∶1)5mL 振摇提取，合并提取液，置 105℃恒重的容器中，在水浴上通风蒸发至干，残渣用乙醇 10mL 溶解后，再置于水浴上蒸干，并在 105℃干燥至恒重，精密称定，所得重量乘以 1.132，即得供试品中含有 $C_{20}H_{10}Na_2O_5$ 的重量。

提取重量法在药物的杂质检查中常有应用，如生物碱类药物盐酸吗啡中其他生物碱的检查。

三、沉淀法

该方法是使待测成分以难溶化合物的形式从溶液中沉淀出来，过滤、沉淀、洗涤、干燥或灼烧后称量重量，根据所得重量求出被测成分在样品中的百分含量。

沉淀法是重量分析法中最常用的一种分析方法。为了确保分析结果的准确，沉淀法对沉淀有一定的要求：

(1)沉淀的溶解度要小。即要求沉淀反应必须定量完成，这样被测组分才能完全沉淀。一般来说，沉淀在溶液中溶解损失的量不应超过分析所允许的称量误差(≤0.2mg)。

(2)沉淀要纯净。应尽量避免其他物质的沾污，这样才能准确地获得被测组分的分析结果。

(3)沉淀的称量形式的组成必须严格符合一定的化学式。在重量分析中，沉淀是经过干燥或灼烧后称量重量的。在灼烧过程中沉淀可能会发生化学变化，因此，称量时的物质常与沉淀时析出的物质不同，即“沉淀形式”和“称量形式”可能是不同的。但这无关紧要，重要的是沉淀的称量形式一定要有固定的组成，才可能计算出分析结果。

例如，测定 Fe^{3+} 时，用 $NH_3 \cdot H_2O$ 作为沉淀剂，使 Fe^{3+} 成为 $Fe(OH)_3 \cdot xH_2O$ 形式沉淀下来；但干燥后，$Fe(OH)_3$ 中含水量不定，无法根据其重量计算含铁量。而若将氢氧化铁高温灼烧，使 $Fe(OH)_3 \cdot xH_2O$ 失去水分，成为组成恒定的 Fe_2O_3，便可根据 Fe_2O_3 重量(W)，再乘以一定的换算因素(F)，而求得供试品中 Fe^{3+} 的含量 $X(\%)$：

$$X = \frac{W \times F}{S} \times 100\% \qquad (4-3)$$

$$F = \frac{G \times \text{待测成分的相对分子质量(或相对原子质量)}}{\text{称量形式的相对分子质量}} \qquad (4-4)$$

式中 G——系数，它的存在是使分子、分母中涉及的待测元素的原子个数相等，因此具体数值需根据测定物质而定。

沉淀一般有晶型和非晶型两种。为了获得符合重量分析要求的沉淀，对这两类沉淀的沉淀条件要求如下：

晶型沉淀应在适当稀的、热溶液中生成。在不断搅拌下缓缓加入沉淀剂，这样可减少沉淀物的过饱和度，使沉淀颗粒粗大，易于过滤和洗涤，同时少吸附溶液中杂质。为了进一步增加结晶的颗粒度，沉淀完全后应进行“陈化”，即让沉淀和溶液在一起放置一段时间。陈化过程可以使细小结晶溶解而粗大结晶长得更大，因为细小结晶的溶解度比粗大结晶的溶解度大，如果溶液对大结晶是饱和的，对细小结晶则是未饱和的，于是，小结晶溶解，这样溶液中沉淀物离子的浓度增加，这时对于大结晶而言已成为饱和的溶液，将有新沉淀在大结晶表面析出，从而增加了结晶的颗粒度。

非晶型沉淀一般含水较多，体积庞大，容易生成胶体。为产生较为紧密的沉淀，减少离子的水化，防止胶体的生成，沉淀时样品溶液和沉淀剂都应该较浓，以促进沉淀快速生成。同时，沉淀应在热溶液中进行，适当电解质存在有利于破坏胶体。为避免沉淀吸附溶液中的杂质，不必陈化，沉淀完毕，立即过滤、洗涤。

第二节　滴定分析法

一、基本原理及特点

滴定分析法是将一种已知准确浓度的溶液(滴定液)滴加到待测物质的溶液中，直到化学反应按计量关系完全作用为止，然后根据所用滴定液的浓度和体积计算出待测物质含量的一种分析方法，又称“容量分析法”。

滴定分析法按化学反应类型可分为酸碱滴定法、氧化还原滴定法、沉淀滴定法、配位滴定法等，在非水溶剂中进行的滴定分析叫非水滴定。

滴定分析法的仪器设备简单、易于操作、成本低、速度较快，其准确度和精密度都较高。在中外药典中广泛运用，尤其是原料药的含量测定，原料药纯度达到98.5%以上时首选容量分析法。

本部分介绍几种在药物分析中常见的滴定分析方法。

二、应用与实例

(一)酸碱滴定法

酸碱滴定法在药品检验中的应用十分广泛，按滴定方式的不同，其操作方法可分为：

1. 直接滴定法

$C \cdot K_a \geqslant 10^{-8}$的弱酸都可用碱滴定液直接滴定；$C \cdot K_b \geqslant 10^{-8}$的弱碱都可用酸滴定液直接滴定。精密称取供试品适量，置于锥形瓶中，加入适当的溶剂使其溶解，加指示液数滴，用酸(碱)滴定液滴定至规定的突变颜色为终点。

2. 剩余滴定法

若药物难溶于水或有其他原因不宜采用直接滴定法时，可采用剩余滴定法，即精密称取供试品适量，置于锥形瓶中，加入适当的溶剂使其溶解，精密加入定量过量的酸(碱)滴定液待反应完全后，加指示液数滴，再用酸(碱)滴定液滴定至规定的突变颜色即为终点。

滴定分析中也可通过滴定过程中电位的变化情况判断终点，此方法称为电位滴定法。

实例一　布洛芬含量测定

取本品约0.5g，精密称定，加中性乙醇(对酚酞指示液显中性)50mL溶解后，加酚酞指示液3滴，用氢氧化钠滴定液(0.1mol/L)滴定。每1mL氢氧化钠滴定液(0.1mol/L)相当于20.63mg的$C_{13}H_{18}O_2$。

解析：布洛芬的结构

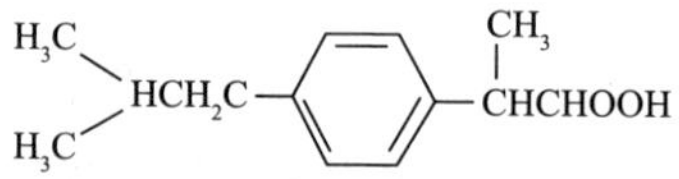

布洛芬因含羧基而显酸性，pK_a为5.2，能与氢氧化钠反应生成盐。本法为直接滴定法。

实例二　氯贝丁酯含量测定

取本品约2g，精密称定，置锥形瓶中，加中性乙醇(对酚酞指示剂显中性)10mL，微温溶解，加酚酞指示液数滴，用氢氧化钠滴定液(0.1mol/L)滴定至粉红色，精密加入氢氧化钠滴定液(0.5mol/L)20mL，加热回流60min至油珠完全消失，放冷，用新沸过的冷水冲洗冷凝管，洗液并入锥形瓶中，加酚酞指示液数滴，用盐酸滴定液(0.5mol/L)滴定至红色消失，并将滴定结果用空白试验校正。每1mL氢氧化钠滴定液(0.5mol/L)相当于121.4mg的$C_{12}H_{15}ClO_3$。

解析：氯贝丁酯的结构

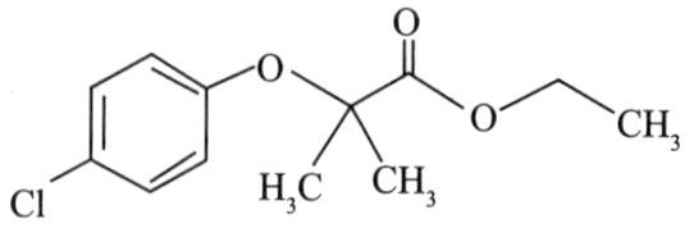

氯贝丁酯分子中不含酸性集团，不能用直接酸碱滴定法测定，但氯贝丁酯含酯键，可在碱性溶液中定性水解，故可用剩余滴定法测定含量。此法可用于其他脂类药物测定。方法中"用氢氧化钠滴定液（0.1mol/L）滴定至粉红色"是为了中和氯贝丁酯中其他酸性杂质。

实例三　丙戊酸钠含量测定

取本品约0.5g，精密称定，加水30mL溶解后，加乙醚30mL，按照电位滴定法，用玻璃电极为指示电极，饱和甘汞电极为参比电极，用盐酸滴定液（0.1mol/L）滴定至pH =4.5。每1mL盐酸滴定液（0.1mol/L）相当于16.62mg$C_8H_{15}NaO_2$。

解析：丙戊酸钠在水中呈碱性，本法为直接滴定。终点判断采用电位滴定法。

（二）非水溶液滴定法

非水溶液滴定法是在非水溶剂中进行滴定的分析方法。以非水溶剂作为滴定介质，不仅能增大有机化合物的溶解度，而且能改变物质的化学性质（例如酸碱性及其强度），使在水中不能进行完全的滴定反应能够顺利进行，从而扩大了滴定分析的应用范围。本法在药典含量测定方法中仅用于酸碱非水溶液滴定，尤其是非水碱量法。

非水碱量法主要用来测定有机碱及其氢卤酸盐、磷酸盐、硫酸盐或有机酸盐，以及有机酸碱金属盐类药物的含量。

非水碱量法是用高氯酸滴定液（0.1mol/L）滴定碱性药物，主要用于含氮碱性有机药物及其氢卤酸盐、硫酸盐、磷酸盐或有机酸盐的测定。这类药物碱性比较弱，一般在水溶液中不能直接滴定，使用冰醋酸作溶剂可提高药物的碱性强度，从而能被测定。

（1）有机弱碱的滴定：有机弱碱如胺类、生物碱类等，只要其在水溶液中的$K_b \geqslant 10^{-10}$，都能在冰醋酸介质中用高氯酸滴定液进行定量测定。如肾上腺素、地西泮的含量测定。对$K_b < 10^{-10}$的极弱碱，需使用冰醋酸－醋酐的混合溶液为介质，且随着醋酐用量的增加，滴定范围显著增大。

（2）有机酸碱金属盐的滴定：由于有机酸的酸性较弱，其共轭碱（有机酸根）在冰醋酸中显较强的碱性，故可用高氯酸滴定液直接滴定。

（3）有机碱的氢卤酸盐的滴定：大多数有机碱均难溶于水，且不太稳定，故常将有机碱与酸成盐后做药用，所用酸大多为氢卤酸，如盐酸麻黄碱、氢溴酸东莨菪碱等。由于氢卤酸的酸性较强，可使滴定反应进行不完全，所以当用高氯酸滴定时应先加入一定量醋酸汞冰醋酸溶液，使形成难电离的卤化汞，将氢卤酸盐转化成可测定的醋酸盐，然后用高氯酸滴定，其用量按醋酸汞与氢卤酸的摩尔比

(1∶2)计算，可稍过量，一般加3～5mL以消除氢卤酸的干扰，反应式如下：

$$2B \cdot HX + Hg(Ac)_2 = 2B \cdot HAc + HgX_2$$

(4)有机碱的硫酸盐的滴定：由于硫酸的酸性强，用非水碱量法测定有机碱的硫酸盐时，只能滴定至 HSO_4^{2-} 的程度，即在滴定过程中，SO_4^{2-} 作为共轭碱，只能吸收1个 H^+ 成 HSO_4^{2-}。如硫酸阿托品和硫酸奎宁的含量测定。

(5)有机碱的硝酸盐的滴定：此类药物滴定的产物为硝酸，可氧化破坏指示剂，因此只能用电位法指示终点，如硝酸毛果芸香碱的含量测定。

(6)有机碱的有机酸盐的滴定：如马来酸氯苯那敏(扑尔敏)、重酒石酸去甲肾上腺素等药物都属于有机碱的有机酸盐，其通式为B·HA。冰醋酸或冰醋酸－醋酐的混合溶剂能增强有机碱的有机酸盐的碱性，因此可以结晶紫为指示剂，用高氯酸滴定液滴定。

实例　盐酸可乐定含量测定

取本品约0.15g，精密称定，加冰醋酸10mL与醋酸汞试液3mL，温热使溶解，放冷，加结晶紫指示液1滴，用高氯酸滴定液(0.1mol/L)滴定至溶液显蓝绿色，并将滴定结果用空白试验校正。每1mL高氯酸滴定液(0.1mol/L)相当于26.66mg的 $C_9H_9Cl_2N_3 \cdot HCl$。

解析：盐酸可乐定的结构

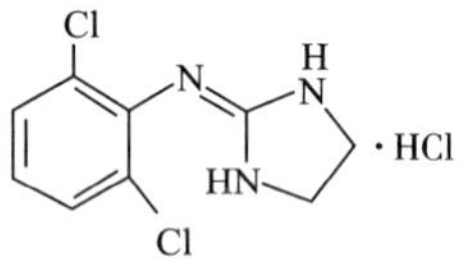

盐酸可乐定为有机碱的氢卤酸盐，加入醋酸汞是为了排除氢卤酸的干扰。由于冰醋酸的膨胀系数较大，所以若滴定样品和标定高氯酸滴定液时的温度差别超过10℃时，应重新标定；若未超过10℃时，则应对温度引起体积的改变进行校正。

$$N_1 = \frac{N_0}{1 + 0.0011(t_1 - t_0)} \quad (4-5)$$

式中　0.0011——冰醋酸的膨胀系数；

t_0——标定高氯酸滴定液时的温度；

t_1——滴定样品时的温度；

N_0——t_0 时高氯酸滴定液的浓度；

N_1——t_1 时高氯酸滴定液的浓度。

(三)氧化还原滴定法

氧化还原滴定法是建立在氧化还原反应基础上的一种滴定分析法。根据所应用的氧化剂或还原剂不同，氧化还原滴定法分为高锰酸钾法、重铬酸钾法、碘量法、铈量法、溴量法和亚硝酸钠法等。下面介绍在药物分析中运用较多的碘量法和亚硝酸钠法。

1. 碘量法

（1）基本原理：碘量法是以碘的氧化性或 I^- 的还原性进行的氧化还原滴定分析方法。根据滴定方式的不同，碘量法分为直接碘量法和间接碘量法，间接碘量法又分为置换碘量法和剩余碘量法两种。

直接碘量法：用碘滴定液直接滴定的方法，用于测定具有较强还原性的药物。I_2 作为氧化剂氧化被测定的药物，本身被还原为 I^-，可用淀粉指示剂指示终点，化学计量点稍后溶液中有多余的碘，与淀粉结合显蓝色；还可以利用碘自身的颜色指示终点，化学计量点后，溶液中稍过量的碘显黄色而指示终点。

剩余碘量法：在供试品中先加入一定量、过量的碘滴定液，待碘与测定组分反应完全后，再用硫代硫酸钠滴定液滴定剩余的碘，根据与药物作用的碘的量来计算药物含量。

置换碘量法：主要用于强氧化剂的测定，如 $K_2Cr_2O_7$、H_2O_2 等。在供试品溶液中加入碘化钾，氧化剂将碘化钾氧化成碘，碘再用硫代硫酸钠滴定，用淀粉作指示剂。如《中国药典》（2015 版）硫代硫酸钠滴定液的标定采用置换碘量法。

（2）应用：碘量法的测定范围广泛，可测定强还原性物质和强氧化牲物质，如维生素 C、安乃近、葡萄糖等。使用碘量法应注意溶液酸度的控制、指示剂加入的时机、防止碘挥发和被空气氧化等。

实例一　安乃近片含量测定

取本品 10 片，精密称定，研细，精密称取适量（约相当于安乃近 0.3g），加乙醇与 0.01mol/L 盐酸溶液各 10mL 使安乃近溶解后，立即用碘滴定液（0.05mol/L）滴定（控制滴定速度为 3 ~5mL/min），至溶液所显的浅黄色（或带紫色）在 30s 内不褪。每 1mL 碘滴定液（0.05mol/L）相当于 17.57mg 的 $C_{13}H_{16}N_3NaO_4S \cdot H_2O$。

解析：安乃近的结构

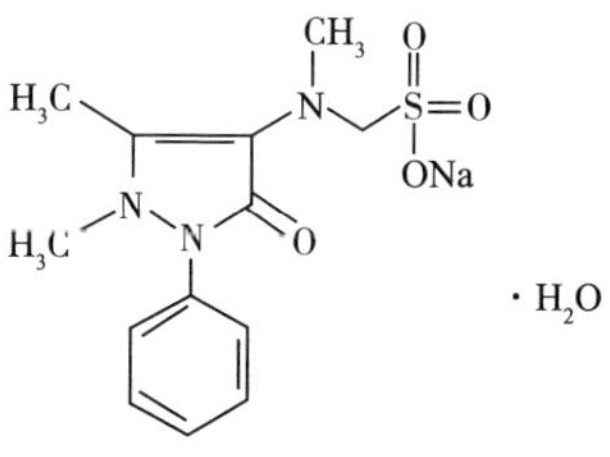

本法为直接碘量法。

实例二　右旋糖酐20葡萄糖注射液中葡萄糖的含量测定

精密量取本品2mL，置250mL碘瓶中，精密加入碘滴定液（0.05mol/L）25mL，边振摇边滴加NaOH滴定液（0.1mo/L）50mL，密塞，在暗处放置30min，加稀硫酸5mL，用硫代硫酸钠滴定液（0.1mol/L）滴定，近终点时加淀粉指示液2mL，继续滴定至蓝色消失，并将滴定的结果用0.12g（6%规格）或0.20g（10%规格）的右旋糖酐20做空白试验进行校正。1mL碘滴定液（0.05mol/L）相当于9.909mg的$C_6H_{12}O_6 \cdot H_2O$。

解析：本法为剩余碘量法。葡萄糖分子中的醛基有还原性，能在碱性条件下被碘氧化成羧基。先加入一定量过量的碘滴定液，待反应完全后，用硫代硫酸钠滴定液滴定剩余的碘。

2. 亚硝酸钠滴定法

（1）基本原理：亚硝酸钠滴定法是利用亚硝酸钠在盐酸存在下可与具有芳香第一胺的化合物发生重氮化反应，定量生成重氮盐，根据滴定时消耗亚硝酸钠的量来计算药物含量的方法。《中国药典》（2015版）采用永停滴定法指示终点。

（2）应用：对于含有芳香第一胺或水解后能生成芳香第一胺的化合物，可选用亚硝酸钠法测定。

本法受滴定条件的影响很大，主要的滴定条件有：

①加入过量的盐酸：过量的盐酸可加快反应的速度，重氮盐在酸性溶液中稳定，同时可防止偶氮氨基化合物的形成。

②在室温条件（10～30℃）下滴定：温度太高，可使亚硝酸逸失；温度过低，反应的速度太慢。

③滴定时加入溴化钾作为催化剂，以加快滴定反应的速度。

④滴定的方式：插入铂－铂电极后，将滴定管尖端插入液面下约2/3处，一次将大部分亚硝酸钠滴定液在搅拌下迅速加入，在近终点时，将滴定管尖端提出液面，用少量水淋洗尖端，洗液并入溶液中，再缓缓滴定至终点。将滴定管尖端插入液面下滴定是为了避免亚硝酸的逸失。近终点时，药物浓度极稀，滴定反应的速度变慢，所以应缓缓滴定。若使用自动永停终点仪，则直接将滴定管尖端和电极插入液面下，在磁力搅拌器搅拌下由仪器自动滴定。

⑤指示终点的方法：《中国药典》（2015版）采用永停滴定法指示终点。终点前，溶液中无亚硝酸，线路无电流通过；化学计量点后，溶液中有微量亚硝酸存

在，电极即起氧化还原反应，电路中有电流通过，使电流计指针突然偏转，不再回复，即为终点。若用自动永停终点仪则可通过指示灯指示终点，终点时仪器指示灯亮，并发出蜂鸣声。电极反应如下：

阳极　$NO + H_2O \longrightarrow HNO_2 + H^+ + e^-$

阴极　$HNO_2 + H^+ + e^- \longrightarrow NO + H_2O$

实例三　盐酸克仑特罗含量测定

取本品约0.25g，精密称定，置100mL烧杯中，加盐酸溶液(1→2)25mL使溶解，再加水25mL，照永停滴定法，用亚硝酸钠滴定液(0.05mol/L)滴定。每1mL亚硝酸钠滴定液(0.05mol/L)相当于15.68mg的$C_{12}H_{18}Cl_2N_2O \cdot HCl$。

解析：盐酸克仑特罗的结构

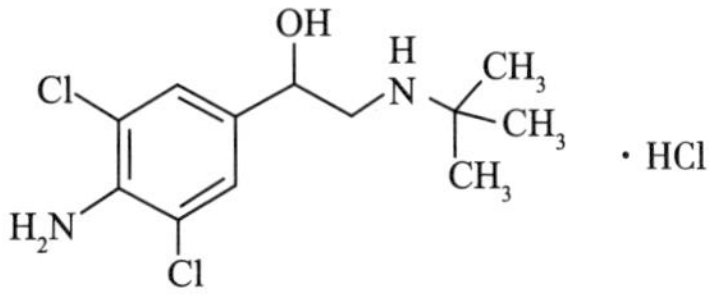

结构中含有芳香第一胺结构，故可用亚硝酸钠滴定法。

第三节　紫外-可见分光光度法

分光光度法是通过测定物质在特定波长处或一定波长范围内的吸光度或发光强度，对该物质进行定性和定量分析的方法。包括紫外-可见分光光度法、红外分光光度法、原子吸收分光光度法、荧光分析法和火焰光度法。本节介绍在定量分析中应用广泛的紫外-可见分光光度法。

一、基本原理

单色光辐射穿过被测物质溶液时，在一定的浓度范围内被该物质吸收的量与该物质的浓度和液层的厚度成正比(郎伯-比尔定律)，其关系如下式：

$$A = \lg \frac{1}{T} = EcL \tag{4-6}$$

式中　A——吸光度；

T——透光率；

E——吸收系数，常用的表示方法是$E_{1cm}^{1\%}$，其物理意义为当溶液浓度为1%

时，液层厚度为1cm时的吸光度值，g/mL；

c——100mL溶液中所含被测物质的重量(按干燥品或无水物计算)，g；

L——液层厚度，cm。

朗伯-比尔定律是紫外-可见分光光度法定量分析的依据，物质对光的选择性吸收波长，以及相应的吸收系数是该物质的物理常数。

二、应用

有机化合物分子结构中如含有共轭体系、芳香环等发色基团，均可在紫外区(200~400nm)或可见光区(400~760nm)产生吸收。很多药物在可见光区本身并没有吸收，但在一定条件下加入显色试剂或经过处理显色后，能对可见光产生吸收。

(一)测定方法

测定时，除另有规定外，应以配制供试品溶液的同批溶剂为空白对照，采用1cm的石英吸收池，在规定的吸收峰波长±2nm以内测试几个点的吸光度，或由仪器在规定波长附近自动扫描测定，以核对供试品的吸收峰波长位置是否正确。除另有规定外，吸收峰波长应在该品种项下规定的波长±2nm以内，并以吸光度最大的波长作为测定波长。一般供试品溶液的吸光度读数以在0.3~0.7为宜。仪器的狭缝波带宽度应小于供试品吸收带的半宽度的1/10，否则测得的吸光度会偏低；狭缝宽度的选择应以减小狭缝宽度时供试品的吸光度不再增大为准。由于吸收池和溶剂本身可能有空白吸收，因此测定供试品的吸光度后应减去空白读数，或由仪器自动扣除空白读数后再计算含量。当溶液的pH对测定结果有影响时，应将供试品溶液和对照品溶液的pH调成一致。

1. 对照品比较法

按各品种项下的方法，分别配制供试品溶液和对照品溶液，对照品溶液中所含被测成分的量应为供试品溶液中被测成分规定量的100%±10%，所用溶剂也应完全一致，在规定的波长处测定供试品溶液和对照品溶液的吸光度后，按下式计算供试品中被测溶液的浓度：

$$c_X = \frac{A_X}{A_R} \times c_R \qquad (4-7)$$

式中　c_X——供试品溶液的浓度；

A_X——供试品溶液的吸光度；

c_R——对照品溶液的浓度；

A_R——对照品溶液的吸光度。

2. 吸收系数法

按各品种项下的方法配制供试品溶液，在规定的波长处测定其吸光度，再以该品种在规定条件下的吸收系数计算含量。用本法测定时，吸收系数通常应大于100，并注意仪器的校正和检定。

3. 比色法

供试品本身在紫外-可见光区没有强吸收，或在紫外区虽有吸收但为了避免干扰或提高灵敏度，可加入适当的显色剂显色后测定，这种方法为比色法。

用比色法测定时，由于影响显色深浅的因素较多，应取供试品与对照品或标准品同时操作。除另有规定外，比色法所用的空白系指用同体积的溶剂代替对照品或供试品溶液，然后依次加入等量的相应试剂，并用同样方法处理。在规定的波长处测定对照品和供试品溶液的吸光度后，按式(4-7)计算供试品浓度。

4. 标准曲线法

当吸光度和浓度关系不呈良好线性时，应取数份梯度量的对照品溶液，用溶剂补充至同一体积，显色后测定各份溶液的吸光度，然后以吸光度与相应的浓度绘制标准曲线，再根据供试品的吸光度在标准曲线上查得其相应的浓度，并求出其含量。

(二)仪器的校正和检定

为保证测量的精密度和准确度，所用仪器应按照国家计量检定规程或药典规定，定期进行校正检定。

1. 波长

由于环境因素对机械部分的影响，仪器的波长经常会略有变动，因此除应定期对所用的仪器进行全面校正检定外，还应于测定前校正测定波长。常用汞灯中的较强谱线 237.83nm、253.65nm、275.28nm、296.73nm、313.16nm、334.15nm、365.02nm、404.66nm、435.83nm、546.07nm 与 576.96nm，或用仪器中氘灯的 486.02nm 与 656.10nm 谱线进行校正：钬玻璃在波长 279.4nm、287.5nm、333.7nm、360.9nm、418.5nm、460.0nm、484.5nm、536.2nm 与 637.5nm 处有尖锐吸收峰，也可作波长校正用，但因来源不同或随着时间的推移会有微小的变化，使用时应注意。近年来，常使用高氯酸钬溶液校正双光束仪器，以 10% 高氯酸溶液为溶剂，配制含氧化钬 4% 的溶液，该溶液的吸收峰波长为 241.13nm、278.10nm、287.18nm、333.44nm、345.47nm、361.31nm、416.28nm、

451.30nm、485.29nm、536.64nm和640.52nm。

仪器波长的允许误差为紫外光区 ±1nm，500nm 附近 ±2nm。

2. 吸光度的准确度

可用重铬酸钾的硫酸溶液检定。取在120℃干燥至恒重的基准重铬酸钾约60mg，精密称定，用0.005mol/L硫酸溶液溶解并稀释至1000mL，在规定的波长处测定并计算其吸收系数，并与规定的吸收系数比较，应符合表4-1中的规定。

表4-1　分光光度计吸光度的检定

波长/nm	235(最小)	257(最大)	313(最小)	350(最大)
吸收系数的规定值	124.5	144.0	48.6	106.6
吸收系数的许可范围	123.0～126.0	142.8～146.2	47.0～50.3	105.5～108.5

3. 杂散光的检查

可按表4-2所列的试剂和浓度配制成水溶液，置1cm石英吸收池中，在规定的波长处测定透光率，应符合表4-2中的规定。

表4-2　分光光度计杂散光的检查

试剂	浓度/(g/100mL)	测定用波长/nm	透光率/%
碘化钠	1.00	220	<0.8
亚硝酸钠	5.00	340	<0.8

(三)对溶剂的要求

含有杂原子的有机溶剂通常均具有很强的末端吸收。因此，当作溶剂使用时，它们的使用范围均不能小于截止使用波长。例如甲醇、乙醇的截止使用波长为205nm。另外，当溶剂不纯时，也可能增加干扰吸收。因此，在测定供试品前，应先检查所用的溶剂在供试品所用的波长附近是否符合要求，即将溶剂置1cm石英吸收池中，以空气为空白(即空白光路中不置任何物质)测定其吸光度。溶剂和吸收池的吸光度：在220～240nm范围内不得超过0.40，在241～250nm范围内不得超过0.20，在251～300nm范围内不得超过0.10，在300nm以上时不得超过0.05。

另外，配套使用的比色皿在同一光径吸收池间的透射比(在440nm和700nm处)之差应 <0.3%。石英比色皿适用于190～1100nm，玻璃比色皿适用于320～1100nm。

三、实例

实例一　奥沙西泮片含量测定

取本品 20 片，精密称定，研细，精密称取适量(约相当于奥沙西泮 15mg)，置 200mL 量瓶中，加乙醇 150mL，置温水浴中加热，并时时振摇，使奥沙西泮溶解，放冷，用乙醇稀释至刻度，摇匀，滤过；精密量取续滤液 5mL，置 100mL 量瓶中，用乙醇稀释至刻度，摇匀。照紫外 - 可见分光光度法，在 229nm 波长处测定吸光度，按 $C_{15}H_{11}ClN_2O_2$ 的吸收系数($E_{1cm}^{1\%}$)1252 计算，即得。

解析：本法为吸收系数法。

实例二　呋喃唑酮含量测定

避光操作。取本品约 20mg，精密称定，置 250mL 量瓶中，加二甲基甲酚胺 40mL，振摇使溶解，用水稀释至刻度，摇匀；精密量取 10mL，置 100mL 量瓶中，加水稀释至刻度，摇匀，作为供试品溶液。照紫外 - 可见分光光度法，在 367nm 波长处测定吸光度；另取呋喃唑酮对照品，同法测定，计算，即可。

解析：本法为对照品比较法。

第四节　色谱分析法

色谱分析法是现代分离分析的重要方法，以其高选择、高灵敏性在《中国药典》(2015 版)中得到广泛运用。在《中国药典》(2015 版)中，使用的色谱法有高效液相色谱法、气相色谱法、离子色谱法、凝胶色谱法等，尤其是高效液相色谱法在药物鉴别、杂质检查、含量测定等方面的运用更加普遍。本节介绍高效液相色谱法和气相色谱法。

一、高效液相色谱法

(一)基本原理

高效液相色谱法是采用高压输液泵将规定的流动相泵入装有填充剂的色谱柱，对供试品进行分离测定的色谱分析方法。供试品经进样阀注入，由流动相带动通过色谱柱，各成分在柱内被分离后，依次通过检测器，其成分情况转变为其色谱信号情况，并由记录仪、积分仪或计算机记录、显示而作为检验成分的依据。

（二）应用

1. 对仪器的一般要求

所用的高效液相色谱仪器应定期检定并符合有关规定。

（1）色谱柱：反向色谱系统使用非极性填充剂，最常用的色谱柱填充剂为化学键合硅胶，以十八烷基硅烷键合硅胶最为常用，辛基硅烷键合硅胶和其他类型的硅烷键合硅胶（氰基硅烷键合相和氨基硅烷键合相等）也有使用。正相色谱系统使用极性填充剂，常用的填充剂有硅胶等；离子交换色谱系统使用离子交换填充剂；分子排阻色谱系统使用凝胶或高分子多孔微球等填充剂；对映异构体的分离常使用手性填充剂。

填充剂的性能以及色谱柱的填充直接影响供试品的保留行为和分离效果。分析分子量 <2000 的化合物应选择孔径在 15nm 以下的填料，分析分子量 >2000 的化合物则应选择孔径在 30nm 以上的填料。除另有规定外，普通色谱柱的填充剂粒径一般在 3 ~ 10μm，粒径更小（约 2μm）的填充剂常用于填装微径柱（内径约 2mm）。使用微径柱时，输液泵的性能、进样体积、检测池体积和系统的死体积等必须与之匹配；如有必要，色谱条件也需作适当的调整。当对其测定结果产生争议时，应以品种项下规定的色谱条件的测定结果为准。

以硅胶为载体的键合固定相的使用温度通常不超过 40℃，为改善分离效果可适当提高色谱柱的使用温度，但不宜超过 60℃。

流动相的 pH 应控制在 2 ~ 8：当 $pH > 8$ 时，可使载体硅胶溶解；当 $pH < 2$ 时，与硅胶相连的化学键合相易水解脱落。当色谱系统中需使用 $PH > 8$ 的流动相时，应选用耐碱的填充剂，如采用高纯硅胶为载体并具有高表面覆盖度的键合硅胶、包覆聚合物填充剂、有机 - 无机杂化填充剂或非硅胶填充剂等；当需使用 $PH < 2$ 的流动相时，应选用耐酸的填充剂，如具有大体积侧链能产生空间位阻保护作用的二异丙基或二异丁基以取代十八烷基硅烷键合硅胶或有机 - 无机杂化填充剂等。

（2）检测器：常用的检测器为紫外检测器，包括二极管阵列检测器，其他常见的检测器有荧光检测器、蒸发光散射检测器、示差折光检测器、电化学检测器和质谱检测器等。

（3）流动相：色谱系统的流动相首选甲醇 - 水系统（采用紫外末端波长检测时，首选乙腈 - 水系统），如经试用不适合时，再选用其他溶剂系统。应尽可能少用含有缓冲液的流动相，必须使用时，应尽可能选用含较低浓度缓冲液的流动相。由于 C_{18} 链在水相环境中不易保持伸展状态，故对于十八烷基硅烷键合硅胶为固定相的反相色谱系统，流动相中有机溶剂的比例通常不低于 5%，否则 C_{18} 链的随机卷曲将导致组分保留值变化，造成色谱系统不稳定。

各品种项下规定的条件除固定相种类、流动相组成、检测器类型不得改变外，其余如色谱柱内径、长度、固定相牌号、载体粒度、流动相流速、混合流动相各组成的比例、柱温、进样量、检测器的灵敏度等均可适当改变，以适应具体的色谱系统并达到系统适用性试验的要求。其中，调整流动相组分比例时，以组分比例较低者（≤50%）相对于自身的改变量不超过 ±30% 且相对于总量的改变量不超过 ±10% 为限；如 30% 相对改变量的数值超过总量的 10% 时，则改变量以总量的 ±10% 为限。但对某些品种，必须用特定牌号的填充剂方能满足分离要求者，可在该品种项下注明。

2. 高效液相色谱系统的适用性试验

色谱系统的适用性试验通常包括理论板数、分离度、重复性和拖尾因子等 4 个参数。其中，分离度和重复性尤为重要。

按各品种项下要求对色谱系统进行适用性试验，即用规定的对照品对色谱系统进行试验，应符合要求。如达不到要求，可对色谱分离条件作适当的调整。

（1）色谱柱的理论板数（n）：在规定的色谱条件下，注入供试品溶液或各品种项下规定的内标物质溶液，记录色谱图，量出供试品主成分峰或内标物质峰的保留时间 t_R（以分钟或长度计，下同，但应取相同单位）和半高峰宽（$W_{h/2}$）。按下式计算色谱柱的理论板数：

$$n = 5.54 \times (t_R / W_{h/2})^2 \qquad (4-8)$$

（2）分离度（R）：无论是定性鉴别还是定量分析，均要求待测峰与其他峰、内标峰或特定的杂质对照峰之间有较好的分离度。分离度的计算公式为：

$$R = \frac{2 \times (t_{R_2} - t_{R_1})}{W_1 + W_2} \qquad (4-9)$$

式中　t_{R_2}——相邻两峰中后一峰的保留时间；

t_{R_1}——相邻两峰中前一峰的保留时间；

W_1，W_2——此相邻前后两峰的峰宽，见图 4-1。

除另有规定外，定量分析时分离度应大于 1.5。

（3）重复性：取各品种项下的对照溶液，连续进样 5 次，除另有规定外，其峰面积测量值的相对标准偏差应不大于 2.0%。采用内标法时，通常配制相当于 80%、100% 和 120% 的对照品溶液。加入规定量的内标溶液，配制成 3 种不同浓度的溶液，分别至少进样 2 次，计算平均校正因子，其相对标准偏差应不大于2.0%。

(4)拖尾因子(T)：为保证分离效果和测量精度，应检查待测峰的拖尾因子是否符合各品种项下的规定。拖尾因子的计算公式为：

$$T = \frac{W_{0.05h}}{2 \times d_1} \tag{4-10}$$

式中 $W_{0.05h}$——5%峰高处的峰宽；

d_1——峰顶点至峰前沿之间的距离，见图4-2。

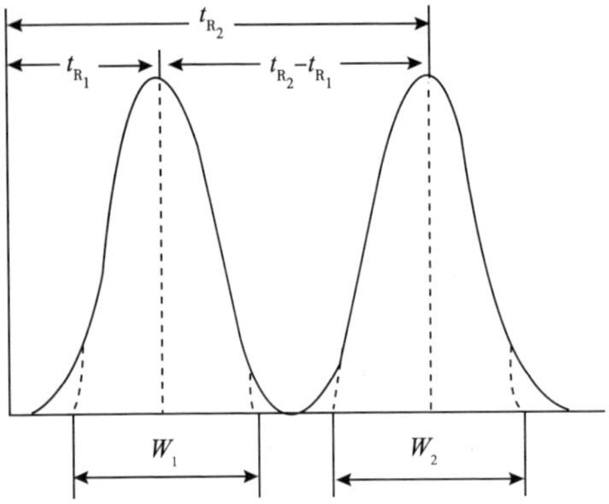

图4-1 高效液相色谱图Ⅰ

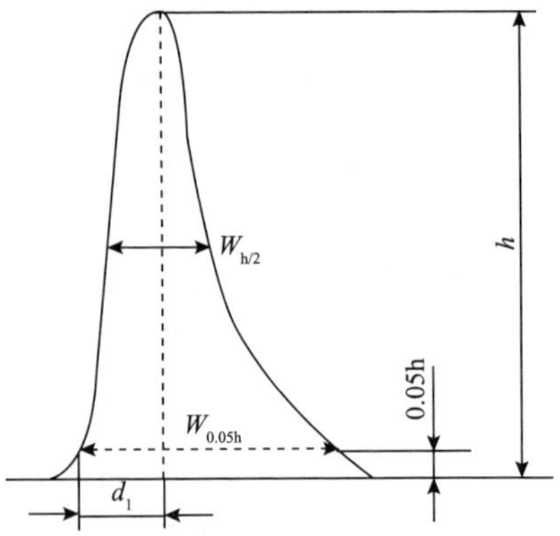

图4-2 高效液相色谱图Ⅱ

除另有规定外，峰高法定量时 T 应在0.95~1.05。峰面积法测定时，T 值偏离过大也会影响小峰的检测和定量的准确度。

3. 测定方法

(1)内标法：按各品种项下的规定，精密称(量)取对照品和内标物质，分别配制成溶液，精密量取各溶液，配制成校正因子测定用的对照溶液。取一定量注入仪器，记录色谱图。测量对照品和内标物质的峰面积或峰高，按下式计算校正因子：

$$\text{校正因子}(f) = \frac{A_s/c_s}{A_R/c_R} \tag{4-11}$$

式中 A_s——内标物质的峰面积或峰高；

A_R——对照品的峰面积或峰高；

c_s——内标物质的浓度：

c_R——对照品的浓度。

再取各品种项下含有内标物质的供试品溶液，注入仪器，记录色谱图，测量供试品中待测成分(或其杂质)和内标物质的峰面积或峰高，按下式计算供试品的浓度：

$$含量(c_X) = f \times \frac{A_X}{A_s/c_s} \tag{4-12}$$

式中　A_X——供试品（或其杂质）峰面积或峰高；

c_X——供试品（或其杂质）的浓度；

A_s　内标物质的峰面积或峰高；

c_s——内标物质的浓度；

f——校正因子。

当配制校正因子测定用的对照溶液和含有内标物质的供试品溶液使用等量同一浓度的内标物质溶液时，则配制内标物质溶液不必精密称（量）取。

（2）外标法：按各品种项下的规定，精密称（量）取对照品和供试品，配制成溶液，分别精密量取一定量，注入仪器，记录色谱图。测量对照品溶液和供试品溶液中待测成分的峰面积（或峰高），按下式计算含量：

$$含量(c_X) = c_R \times \frac{A_X}{A_R} \tag{4-13}$$

式中，各符号意义同上。

由于微量注射器不易精确控制进样量，当采用外标法测定供试品中成分或杂质含量时，以定量环或自动进样器进样为好。

（3）加校正因子的主成分自身对照法：测定杂质含量时，可采用加校正因子的主成分自身对照法。在建立方法时，按各品种项下的规定，精密称（量）取杂质对照品和待测成分对照品各适量，配制测定杂质校正因子的溶液，进样，记录色谱图，按上述（1）法计算杂质的校正因子，此校正因子可直接载入各品种项下，用于校正杂质的实测峰面积。这些需作校正计算的杂质，通常以主成分为参照采用相对保留时间定位，其数值一并载入各品种项下。

测定杂质含量时，按各品种项下规定的杂质限度，将供试品溶液稀释成与杂质限度相当的溶液作为对照溶液，进样，调节检测灵敏度（以噪声水平可接受为限）或进样量（以柱子不过载为限），使对照溶液的主成分色谱峰的峰高达满量程的10%～25%或其峰面积能准确积分［通常含量低于0.5%的杂质，峰面积的相对标准偏差（RSD）应小于10%；含量在0.5%～2%的杂质，峰面积的RSD应小于5%；含量>2%的杂质，峰面积的RSD应小于2%］。然后，取供试品溶液和对照品溶液适量，分别进样，供试品溶液的记录时间（除另有规定外，应为主成分色谱峰保留时间的2倍）测量供试品溶液色谱图上各杂质的峰面积。分别乘以相应的校正因子后与对照溶液主成分的峰面积比较，依法计算各杂质含量。

(4)不加校正因子的主成分自身对照法：若没有杂质对照品，可采用不加校正因子的主成分自身对照法。同上述(3)法配制对照溶液并调节检测灵敏度后，取供试品溶液和对照溶液适量，分别进样，前者记录时间，除另有规定外，应为主成分色谱峰保留时间的2倍，测量供试品溶液色谱图上各杂质的峰面积并与对照溶液主成分峰面积比较，计算杂质含量。

若供试品所含的部分杂质未与溶剂峰完全分离，则按规定先记录供试品溶液的色谱图Ⅰ，再记录等体积纯溶剂的色谱图Ⅱ。色谱图Ⅰ上杂质峰的总面积(包括溶剂峰)减去色谱图Ⅱ上的溶剂峰面积，即为总杂质峰的校正面积，然后依法计算。

(5)面积归一化法：按各品种项下的规定配制供试品溶液，取一定量注入仪器，记录色谱图。测量各峰的面积和色谱图上除溶剂峰以外的总色谱峰面积，计算各峰面积占总峰面积的百分率。

用于杂质检查时，由于峰面积归一化法测定误差大，因此，通常只用于粗略考察供试品中的杂质含量。除另有规定外，一般不宜用于微量杂质的检查。

(三)实例

实例一　丙酸氯倍他索乳膏含量测定

色谱条件与系统适用性试验：以十八烷基硅烷键合硅胶为填充剂，以甲醇-水(65∶35)为流动相，检测波长为240nm。理论板数按丙酸氯倍他索峰计算不低于2000，丙酸氯倍他索峰与内标物质峰的分离度应符合要求。

内标溶液的制备：取醋酸氟轻松，加甲醇溶解并稀释制成每1mL中约含0.15mg的溶液，即得。

测定法：取本品适量(约相当于丙酸氯倍他索1mg)，精密称定，置50mL量瓶中，精密加内标溶液5mL，加甲醇约30mL，置60℃水浴中加热5min，小心振摇使溶解，放冷，用甲醇稀释至刻度，摇匀，置冰浴2h以上，取出后迅速滤过，续滤液放冷，取20μL注入液相色谱仪，记录色谱图；另取丙酸氯倍他索对照品适量，精密称定，加甲醇溶液并定量稀释成1mL中约含0.2mg的溶液，精密量取该溶液5mL与内标溶液5mL，置50mL量瓶中，用甲醇稀释至刻度，摇匀，取20μL注入液相色谱仪，记录色谱图，按内标法以峰面积计算，即得。

解析：本法为内标法。

实例二　法莫替丁片含量测定

色谱条件与系统适用性试验：以十八烷基硅烷键合硅胶为填充剂，以庚烷磺酸钠溶液(取庚烷磺酸钠 2.0g，加水 900mL 溶解后，用冰醋酸调节 pH 至 3.9，加水至 1000mL) - 乙腈 - 甲醇(78∶19∶3)为流动相，检测波长为 254nm。理论板数按法莫替丁峰计算不低于 1400，法莫替丁与相邻杂质峰的分离度应符合要求。

测定法：取本品 20 片，精密称定，研细，精密称取适量(约相当于法莫替丁 50mg)，置 50mL 量瓶中，加甲醇适量，振摇使法莫替丁溶解，并用甲醇稀释至刻度，摇匀，滤过，精密量取续滤液 5mL，置 50mL 量瓶中，用流动相稀释至刻度，摇匀，精密量取 20μL 注入液相色谱仪，记录色谱图；另取法莫替丁对照品 20mg，精密称定，置 20mL 量瓶中，加甲醇适量溶解并稀释至刻度，摇匀，精密量取 5mL，置 50mL 量瓶中，用流动相稀释至刻度，摇匀，同法测定，按外标法以峰面积计算，即得。

解析：本法为外标法。

二、气相色谱法

(一)基本原理

气相色谱法系采用气体为流动相(载气)流经装有填充剂的色谱柱进行分离测定的色谱方法。物质或其衍生物汽化后，被载气带入色谱柱进行分离，各组分先后进入检测器。用记录仪、积分仪或数据处理系统记录色谱信号。

(二)应用

气相色谱在《中国药典》(2015 版)中主要用于溶剂残留量的检查、乙醇测定、挥发性杂质检查、维生素 E 及其制剂的含量测定。

1. 对仪器的一般要求

所用的仪器为气相色谱仪，气相色谱仪由载气源、进样部分、色谱柱、柱温箱、检测器和数据处理系统组成。进样部分、色谱柱和检测器的温度均在控制状态。

(1)载气源：气相色谱法的流动相为气体，称为载气。氦、氮和氢可用作载气，可由高压钢瓶或高纯度气体发生器提供，经过适当的减压装置，以一定的流速经过进样器和色谱柱，根据供试品的性质和检测器种类选择载气，除另有规定外，常用载气为氮气。

(2)进样部分：进样方式一般可采用溶液直接进样或顶空进样。

毛细管柱溶液直接进样法(第一法)

溶液直接进样：采用微量注射器、微量进样阀或有分流装置的汽化室进样。采用溶液直接进样时，进样口温度应高于柱温30～50℃，进样量一般不超过数微升，柱径越细，进样量应越少，采用毛细管柱时，一般应分流，以免过载。

溶液的制备：精密称取供试品适量，用水或合适的有机溶剂使溶解；根据各品种项下残留溶剂的限度规定，配制供试品溶液，使其浓度满足系统定量测定的需要。采用与制备供试品溶液相同的方法和对照品溶液。

测定：取对照品溶液和供试品溶液，分别连续进样不少于3次，测定待测峰的峰面积。

毛细管柱顶空进样等温法(第二法)

顶空进样适用于固体和液体供试品中挥发性组分的分离与测定。将固态或液态的供试品制成供试液后，置于密闭小瓶中，在恒温控制的加热室中加热至供试品中挥发性组分在非气态和气态达至平衡后，由进样器自动吸取一定体积的顶空气注入色谱柱中。

本法适用于被检查的有机溶剂数量不多，并且极性差异较小的情况。

色谱条件：柱温为40～100℃；常以氮气为载气，流速为1.0～2.0mL/min；顶空瓶加热温度为70～85℃，顶空瓶加热时间30～60min，进样口温度为200℃，如采用氢火焰离子化(FID)检测器，温度为250℃。

溶液的制备：通常以水为溶剂，对于非水溶性药物，可采用*N*，*N*－二甲基甲酰胺(DMP)或二甲基亚砜(DMSO)或其他适宜溶剂；根据供试品和待测溶剂的溶解度，选择适宜的溶剂，且应不干扰待测溶剂的测定。根据各品种项下残留溶剂的限度规定，配制供试品溶液，使其浓度满足系统定量测定的需要。采用与制备供试品溶液相同的方法制备对照品溶液。

顶空条件的选择：应根据供试品中残留溶剂的沸点选择顶空温度，对沸点较高的残留溶剂，通常选择较高的平衡温度，但此时应兼顾供试品的热分解特性，尽量避免供试品产生的挥发牲热分解产物对测定的干扰。

顶空平衡时间一般为30～45min，以保证供试品溶液的气－液两相有足够的时间达到平衡。顶空平衡时间通常不宜过长，如超过60min，可能引起顶空瓶的气密性变差，导致定量准确性的降低。对照品溶液与供试品溶液必须使用相同的顶空条件。

测定：取对照品溶液和供试品溶液，分别连续进样不少于2次，测定待测峰的峰面积。

不适宜顶空法测定的残留溶剂有甲酰胺、2－甲氧基乙醇、2－乙氧基乙醇、乙二醇、*N*－甲基咯烷酮。

应用示例1：美罗培南中二氯甲烷和丙酮的检查

取本品约0.2g，精密称定，置顶空瓶中，加入相当于20%供试品量的碳酸钠，精密加入水5mL使溶解，密封瓶口，作为供试品溶液；另精密称取丙酮和二氯甲烷各适量，加水定量稀释制成每1mL中分别含丙酮0.2mg、二氯甲烷24μg的混合溶液，精密量取5mL，置顶空瓶中，密封瓶口，作为对照品溶液。以(5%)苯基－(95%)甲基聚硅氧烷为固定液(或极性相似的固定液)的毛细管柱为色谱柱，柱温50℃；检测器为氢火焰离子化检测器(FID)，检测器温度为250℃，进样口温度为140℃。顶空进样，顶空瓶平衡温度为90℃，平衡时间为20min，进样体积为1.0mL。取对照品溶液进样测试，记录色谱图，出峰顺序依次为丙酮、二氯甲烷，二者之间的分离度应大于1.5。分别取供试品溶液和对照品溶液顶空进样，记录色谱图，按外标法以峰面积计算，含二氯甲烷与丙酮均应符合规定。

毛细管柱顶空进样程序升温法(第三法)

本法适用于被检查的有机溶剂数量较多，并且极性差异较大的情况。

色谱条件：柱温先在40℃维持8min，再以8℃/min的升温速率升至120℃，维持10min；如为极性色谱系统，柱温先在60℃维持6min，再以8℃/min的升温速率升至100℃，维持20min；以氮气为载气，流速为2.0mL/min；顶空瓶温度70～85℃，顶空时间30～60min；进样口温度为200℃，如采用FID检测器，温度为250℃。具体对单个药品的残留溶剂检查时，可根据该品种项下的残留溶剂种类调整程序升温速率，取对照品溶液和供试品溶液，分别连续进样不少于2次，测定待测峰的峰面积。

应用示例2：顶空气相色谱法测定氨氯地平中间体中残留苯及其同系物的含量

色谱条件：顶空瓶体积22mL，平衡温度65℃，加热平衡时间30min，加压时间1.2min，压力平衡时间0.1min，定量管1mL，定量管充样时间0.2min，定量管平衡时间0.2min，进样时间0.05min，转移线温度70℃。毛细管柱DB－624[0.53mm(I.D.×30m，5μm)]，起始温度40℃，保持6min，升温速率10℃/min，终温220℃，保持2min，气化室温度200℃，FID温度250℃，氮气为载气，柱前压为80kPa，总流量30mL/min，分流比6∶1，氢气流量30mL/min，空气流量300mL/min。

溶液制备：

标准贮备液①：分别精确称取苯、甲苯、对二甲苯、间二甲苯和邻二甲苯各200mg置不同的盛有约80mL二甲基乙酰胺的100mL容量瓶中，然后用二甲基乙酰胺分别稀释到刻度，摇匀，得2mg/mL标准贮备液①。

标准贮备液②：分别准确移取1mL标准贮备液①到不同的100mL容量瓶中，然后用二甲基乙酰胺稀释到刻度，摇匀，得0.02mg/mL标准贮备液②。

标准试液：分别准确移取1mL、2mL、4mL、8mL、16mL和32mL标准贮备液②到100mL容量瓶中，然后用二甲基乙酰胺稀释到刻度，摇匀，得分别含有0.2×10^{-6}、0.4×10^{-6}、0.8×10^{-6}、1.6×10^{-6}、3.2×10^{-6}和6.4×10^{-6}的苯、甲苯、对二甲苯、间二甲苯和邻二甲苯系列标准试液。

供试品溶液：分别精确称取600mg不同实际批号的邻苯二甲酰亚胺氨氯地平(Phthaloyl AmLodipine)，并移取8mL二甲基乙酰胺于不同的10mL的容量瓶中，并用塑料密封盖密封容量瓶，振荡约2min，使样品充分溶解，打开密封盖并用二甲基乙酰胺稀释到刻度。

测定方法：分别用移液管准确移取5mL上述标准试液和供试品溶液于顶空瓶中(每个顶空瓶中装一种溶液)，加塞，密封，立即装入试样转盘，按色谱条件进样分析记录色谱图，利用纯物质保留时间定性，按外标法以峰面积计算苯、甲苯、对二甲苯、间二甲苯和邻二甲苯的残留量。

(3)色谱柱；色谱柱为填充柱或毛细管柱。填充柱的材质为不锈钢或玻璃，内径为2~4mm，柱长为2~4m，内装吸附剂、高分子多孔小球或涂渍固定液的载体。粒径为0.25~0.18mm、0.18~0.15mm或0.15~0.125mm，常用载体为经酸洗并硅烷化处理的硅藻土或高分子多孔小球，常用固定液有甲基聚硅氧烷、聚乙二醇等。毛细管柱的材质为玻璃或石英，内壁或载体经涂渍或交联固定液，内径一般为0.25mm、0.32mm或0.53mm，柱长5~60m，固定液膜厚0.1~5.0μm。

新填充柱和毛细管柱在使用前需老化以除去残留溶剂及低分子量的聚合物，色谱柱如长期未用，使用前应老化处理，使基线稳定。

毛细管柱的固定液包括：

非极性固定液，如：100%的二甲基聚硅氧烷。

极性固定液，如：聚乙二醇(PEG-20M)。

中等极性固定液，如：(35%)二苯基-(65%)甲基聚氧硅烷、(50%)二苯基-(50%)二甲基聚氧硅烷、(35%)二苯基-(65%)二甲基亚芳基聚氧硅烷、(14%)氰丙基苯基-(86%)二甲基聚氧硅烷、(6%)氰丙基苯基-(94%)二甲基聚氧硅烷等。

弱极性固定液，如：(5%)苯基-(95%)甲基聚氧硅烷、(5%)二苯基-(95%)二甲基亚芳基硅氧烷共聚物。

填充柱常用直径为0.18~0.25mm的乙二烯苯-乙基乙烯苯型高分子多孔小球或其他适宜的填料作为固定相。

测定方法：普通的填充柱采用溶液直接进样法测定，毛细管色谱柱可采用顶空进样方法测定，亦可采用溶液直接进样。进行有机溶剂限度测定时，根据残留溶剂的限度规定来确定对照品溶液的浓度；进行定量测定时，应根据供试品中残留溶剂的实际残留量确定对照品溶液的浓度；通常对照品溶液的色谱峰面积与供试品溶液中对应的残留溶剂的色谱峰面积以不超过2倍为宜。必要时应重新调整供试品溶液和对照品溶液的浓度。

(4)柱温箱：由于柱温箱温度的波动会影响色谱分析结果的重现性，因此柱温箱控温精度应在±1℃，且温度波动小于每小时0.1℃。温度控制系统分为恒温和程序升温两种。

(5)检测器：适合气相色谱法的检测器有火焰离子化检测器(FID)、热导检测器(TCD)、氮磷检测器(NPD)、火焰光度检测器(FPD)、电子捕获检测器(ECD)、质谱检测器(MS)等。除另有规定外，一般用火焰离子化检测器，用氢气作为燃气，空气作为助燃气。在使用火焰离子化检测器时，检测器温度一般应高于柱温，并不得低于150℃，以免水汽凝结，通常为250~350℃。

(6)数据处理系统：分为记录仪、积分仪以及计算机工作站等。各品种项下规定的色谱条件，除检测器种类、固定液品种及特殊指定的色谱柱材料不得改变外，其余如色谱柱内径、长度、载体牌号、粒度、固定液涂布浓度、载气流速、柱温、进样量、检测器的灵敏度等均可适当改变，以适应具体品种并符合系统适用性试验的要求。一般色谱图约于30min内记录完毕。

2. 系统适用性试验

与高效液相色谱法相同。

3. 测定法

(1)内标法。

(2)外标法。

(3)面积归一化法。

(4)标准溶液加入法测定供试品中某个杂质或主成分含量：精密称(量)取某个杂质或待测成分对照品适量，配制成适当浓度的对照品溶液，取一定量，精密加入到供试品溶液中，根据外标法或内标法测定杂质或主成分含量，再扣除加入的对照品溶液含量，即得供试液溶液中某个杂质和主成分含量。

也可按下述公式进行计算，加入对照品溶液前后校正因子应相同，即：

$$\frac{A_{is}}{A_X} = \frac{c_X + \Delta c_X}{c_X} \tag{4-14}$$

则待测组分的浓度 c_X 可通过如下公式进行计算

$$c_X = \frac{\Delta c_X}{(A_{is}/A_X) - 1} \tag{4-15}$$

式中 c_X——供试品中组分 X 的浓度；

A_X——供试品中组分 X 的色谱峰面积；

Δc_X——所加入的已知浓度的待测组分对照品的浓度；

A_{is}——加入对照品后组分 X 的色谱峰面积。

气相色谱法定量分析采用手工进样时，由于留针时间和室温等对进样量的影响，使进样量不易精确控制，故最好采用内标法定量；而采用自动进样器时，由于进样重复性的提高，在保证进样分析误差的前提下，也可采用外标法定量。当采用顶空进样技术时，由于供试品和对照品处于不完全相同的基质中，故可采用标准溶液加入法以消除基质效应的影响；当标准溶液加入法与其他定量方法结果不一致时，应以标准溶液加入法结果为准。

4. 注意事项

顶空平衡温度的选择：对沸点较高的残留溶剂，通常选择较高的平衡温度，但此时应兼顾供试品的热分解特性，尽量避免供试品产生的挥发性热分解产物对测定的干扰。

顶空平衡时间：顶空平衡时间通常不宜过长，一般为 30～45min，以保证供试品溶液的气－液两相有足够的时间达到平衡。如超过 60min，可能引起顶空瓶的气密性变差，导致定量准确性的降低。

供试品溶液与对照品溶液平行原则：对照品溶液与供试品溶液必须使用相同的顶空条件。

（三）实例

实例　各种制剂中乙醇的含量测定（20℃）

色谱条件与系统适用性试验：用直径为 0.25～0.18mm 的二乙烯苯－乙基乙烯苯型高分子多孔小球作为载体，柱温为 120～150℃；理论板数按正丙醇峰计算应不低于 700，乙醇峰与正丙醇的分离度应大于 2.0。

校正因子测定：精密量取恒温至20℃无水乙醇4、5和6mL，分别精密加入恒温至20℃正丙醇(内标物质)5mL，加水稀释成250mL，混匀(必要时可进一步稀释)。取上述3种溶液适量，注入气相色谱仪，分别连续进样3次，测定峰面积，计算校正因子，所得校正因子的相对标准偏差不得大于2.0%。

测定法：精密量取恒温至20℃的供试品适量(相当于乙醇约5mL)，置250mL量瓶中，精密加入恒温至20℃的正丙醇5mL，用水稀释至刻度，摇匀，作为供试品溶液。取1μL注入气相色谱仪，测定，即得。

本法为内标法。

第五节　分析方法的验证

药品质量标准分析方法验证的目的是证明采用的方法适合于相应的检测要求。在建立药品质量标准时，分析方法需经验证；在药品生产工艺变更、制剂的组分变更、对原分析方法进行修订时，质量标准分析方法也需进行验证。方法验证的理由、过程和结果均应记载在药品质量标准起草说明或修订说明中。

需验证的分析项目有鉴别试验、杂质检查、原料药或制剂中有效成分含量测定，以及制剂中其他成分(如防腐剂等)的测定。药品溶出度、释放度等检查中，其溶出量等的测试方法也应作必要验证。

分析方法验证的内容有准确度、精密度(包括重复性、中间精密度和重现性)、专属性、检测限、定量限、线性、范围和耐用性等，见表4-3。视具体方法拟订验证的内容。

表4-3　检验项目和验证内容

内容　项目	鉴别	杂质测定		含量测定及溶出量测定
		定量	限度	
准确度	−	+	−	+
精密度				
重复性	−	+	−	+
中间精密度	−	+[①]	−	+[①]
专属性[②]	+	+	+	+
检测限	−	−[③]	+	−

续表

内容　项目	鉴别	杂质测定		含量测定及溶出量测定
		定量	限度	
定量限	−	+	−	−
线性	−	+	−	+
范围	−	+	−	+
耐用性	+	+	+	+

注：①已有重现性验证，不需验证中间精密度；②如一种方法不够专属，可用其他分析方法予以补充；③视具体情况予以验证。

（一）准确度

准确度系指用该方法测定的结果与真实值或参考值接近的程度，一般用回收率（%）表示。准确度应在规定的范围内测试。

1. 含量测定方法的准确度

原料药可用已知纯度的对照品或供试品进行测试，或用本法所得结果与已知准确度的另一个方法测定的结果进行比较。

制剂可用含已知量被测物的各组分混合物进行测定。如不能得到制剂的全部组分，可向制剂中加入已知量的被测物进行测定，或用本法所得结果与已知准确度的另一个方法测定结果进行比较。

如该分析方法已经测试并求出了精密度、线性和专属性，在准确度也可推算出来的情况下，这一项可不必再做。

2. 杂质定量测定的准确度

向原料药或制剂中加入已知量杂质进行测定。如不能得到杂质或降解产物，可用本法测定结果与另一成熟的方法进行比较，如药典标准方法或经过验证的方法。在不能测得杂质或降解产物的响应因子或不能测得对原料药的相对响应因子的情况下，可用原料药的响应因子。应明确表明单个杂质和杂质总量相当于主成分的重量比（%）或面积比（%）。

3. 数据要求

在规定范围内，至少用9个测定结果进行评价。例如，设计3个不同浓度，每个浓度分别制备3份供试品溶液进行测定。应报告已知加入量的回收率（%），或测定结果平均值与真实值之差及其相对标准偏差或可信限。

（二）精密度

精密度系指在规定的测试条件下，同一个均匀供试品经多次取样测定所得结果之间的接近程度。精密度一般用偏差、标准偏差（SD）或相对标准偏差（RSD）表示。在相同条件下，由同一个分析人员测定所得结果的精密度称为重复性；在同一个试验室、不同时间由不同分析人员用不同设备测定所得结果之间的精密度称为中间精密度；在不同试验室由不同分析人员测定所得结果之间的精密度称为重现性。

含量测定和杂质的定量测定应考虑方法的精密度。

1. 重复性

在规定范围内，至少用9个测定结果进行评价。例如，设计3个不同浓度，每个浓度分别制备3份供试品溶液进行测定；或将相当于100%浓度水平的供试品溶液用至少测定6次的结果进行评价。

2. 中间精密度

为考察随机变动因素对精密度的影响，应设计方案进行中间精密度试验。变动因素为不同日期、不同分析人员、不同设备。

3. 重现性

法定标准采用的分析方法应进行重现性试验。例如，建立药典分析方法时，通过协同检验得出重现性结果。协同检验的目的、过程和重现性结果均应记载在起草说明中。应注意重现性试验用的样品本身的质量均匀性和贮存运输中的环境影响因素，以免影响重现性结果。

4. 数据要求

均应报告标准偏差、相对标准偏差和可信限。

（三）专属性

专属性系指在其他成分（如杂质、降解产物、辅料等）可能存在的情况下，采用的方法能正确测定出被测物的特性。鉴别反应、杂质检查和含量测定方法均应考察其专属性。如方法不够专属，应采用多个方法予以补充。

1. 鉴别反应

应能与可能共存的物质或结构相似的化合物区分，不含被测成分的供试品，以及结构相似或组分中的有关化合物均应呈负反应。

2. 含量测定和杂质测定

色谱法和其他分离方法应附代表性图谱，以说明方法的专属性，并应标明各成分在图中的位置，色谱法中的分离度应符合要求。在杂质可获得的情况下，对于含量测定，试样中可加入杂质或辅料，考察测定结果是否受干扰，并可与未加杂质或辅料的试样比较测定结果；对于杂质测定，也可向试样中加入一定量的杂质，考察杂质之间能否得到分离。

在杂质或降解产物不能获得的情况下，可将含有杂质或降解产物的试样进行测定，与另一个经验证了的方法或药典方法比较结果。用强光照射、高温、高湿、酸(碱)水解或氧化的方法进行加速破坏，以研究可能的降解产物和降解途径。含量测定方法应比对两法的结果，杂质检查应比对检出的杂质个数。必要时可采用光二极管阵列检测和质谱检测，进行峰纯度检查。

(四)检测限

检测限(LOD)系指试样中被测物能被检测出的最低量。药品的鉴别试验和杂质检查方法均应通过测试确定该方法的检测限。常用的方法如下：

1. 非仪器分析目视法

用已知浓度的被测物试验出能被可靠地检测出的最低浓度或量。

2. 信噪比法

用于能显示基线噪声的分析方法，即把已知低浓度试样测出的信号与空白样品测出的信号进行比较，算出能被可靠地检测出的最低浓度或量。一般以信噪比为3∶1或2∶1时相应浓度或注入仪器的量确定检测限。

3. 数据要求

应附测试图谱，说明测试过程和检测限结果。

(五)定量限

定量限系指试样中被测物能被定量测定的最低量，其测定结果应具一定准确度和精密度。杂质和降解产物用定量测定方法研究时，应确定方法的定量限。

常用信噪比法确定定量限。一般以信噪比为10∶1时相应浓度或注入仪器的量确定定量限。

(六)线性

线性系指在设计的范围内，测试结果与试样中被测物浓度直接成正比关系的程度。应在规定的范围内测定线性关系。可用一贮备液经精密稀释或分别精密称样，制备一系列供试样品的方法进行测定，至少制备5份供试样品。以测得的响应信号作为被测物浓度的函数作图，观察是否呈线性，再用最小二乘法进行线性回归。必要时，响应信号可经数学转换，再进行线性回归计算。数据要求应列出回归方程、相关系数和线性图。

(七)范围

范围系指能达到一定精密度、准确度和线性，测试方法适用的高低限浓度或量的区间。范围应根据分析方法的具体应用和线性、准确度、精密度结果的要求确定。原料药和制剂含量测定，范围应为测试浓度的 80% ~120%；制剂含量均匀度检查，范围应为测试浓度的 70% ~130%，根据剂型特点，如气雾剂和喷雾剂，范围可适当放宽；溶出度或释放度中的溶出量测定，范围应为限度的 ±20%，如规定了限度范围，则应为下限的 -20% 至上限的 +20%；杂质测定，范围应根据初步实测，拟订为规定限度的 ±20%。如果含量测定与杂质检查同时进行，用百分归一化法，则线性范围应为杂质规定限度的 -20% 至含量限度（或上限）的 +20%。

（八）耐用性

耐用性系指在测定条件有小的变动时，测定结果不受影响的承受程度。为使方法可用于提供常规检验依据，开始研究分析方法时，就应考虑其耐用性。如果测试条件要求苛刻，则应在方法中写明。典型的变动因素有被测溶液的稳定性，样品的提取次数、时间等；液相色谱法中典型的变动因素有流动相的组成和 pH、不同厂牌或不同批号的同类型色谱柱、柱温、流速等；气相色谱法的变动因素有不同厂牌或批号的色谱柱、固定相、不同类型的担体、柱温、进样口和检测器温度等。经试验，应说明小的变动能否通过设计的系统适用性试验，以确保方法有效。

第六节　定量分析有关计算

定量分析的结果是判断药品优劣的重要依据，计算方法因分析测定方法不同而不同，原料药与制剂含量表示方法也不同，原料药的含量用百分含量表示，制剂的含量则用标示量的百分含量表示。

原料药的百分含量计算：

$$\text{含量}\% = \frac{m_X}{m} \times 100\% \tag{4-16}$$

式中　m_X——实测值；

m——供试品的重量。

制剂标示量的百分含量计算：

$$\text{标示量}\% = \frac{\text{每片(每支)实测量}}{\text{标示量}} \times 100\% \tag{4-17}$$

$$标示量\% = \frac{m_X}{S} \times 100\% \quad (4-18)$$

式中　m_X——每片(每支)实测量；

S——标示量。

片剂标示量百分含量的计算：

$$标示量\% = \frac{每片实测的含量}{标示量} \times 100\% = \frac{供试品中测定量 \times 平均片重}{标示量} \times 100\% \quad (4-19)$$

注射剂标示量百分含量的计算：

$$标示量\% = \frac{每片实测的含量}{标示量} \times 100\% = \frac{供试品中测定量 \times 每片片重}{标示量} \times 100\% \quad (4-20)$$

(一)滴定分析法

滴定分析法测定原料药及制剂含量的计算。

符号释义：V——供试液消耗滴定液的体积，mL；

V_0——空白消耗滴定液的体积，mL；

T——滴定度，mg/ mL；

F——滴定液的浓度校正因数；

M——供试品的取样量，g 或 mL；

$\overline{W}$——平均片重；

S——标示量。

实例一　呋塞米原料药含量测定

取本品 0.4988g，加乙醇 30mL，微温使溶解，放冷，加甲酚红指示液 4 滴与麝香草酚蓝指示液 1 滴，用氢氧化钠滴定液(0.1003mol/L)滴定至溶液显紫红色，消耗氢氧化钠滴定液(0.1003mo/L)14.86mL；并将滴定结果用空白试验校正，消耗氢氧化钠滴定液(0.1003mol/L)0.05mL。每 1mL 氢氧化钠滴定液(0.1mol/L)相当于 33.07mg 的呋塞米。按干燥品计算，含 $C_{12}H_{11}ClN_2O_5S$ 不得少于 99.0%。

$$解：含量\% = \frac{(V - V_0) \times T \times F \times 10^{-3}}{m} \times 100\%$$

$$= \frac{(14.86 - 0.05) \times 33.07 \times \frac{0.1003}{0.1} \times 10^{-3}}{0.4988} \times 100\% = 98.48\%$$

由于 98.48% <99.0%，故本品含量不合格。

实例二　司可巴比妥钠原料药含量测定

取本品 0.1043g，置 250mL 碘瓶中，加水 10mL，振摇使溶解，精密加溴滴定液(0.05mol/L)25mL，再加盐酸 5mL，立即密塞并振摇 1min，在暗处静置 15min 后，注意微开瓶塞，加碘化钾试液 10mL，立即密塞，摇匀后，用硫代硫酸钠滴定液(0.1012mol/L)滴定，至近终点时，加淀粉指示液，继续滴定至蓝色消失，并将滴定结果用空白试验校正。每 1mL 溴滴定液(0.05mol/L)相当于 13.01mg 的 $C_{12}H_{17}N_2NaO_3$。按干燥品计算，含 $C_{12}H_{17}N_2NaO_3$ 不得少于 98.5%。已知样品消耗硫代硫酸钠滴定液(0.1012mol/L)17.20mL，空白试验消耗硫代硫酸钠滴定液(0.1012moL/L)25.02mL。

解：本法为原料药的含量测定，为剩余滴定法。

$$含量\% = \frac{(V_0 - V) \times T \times F \times 10^{-3}}{m} \times 100\%$$

$$= \frac{(25.02 - 17.20) \times 13.01 \times \dfrac{0.1012}{0.1} \times 10^{-3}}{0.1043} \times 100\% = 98.7\%$$

实例三　甲苯磺丁脲片剂(标示量 0.5g)含量测定

取甲苯磺丁脲 10 片，精密称定为 5.948g，研细，精密称取片粉 0.5996g，加中性乙醇 25mL，微热，使其溶解，放冷，加酚酞指示剂 3 滴，用氢氧化钠滴定液(0.1008mol/L)滴定至粉红色，消耗量 18.47mL。每 1mL 氢氧化钠滴定液(0.1mol/L)相当于 27.04mg 的甲苯磺丁脲。《中国药典》(2015 版)规定本品含甲苯磺丁脲应为标示量的 95.0% ~105%。试计算本品的标示量百分含量，并判断是否符合规定。

解：本法为片剂的标示量百分含量测定，为直接滴定法。

$$标示量\% = \frac{V \times T \times F \times 10^{-3} \times \overline{W}}{m \times S} \times 100\%$$

$$= \frac{18.47 \times 27.04 \times \dfrac{0.1008}{0.1} \times 10^{-3} \times \dfrac{5.948}{10}}{0.5996 \times 0.5} \times 100\% = 99.9\%$$

(二)分光光度法

分光光度法测定原料药及制剂含量的计算。

实例一　对乙酰氨基酚原料药含量测定

精密称取对乙酰氨基酚 0.0411g，置 250mL 量瓶中，加 0.4% 氢氧化钠溶液 50mL，加水至刻度，摇匀，精密量取 5mL，置 100mL 量瓶中，加 0.4% 氢氧化钠溶液 10mL，加水至刻度，摇匀。依照紫外－可见分光光度法，在 257nm 波长处测得吸光度为 0. 582。按 $C_8H_9NO_2$ 的百分吸收系数为 715 计算对乙酰氨基酚的百分含量。

解：本法为吸收系数法。

$$含量\% = \frac{\frac{A}{E_{1cm}^{1\%}} \times \frac{1}{100} \times V \times D}{m} \times 100\%$$

$$= \frac{\frac{0.582}{715} \times \frac{1}{100} \times 250 \times \frac{100}{5}}{0.0411} \times 100\% = 99.05\%$$

实例二　甲氧苄啶注射液(规格 2mL: 0. 1g)含量测定

精密量取本品 1mL，置 25mL 量瓶中，用稀醋酸稀释至刻度，摇匀，精密量取 1mL 置 100mL 量瓶中，用稀醋酸稀释至刻度，摇匀，照紫外－可见分光光度法(通则 0401)，在 271nm 波长处测定吸光度为 0. 420。另取甲氧苄啶对照品适量 0. 05134g，置 25mL 量瓶中，用稀醋酸稀释至刻度，精密量取 1mL 置 100mL 量瓶中，用稀醋酸稀释至刻度，摇匀，在 271nm 波长处测定吸光度为 0. 416。计算甲氧苄啶标示量百分含量。

解：本法为对照品比较法。

$$标示量\% = \frac{c_R \times \frac{A_X}{A_R} \times D \times 每支容量}{m \times S} \times 100\%$$

$$= \frac{\frac{0.05134}{25 \times 100} \times \frac{0.420}{0.416} \times \frac{25}{1} \times \frac{100}{1} \times 2}{1 \times 0.1} \times 100\% = 103.7\%$$

甲氧苄啶的标示量百分含量为 103. 7%。

(三)色谱法

色谱法测定原料药及制剂含量的计算。

实例　头孢唑林钠含量测定

某药厂用高效液相色谱法外标法测定头孢唑林钠含量，取含量为 99. 5% 的头孢唑林钠对照品 25. 13mg，配制成溶液，取此溶液 10μL 注入液相色谱仪，测定峰面积，3 次测定值分别为 2490189、2492796 和 2492178；另外称取头孢唑林钠供试品 3 份，分别为 28. 13、29. 35 和 27. 10mg，按上法测定，分别取 10μL 溶液注入液相色谱仪，测得峰面积分别为 2634858、2763699 和 2536847，求供试品的百分含量。

解：

$$含量\% = \frac{c_R \times \frac{A_X}{A_R} \times V \times D}{m} \times 100\%$$

对照品平均峰面积：$\frac{2490189 + 2492796 + 2492178}{3} = 249172$

第一次测定：含量% $= \frac{25.13 \times 99.5\% \times \frac{2634858}{2491721}}{28.13} \times 100\% = 93.99\%$

第二次测定：含量% $= \frac{25.13 \times 99.5\% \times \frac{2763699}{2491721}}{29.35} \times 100\% = 94.49\%$

第三次测定：含量% $= \frac{25.13 \times 99.5\% \times \frac{2536847}{2491721}}{27.10} \times 100\% = 93.94\%$

平均含量% $= \frac{93.99\% + 94.49\% + 93.94\%}{3} = 94.14\%$

供试品的百分含量为94.1%。

习　题　四

一、单项选择题

1. 用紫外－可见分光光度法测定药物含量时，配制待测溶液浓度的依据是使(　　)。

   A. 测得吸光度应尽量大　　B. 测得吸光度应大于1.0

   C. 测得习惯度应大于0.7　　D. 测得吸光度应在0.3～0.7

2. 色谱峰的拖尾因子符合要求的范围是(　　)。

   A. 0.85～1.15　B. 0.90～1.10　C. 0.95～1.05　D. 0.99～1.01

3. 对于十八烷基硅烷键合硅胶为固定相的反相色谱系统，流动相中有机溶剂的比例通常应不低于(　　)。

   A. 5%　B. 10%　C. 15%　D. 0.5%

4. 《中国药典》(2015版)规定HPLC法采用的检测器是(　　)。

   A. 热导检测器　　B. 氢火焰离子化检测器

   C. 氮磷检测器　　D. 紫外分光光度检测器

5. 非水溶液滴定法中，常用的滴定液是(　　)。

   A. 结晶紫　B. 高氯酸　C. 冰醋酸、冰醋酸－醋酸酐

6. 药物的定量分析是指准确测定药品有效成分或指标性成分的(　　)。

   A. 限度　B. 优劣　C. 含量　D. 真伪

7. 剩余碘量法中，用于和供试品反应的第一种滴定液是(　　)，用于和剩余的第一种滴定液反应的第二种滴定液是(　　)。

A. 碘液　　B. 高氯酸　　C. 硫代硫酸钠　　D. 淀粉

8. 高效液相色谱法中，通常色谱柱温度不超过(　　)。

A. 20℃　　B. 30℃　　C. 40℃　　D. 50℃

9. 非水溶液滴定法中，常用的指示剂是(　　)。

A. 结晶紫　　B. 高氯酸　　C. 冰醋酸、冰醋酸 - 醋酸酐

10. 碘量法中的直接碘量法用于测定(　　)。

A. 具有较强还原性的药物　　B. 具有较强氧化性的药物

11.《中国药典》(2015 版)规定 GC 法采用的检测器是(　　)。

A. 热导检测器　B. 氢火焰离子化检测器

C. 氮磷检测器　D. 紫外分光光度检测器

二、填空题

1. 滴定分析法分为(　　　　)、(　　　　)和(　　　　)三种方法。
2. HPLC，反相色谱系统常用的色谱柱填料为(　　　　)。
3. HPLC，反相色谱系统常用的流动相 pH 值为(　　　　)。
4. HPLC，反相色谱系统常用的流动相中有机溶剂的比例应不低于(　　)。
5. 色谱柱的理论板数越高，说明柱效越(　　　　)。
6. 除另有规定外，色谱法定量分析时，各色谱峰的分离度应(　　　　)。

实训情景三　化学药物的含量测定

任务一　色谱分析法（外标法）苯巴比妥片的含量测定

【实训目的】

(1)掌握色谱分析法测定药物含量的方法。

(2)熟悉高效液相色谱仪的原理和操作。

【实训内容】

(一)用品

(1)仪器　高效液相色谱仪、容量瓶、乳钵、移液管。

(2)试剂　乙腈、苯巴比妥片。

(二)方法和步骤

色谱条件与系统适用性试验：用辛基硅烷键合硅胶为填充剂；以乙腈∶水(30∶70)为流动相；检测波长为220nm，流速1mL/min，柱温40℃，检测器为紫外检测器，理论板数按苯巴比妥峰计算应不低于2000。苯巴比妥与相邻色谱峰的分离度应符合要求。

测定法：取药片20片，精密称定，计算平均片重，研细，取本品细粉，精密称取2份(约相当于苯巴比妥30mg)置50mL量瓶中，加流动相适量，超声20min使苯巴比妥溶解，放冷，加流动相稀释至刻度，摇匀，滤过，精密量取续滤液1mL置10mL量瓶中，用流动相稀释至刻度，摇匀，精密量取10μL注入液相色谱仪，记录色谱图；另精密称取苯巴比妥对照品适量，用流动相溶解并稀释制成每1mL中含60μg的溶液，同法测定。按外标法以峰面积计算。

【实训注意】

(1)药典规定本品含苯巴比妥($C_{12}H_{12}N_2O_3$)应为标示量的93.0%～107.0%。

(2)流动相应严格脱气，并经滤过，防止颗粒物导入系统中，如发现柱压升高应及时查找原因；更换流动相时应注意溶剂的互溶性。分析过程中注意流动相的补充，避免储液瓶内流动相排空。

(3)使用仪器时，应设定仪器允许的最大压力和流速，以防仪器损害。开机时，加大流量，排空系统内气泡。流动相中有缓冲溶液，不宜长时间停留在仪器内。

(4)安装色谱柱时，应注意流向问题，以免影响柱效；保存时，反向色谱柱内应充满甲醇，并拧紧接头，防止溶剂挥发。

【实训检测】

(1)简述外标法定量的原理、方法及特点。

(2)正确计算待测物含量。

任务二　滴定分析(碘量法)
维生素C注射液的含量测定

【实训目的】

(1)理解维生素C注射液含量测定的原理和方法。

(2)能进行正确的测定操作和有关计算。

【实训内容】

(一)用品

(1)仪器：酸式滴定管、量杯、碘量瓶。

(2)试剂：维生素C注射液、碘滴定液(0.1mol/L)、丙酮、稀醋酸、淀粉指示液。

(二)方法和步骤

精密量取本品适量(约相当于维生素C 0.2g)，加水15mL与丙酮2mL，摇匀，放置5min，加稀醋酸4mL与淀粉指示液1mL，用碘滴定液(0.05mol/L)滴定，至溶液显蓝色并持续30s不褪。每1mL碘滴定液(0.1mol/L)相当于8.806mg的$C_6H_8NO_6$。

【实训注意】

(1)本品含维生素C($C_6H_8NO_6$)应为标示量的90.0%~110.0%。

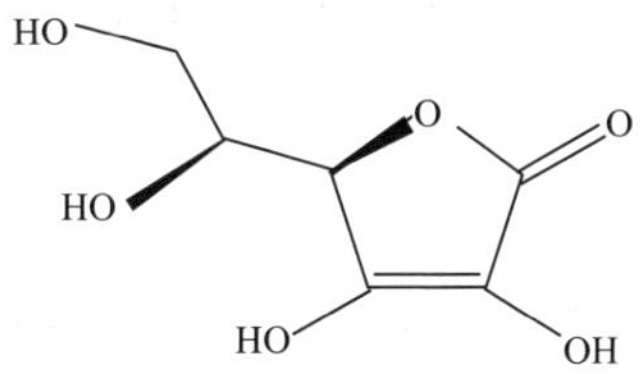

(2)维生素 C 分子结构中的连二烯醇基具有较强的还原性，在酸性溶液中被碘定量地氧化，因此，可以用碘量法测定其含量。

(3)焦亚硫酸钠、亚硫酸氢钠或亚硫酸钠等抗氧剂可与丙酮或甲醛反应生成加成物，从而排除抗氧剂对测定的干扰。

(4)含量计算：

$$标示量\% = \frac{V \times F \times T \times 每支容量}{V_{供}} \times 100\%$$

式中　V——为供试品消耗滴定液的体积，mL；

T——滴定度，mg/mL；

F——滴定液的浓度校正因数(子)；

$V_{供}$——供试品的取样量，mL。

(5)操作注意事项：

①滴定操作多在酸性溶液中进行，因在酸性溶液中维生素 C 受空气中氧的氧化速度减慢，较为稳定，但供试液加稀醋酸后仍需立即进行。

②用碘量瓶进行滴定操作，放置 5min 时应将碘量瓶瓶塞盖住，以避免空气中的氧氧化维生素 C。

③放置 5min 是为了使丙酮与供试品中附加剂充分反应完全。

【实训检测】

(1)为什么使用碘瓶进行测定操作？

(2)含量测定中加入丙酮的作用是什么？

任务三　滴定分析(亚硝酸钠法)
盐酸普鲁卡因胺注射液的含量测定

【实训目的】

(1)掌握亚硝酸钠滴定法的原理及方法。

(2)学会永停滴定法指示终点的原理及操作技术。

【实训内容】

(一)用品

(1)仪器：永停滴定仪、移液管、量杯(筒)、烧杯。

(2)试剂：盐酸普鲁卡因胺注射液、亚硝酸钠滴定液(0.1mol/L)、盐酸溶液、溴化钾。

(二)方法和步骤

精密量取本品5mL，加水40mL与盐酸溶液(1→2)10mL，迅速煮沸，立即冷却至室温，加入溴化钾2g，照永停滴定法，用亚硝酸钠滴定液(0.1mol/L)滴定。每1mL亚硝酸钠滴定液(0.1mol/L)相当于27.18mg的 $C_{13}H_{21}N_3O \cdot HCl$。

【实训注意】

(1)本品含盐酸普鲁卡因胺($C_{13}H_{21}N_3O \cdot HCl$)应为标示量的95.0%～105.0%。

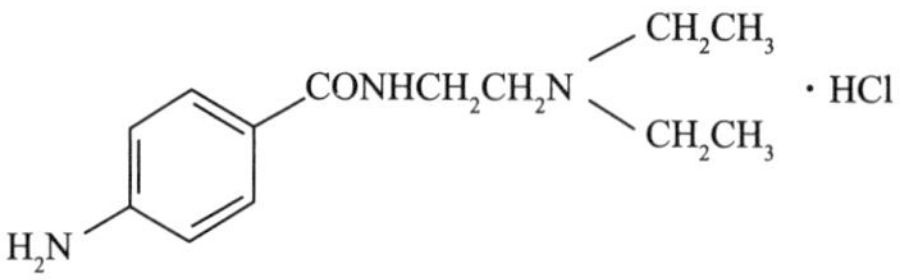

(2)方法原理：盐酸普鲁卡因胺结构中含有芳香第一胺，故可用亚硝酸钠法滴定，用永停滴定仪指示终点。

(3)含量计算：

$$标示量\% = \frac{V \times F \times T \times 每支容量}{V_{供} \times 标示量} \times 100\%$$

式中 V——供试品消耗滴定液的体积(mL)；

T——滴定度(mg/mL)；

F——滴定液的浓度校正因数(子)；

V——供试品的取样量(mL)。

(4)操作注意事项：

①永停滴定法滴定方式：直接将滴定管尖端和电极插入液面下，在磁力搅拌器搅拌下由仪器自动滴定。

②终点的指示方法：仪器指示灯亮，并发出蜂鸣声。

【实训检测】

(1)影响重氮化反应速度的因素有哪些？在本法中如何掌握滴定条件？

(2)比较永停滴定法和电位滴定法的异同。

任务四　紫外－可见分光光度法（吸收系数法）盐酸二氧丙嗪片的含量测定

【实训目的】

（1）掌握吸收系数法测定药物含量的方法。

（2）熟悉紫外－可见分光光度计的原理和操作。

【实训内容】

（一）用品

（1）仪器：紫外-可见分光光度计、容量瓶。

（2）试剂：0.1mol/L 盐酸、盐酸二氧丙嗪片。

（二）方法和步骤

取本品 1 片量，置 200mL 量瓶中，加 0.1mol/L 盐酸溶约 150mL，振摇，使盐酸二氧丙嗪完全溶解，加 0.1mol/L 盐酸溶液稀释至刻度，摇匀，滤过；精密量取续滤液 5mL，置 100mL 量瓶中，用 0.1mol/L 盐酸溶液稀释至刻度，摇匀，照紫外－可见分光光度法，在 264nm 波长处测定吸光度，按 $C_{17}H_{20}N_2O_2S \cdot HCl$ 的吸收系数（$E_{1cm}^{1\%}$）为 362 计算，即得。

【实训注意】

（1）本品含盐酸二氧丙嗪（$C_{17}H_{20}N_2O_2S \cdot HCl$）应为标示量的90.0% ~110.0%。

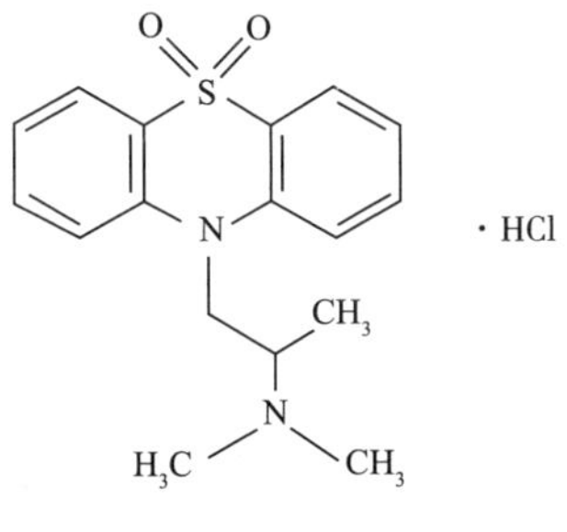

（2）方法原理：盐酸二氧丙嗪结构中的芳香环具有紫外吸收，因此可在其最大吸收波长处测定吸光度，进行含量测定。

（3）含量计算：

$$标示量 = \frac{\frac{A}{E_{1cm}^{1\%}} \times \frac{1}{100} \times V \times D \times \overline{W}}{m \times S} \times 100\%$$

式中 A——测得的吸光度；

$E_{1cm}^{1\%}$——百分吸收系数；

V——供试品溶液测定前定容的体积，mL；

D——稀释倍数；

$\overline{W}$——平均片重，g/片；

m——供试品的取样量，g；

S——标示量即片剂“规格”项下的标示值。

(4)操作注意事项。

①仪器的准备。

a. 开启电源，使仪器预热20min。

b. 开机前，先确认仪器样品室内是否有东西挡在光路上，以免影响仪器自检。

②仪器的操作步骤。

a. 设置波长(246nm)。

b. 测定。

c. 数据记录与结果处理。

③将比色皿洗净装盒，关机。

④填写仪器使用记录。

【实训检测】

本品的原料药采用非水滴定的方法测定含量，为什么片剂采用紫外－可见分光光度法测定含量?

任务五　紫外－可见分光光度法(吸收系数法)尼可刹米注射液的含量测定

【实训目的】

(1)掌握吸收系数法测定药物含量的方法。

(2)熟悉紫外－可见分光光度计的原理和操作。

【实训内容】

(一)用品

(1)仪器：紫外-可见分光光度计、容量瓶。

(2)试剂：0.5%硫酸溶液、尼可刹米注射液。

(二)方法和步骤

供试品溶液的制备：用内容量移液管精密量取本品2mL，置200mL量瓶中，用0.5%硫酸溶液分次洗涤移液管内壁，洗液并入量瓶中，用0.5%硫酸溶液稀释至刻度，摇匀，精密量取2mL，置250mL的量瓶中，加0.5%硫酸溶液稀释至刻度，摇匀，依法测定吸收度，设置波长(263nm)，按 $C_{10}H_{14}N_2O$ 的吸收系数为292计算，即得。

【实训注意】

(1)本品含尼可刹米应为标示量的90.0%～110.0%。

(2)操作注意事项。

①仪器的准备。

a. 开启电源，使仪器预热20min。

b. 开机前，先确认仪器样品室内是否有东西挡在光路上，以免影响仪器自检。

②仪器的操作步骤。

a. 设置波长(263nm)。

b. 测定。

c. 数据记录与结果处理。

③将比色皿洗净装盒，关机。

④填写仪器使用记录。

【实训检测】

利用邻组同学的试验结果，比较同一溶液在相同仪器上测得的吸光度有无不同，试作解释。

第五章　药物制剂检验技术

第一节　制药用水的分析

水是药物生产过程中用量最大、使用最广的一种辅料，用于生产过程中药物制剂的制备。《中国药典》(2015 版)收载的制药用水，因其使用的范围不同而分为饮用水、纯化水、注射用水及灭菌注射用水。

饮用水又称原水，为天然水经净化处理所得的水。《中国药典》(2015 版)规定饮用水可作为药材净制时的漂洗、制药用具的粗洗用水。除另有国家规定外，也可作为饮片的提取溶剂。饮用水质量必须符合中华人民共和国国家标准《生活饮用水卫生标准》(GBT 5750. 4—2006)。

纯化水为饮用水经蒸馏法、离子交换法、反渗透法或其他适宜方法制备的制药用水，不含任何附加剂，其质量应符合纯化水项下的规定。纯化水可作为配置普通药物制剂的溶剂或试验用水；可作为中药注射剂、滴眼剂等灭菌制剂所用饮片的提取溶剂；口服、外用制剂配制用溶剂或稀释剂；非灭菌制剂用器具的精选用水。也可作非灭菌制剂所用饮片的提取溶剂。纯化水不得用于注射剂的配制与稀释。

注射用水为纯化水经蒸馏所得的水，应符合细菌内毒素试验要求。注射用水可作为配制注射剂、滴眼剂等的溶剂或稀释剂及容器的精洗。

灭菌注射用水为注射用水按照注射剂生产工艺制备所得，不含任何添加剂，主要用于注射灭菌粉末的溶剂或注射剂的稀释剂。

纯化水、注射用水及灭菌注射用水质量应符合《中国药典》(2015 版)中有关各项规定。

一、饮用水的分析

（一）性质

饮用水为无色的澄清液体，无异臭，无味，无肉眼可见物。

（二）检查

我国《生活用水卫生标准》（GBT 5750.4—2006）中规定饮用水的检查有常规检查和非常规检查，但在实际工作中对饮用水的检查主要有色度、浑浊度、臭和味、肉眼可见物、酸碱度、总硬度、细菌总数、总大肠菌群等。

1. 色度

饮用水的颜色可由带色有机物（主要是腐殖质）、金属或高色度的工业废水造成。水色大于15度时，多数人用杯子喝水时即可察觉。故规定对饮用水进行色度检查，不得超过15度。

检查法：取50mL透明的水样于比色管中（如水样色度过高，则可取少量水样，加纯水稀释后比色，将结果乘以稀释倍数），另取比色管11支，分别加入铂-钴标准溶液0mL、0.50mL、1.00mL、1.50mL、2.00mL、2.50mL、3.00mL、3.50mL、4.00mL、4.50mL和5.00mL，加纯化水稀释至刻度，摇匀，配制成色度为0度、5度、10度、15度、20度、25度、30度、35度、40度、45度和50度的标准色列，将水样与铂－钴标准色列比较。如水样与标准色列的色调不一致，即为异色，可用文字描述。

2. 浑浊度

水浑浊度是指悬浮于水中的胶体颗粒产生的散射现象，表示水中悬浮物和胶体物对光线透过时的阻碍程度。降低浑浊度对除去某些有害物质、细菌、病毒，提高消毒效果，确保供水安全等方面都有积极的作用。故规定对饮用水进行浑浊度检查。

检测法：取水样，用浊度仪测定，不得超过3度。

3. 臭和味

异臭和异味可使人产生厌恶感，出现异常臭味可能是水质污染的信号。故规定对饮用水进行异臭和异味检查。

检查法：取100mL水样，置于250mL锥形瓶中，振摇后从瓶口嗅水的气味；与此同时，取少量水样放入口中（此水样应对人体无害），不要咽下，品尝水的味道。然后将上述锥形瓶内水样加热至开始沸腾，立即取下锥形瓶，稍冷后同法嗅气和尝味，均不得有异臭、异味。

4. 肉眼可见物

指饮用水不应含有沉淀物及肉眼可见的水生生物和令人厌恶的物质。故规定对饮用水进行肉眼可见物检查。

检查法：将水样摇匀，在光线明亮处迎光直接观察，不得有肉眼可见物。

5. 酸碱度

饮用水酸度过低可腐蚀管道影响水质，过高又可析出溶解性盐类并降低消毒效果。故规定对饮用水进行酸碱度检查。

检查法：用玻璃电极为指示电极、饱和甘汞电极为参比电极的酸度计测定，pH 应为6.5～8.5。

6. 总硬度

总硬度系指溶于水中钙、镁盐类的总含量，以 $CaCO_3$（mg/L）表示。饮用水总硬度过高易形成水垢，并可引起胃肠功能暂时性紊乱。故规定对饮用水进行总硬度检查，饮用水总硬度应不大于450mg/L。

检查法：吸取50.0mL水样（硬度过高的水样，可取适量水样，用纯化水稀释至50mL；硬度过低的水样，可取100mL），置于150mL锥形瓶中，加入1～2mL缓冲液（pH=10）及铬黑T指示剂少量，立即用EDTA-2Na滴定液（0.01mol/L）滴定，充分振摇至溶液由红色变为纯蓝色为滴定终点。

$$c_2 = \frac{V_1 \times c_1 \times 100.09 \times 1000}{V_2} \tag{5-1}$$

式中 c_1——EDTA-2Na滴定液的浓度，mol/L；

c_2——水样总硬度，mg/L；

V_1——EDTA-2Na滴定液的体积，mL；

V_2——水样体积，mL。

7. 细菌总数、总大肠菌群

细菌总数系指1mL水在 R_2A 培养基中经30～35℃培养5天后生长的细菌菌落数。水体污染越严重，水的细菌总数越多。总大肠菌群系指群需氧及兼性厌氧的在37℃生长时能使乳糖发酵、在24小时内产酸产气的革兰阴性无芽孢杆菌。细菌总数、总大肠菌群是评价饮用水水质的重要指标，规定细菌总数不得超过100cfu/mL，不得检出总大肠菌群。

检查法：以无菌操作方法用灭菌吸管吸取1mL充分混匀的水样，注入灭菌平皿中，倾注约15mL已融化并冷却到45℃的 R_2A 培养基，并立即旋摇平皿，使水样与培养基充分混匀。每次检验时应做一次平行接种，同时另用一个平皿只倾注 R_2A 培养基作为空白对照。待冷却凝固后，翻转平皿，使底面向上，置于30～35℃培养箱内培养 5 天，进行菌落计数，即为水样 1mL 中的细菌总数。总大肠菌群数采用多管发酵法或滤膜法测定。

二、纯化水的分析

（一）性质

纯化水为无色的澄清液体，无臭，无味。

（二）检查

1. 酸碱度

系检查在制备和贮存时引入的酸或碱杂质，如二氧化碳、氨、盐酸等。《中国药典》（2015 版）采用酸碱指示剂法来控制限量。

检查法：取本品 10mL，加甲基红指示液 2 滴，不得显红色；另取 10mL，加溴麝香草酚蓝指示液 5 滴，不显蓝色。

2. 硝酸盐

主要由原料引入，《中国药典》（2015 版）采用比色法检查。

检查法：取本品 5mL 置试管中，于冰浴中冷却，加 10% 氯化钾溶液 0.4mL 与 0.1% 二苯胺硫酸溶液 0.1mL，摇匀，缓缓滴加硫酸 5mL，摇匀，将试管于50℃水浴中放置 15min，溶液产生的蓝色与标准硝酸盐溶液［取硝酸钾 0.163g，加水溶解并稀释至 100mL，摇匀，精密量取 1mL，加水稀释成 100mL，再精密量取 10mL，加水稀释成 100mL，摇匀，即得（每 1mL 相当于 1μgNO_3^-）］0.3mL，加无硝酸盐的水 4.7mL，用同一方法处理后的颜色比较，不得更深（0.000006%）。

3. 亚硝酸盐

主要由原料引入，《中国药典》（2015 版）采用比色法检查。

检查法：取本品 10mL，置纳氏比色管中，加对氨基苯磺酰胺的稀盐酸溶液（1→100）1mL 与盐酸萘乙二胺溶液（0.1→100）1mL，产生的粉红色与标准亚硝酸盐溶液［取亚硝酸钠 0.750g（按干燥品计算），加水溶解，稀释至 100mL，摇匀，精密量取 1mL，加水稀释成 100mL，摇匀，再精密量取 1mL，加水稀释成 50mL，摇匀，即得（每 1mL 相当于 1μgNO_2^-）］0.2mL，加无亚硝酸盐的水 9.8mL，用同一方法处理后的颜色比较，不得更深（0.000002%）。

4. 氨

由原料、制备及贮存时引入，《中国药典》（2015 版）采用比色法检查。

检查法：取本品50mL，加碱性碘化汞钾试液2mL，放置15min；如显色，与氯化铵溶液（取氯化铵31.5mg，加无氨水适量使溶解并稀释成1000mL）1.5mL，加无氨水48mL与碱性碘化汞钾试液2mL制成的对照液比较，不得更深（0.00003%）。

5. 电导率

电导率是物质传送电流的能力，是电阻率的倒数。水的电导率是衡量水质的一个很重要的指标，它能反映出水中存在的电解质的程度。水越纯净，电导率就越小；反之亦然。《中国药典》（2015版）采用电导率仪测定。

检查法：取本品用电导率仪测定，测得的电导率值不得大于限度值（表5-1），则判为符合规定。

表5-1 不同温度下纯化水电导率的限度值

温度/℃	0	10	20	25	30	40	50	60	70	75	80	90	100
电导率/（μs/cm）	2.4	3.6	4.3	5.1	5.4	6.5	7.1	8.1	9.1	9.7	9.7	9.7	10.2

6. 易氧化物

指易氧化的有机杂质，它们主要由原料引入。《中国药典》（2015版）采用灵敏度法检查。

检查法：取本品100mL，加稀硫酸100mL，煮沸后，加高锰酸钾滴定液（0.02mol/L）0.10mL，再煮沸10min，粉红色不得完全消失。

7. 不挥发物

指无机盐类，如碱金属、碱土金属的氯化物、硫酸盐等。《中国药典》（2015版）采用重量法进行检查。

检查法：取本品100mL，置105℃干燥至恒重的蒸发皿中，在水浴上蒸干，并在105℃干燥至恒重，遗留残渣不得超过1mg。

8. 重金属

主要在生产过程中引入。《中国药典》（2015版）采用重金属检查法中第一法检查。

检查法：取本品100mL，加水19mL，蒸发至20mL，放冷，加醋酸盐缓冲液（pH3.5）2mL与水适量使成25mL，加硫代乙酰胺试液2mL，摇匀，放置2min，与标准铅溶液1.0mL加水19mL用同一方法处理后的颜色比较，不得更深（0.00001%）。

9. 微生物限度

由生产和贮存过程中引入。《中国药典》(2015 版)采用微生物计数法检查。

检查法：取本品，采用薄膜过滤法处理后，照《中国药典》(2015 版)四部检查细菌、真菌和酵母菌总数，每 1mL 不得超过 100 个。

三、注射用水的分析

《中国药典》(2015 版)对注射用水的质量要求有严格规定。其性状及对杂质硝酸盐、亚硝酸盐、总有机碳、不挥发物、重金属的检查和限量均与纯化水相同，但在酸碱度、氨、微生物限度和电导率的检查方面比纯化水要求严格。酸碱度以酸度计测定 pH 应为 5.0～7.0；氨的检查规定为 50mL 注射用水中含氨量限度是 0.00002%，且对照用氯化铵溶液改为 1.0mL；微生物限度检查取注射用水至少 200mL，细菌、真菌和酵母菌的总数每 100mL 不得超过 10 个；电导率限度值见《中国药典》(2015 版)。另外增加了细菌内毒素检查，每 1mL 中含内毒素量应小于 0.25EU。

四、灭菌注射用水的分析

《中国药典》(2015 版)对灭菌注射用水的质量要求与注射用水相比更加严格。其性状及对酸碱度、硝酸盐、亚硝酸盐、氨、电导率、不挥发物、重金属、细菌内毒素的检查和限量与注射用水基本相同，除增加了对氯化物、硫酸盐、钙盐、二氧化碳、易氧化物等杂质的检查，还增加了应符合注射剂项下有关的各项规定。

第二节　一般制剂的分析

临床使用的药物通常是由符合药物规格要求的各种原料，按照一定的生产工艺制备而成的制剂。目的是为了更好的发挥疗效，降低药物的副作用及方便储存与运输。药物制剂的分析项目同原料药分析相同，也主要包括鉴别、检查和含量测定。但由于药物制剂的稳定性、制剂规格大小，以及药物除含主药外通常还含有附加剂(如稀释剂、抗氧剂、稳定剂、助溶剂)等原因，使药物制剂的分析与原料药的分析在分析内容、方法、标准要求等方面有所不同。如药物制剂的检查除检查杂质外，还要按《中国药典》(2015 版)四部“制剂通则”的每一种剂型项下规定进行检查。又如附加剂的存在有可能影响药物的鉴别和含量测定，可以采取与原料药不同的方法，或消除附加剂的干扰后，再按原料药的方法分析。总之，药物制剂的分析与原料药相比更复杂。《中国药典》(2015 版)收载的药物剂型有 21 种。本节重点讨论片剂、注射剂、胶囊剂、糖浆剂、颗粒剂、散剂、栓剂和滴眼剂的分析。

一、片剂的分析

片剂系指药物与适宜的辅料混匀压制而成的圆片状或异形片状的固体制剂，可供内服、外用，是目前临床应用最广泛的剂型之一。《中国药典》(2015 版)收载的片剂以口服普通片为主，另有含片、舌下片、口腔贴片、咀嚼片、分散片、可溶片、泡腾片、阴道片、阴道泡腾片、缓释片、控释片与肠溶片等。

(一)外观性状

《中国药典》(2015 版)规定，片剂外观应完整光洁、色泽均匀、有适宜的硬度和耐磨性。

(二)常规检查

1. 重量差异

重量差异系指按规定方法测定每片的重量与平均片重之间的差异程度。片剂在生产过程中，由于颗粒的均匀度和流动性，以及工艺、设备和管理等原因，每片片剂的重量会有些差异。为了控制各片重量的一致性，保证用药剂量的准确，《中国药典》(2015 版)规定片剂需检查重量差异检查。凡规定检查含量均匀度的片剂，一般不再进行重量差异检查。

检测法：取供试品 20 片，精密称定总重量，求平均片重后，再分别精密称定每片片重。将每片片重与平均片重相比较(凡无含量测定的片剂，每片重量应与标示片重比较)，超出重量差异限度的不得多于 2 片，并不得有 1 片超出限度 1 倍。《中国药典》(2015 版)对重量差异的限度规定见表 5-2。

表 5-2　片剂的重量差异限度

平均片重或标示片重	重量差异限度
0.30g 以下	±7.5%
0.30g 及 0.30g 以上	±5%

《中国药典》(2015 版)规定，糖衣片的片芯应检查重量差异并符合规定，包糖衣后不再检查重量差异。薄膜衣片应在包薄膜衣后检查重量差异并符合规定。

2. 崩解时限

崩解时限系指固体制剂在规定的介质中，按规定的方法检查全部崩解溶散或成碎粒并通过筛网(不溶性包衣材料或破碎的胶囊壳除外)所需的时间限度。片剂口服后，需经崩散、溶解才能为机体吸收而达到治疗目的，因此《中国药典》(2015 版)规定片剂需检查崩解时限。凡规定检查溶出度、释放度的片剂，不再进行崩解时限检查。

检查法：《中国药典》(2015 版)采用升降式崩解仪检查。升降式崩解仪主要结构为一个能升降的金属支架与下端镶有筛网的吊篮，并附有挡板。将吊篮通过上端的不锈钢轴悬挂于金属支架上，浸入 1000mL 烧杯中，并调节吊篮位置使其下降时筛网距烧杯底部 25mm，烧杯内盛有温度为 37℃ ±1℃的水，调节水位高度使吊篮上升时筛网在水面下 15mm 处，升降的金属支架上下移动距离为 55mm ±2mm，往返频率为 30 ~32 次/min。

除另有规定外，取供试品 6 片，分别置上述吊篮的玻璃管中，启动崩解仪进行检查，各片均应在 15min 内全部崩解。如有 1 片不能完全崩解，应另取 6 片复试，均应符合规定。《中国药典》(2015 版)对不同类型的片剂的崩解时限检查的规定见表 5-3。

表 5-3 《中国药典》(2015 版)对不同类型的片剂的崩解时限检查的规定

片剂类型	介质	时间限定/min
普通片	水	15
含片	水	10
舌下片	水	5
咀嚼片	不进行崩解时限检查	
可溶片	15 ~25℃的水	3
泡腾片	15 ~25℃的水	5
糖衣片	水	60
肠溶衣片	盐酸溶液(9→1000)及 pH =6.8 磷酸盐缓冲溶液	应符合规定
结肠定位肠溶片	盐酸溶液(9→1000)及 pH =6.8 以下磷酸盐缓冲溶液	应符合规定
薄膜衣片	水或盐酸溶液(9→1000)	30
阴道片	进行融变时限检查	

《中国药典》(2015 版)规定，阴道泡腾片需检查发泡量，分散片需检查分散均匀性。

发泡量检查法：取 25mL 具塞刻度试管(内径 1.5cm)10 支，各精密加水 2mL，置 37℃水浴中 5min 后，各管中分别投入供试品 1 片，密塞，20min 内观察最大发泡量的体积，平均发泡体积应不少于 6mL，且少于 3mL 的不得超过 2 片。

分散均匀性检查法：取供试品 6 片，置 250mL 烧杯中，加 15 ~ 25℃的水 100mL，振摇 3min，应全部崩解并通过二号筛。

3. 溶出度

溶出度系指药物从片剂、胶囊剂或颗粒剂等制剂在规定条件下溶出的速度和程度。固体制剂中的药物只有溶解之后才能被机体吸收，而崩解只是药物溶出的最初阶段，还不能客观反映药物在体内溶出的全过程。药物在体内吸收的速度通常由溶解的快慢决定，因此，溶出度是片剂质量控制的一个重要指标。对难溶性的药物一般都应检查溶出度。

检查法：《中国药典》(2015 版)对溶出度的测定收载有 3 种方法，即篮法、桨法、小杯法，均采用溶出度测定仪测定。

第一法(篮法)：测定前应对仪器装置进行必要的调试，使转篮底部距溶出杯的内底部 25mm ± 2mm；分别量取经脱气处理的溶出介质，置各溶出杯内，实际量取的体积与规定体积的偏差应不超过 ±1%，待溶出介质温度恒定在 37℃ ± 0.5℃后，取供试品 6 片(粒、袋)，分别投入 6 个干燥的转篮内，将转篮降入溶出杯中，注意供试品表面上不要有气泡，按各品种项下规定的转速启动仪器，计时；至规定的取样时间(实际取样时间与规定时间的差异不得超过 ±2%)，吸取溶出液适量(取样位置应在转篮顶端至液面的中点，距溶出杯内壁不小于 10mm 处；需多次取样时，所量取溶出介质的体积之和应在溶出介质的 1% 之内，如超过总体积的 1% 时，应及时补充相同体积的温度为 37℃ ± 0.5℃的溶出介质，或在计算时加以校正)，立即用适当的微孔滤膜滤过，自取样至滤过应在 30s 内完成，取澄清滤液，照该品种项下规定的方法测定，计算每片(粒、袋)的溶出量。

第二法(桨法)：桨法是使用搅拌桨取代第一法的转篮，测定时将供试品分别放入容器中，启动搅拌桨至规定的时间取样，取样位置应在桨叶顶端至液面的中点，距溶出杯内壁不小于 10mm 处。其余装置和要求与转篮法相同。

第三法(小杯法)：小杯法的操作容器为 250mL 的溶出杯，其余操作和要求同第二法。本法溶剂的体积较小，适用于药物含量较低的片剂溶出度的测定。

$$\text{溶出度}(Q) = \frac{\text{溶出量}}{\text{标示量}} \times 100\% \tag{5-2}$$

结果判定符合下述条件之一者，可判为符合规定：

(1)6片(粒、袋)中、每片(粒、袋)的溶出量按标示量计算，均不低于规定限度(Q)。

(2)6片(粒、袋)中，如有1～2片(粒、袋)低于Q，但不低于$Q-10\%$，且其平均溶出量不低于Q。

(3)6片(粒、袋)中，有1～2片(粒、袋)低于Q，其中仅有1片(粒、袋)低于$Q-10\%$，但不低于$Q-20\%$，且其平均溶出量不低于Q时，应另取6片(粒、袋)复试；初、复试的12片(粒、袋)中，有1～3片(粒、袋)低于Q，其中仅有1片(粒、袋)低于$Q-10\%$，但不低于$Q-20\%$，且其平均溶出量不低于Q。

以上结果判断中所示的10%、20%是指相对于标示量的百分率(%)。

4. 含量均匀度

含量均匀度系指小剂量或单剂量的固体制剂、半固体制剂和非均相液体制剂的每片(个)含量符合标示量的程度。除另有规定外，片剂、硬胶囊剂或注射用无菌粉末每片(个)标示量不大于25mg或主药含量不大于每片(个)重量25%者，以及内容物非均一溶液的软胶囊、单剂量包装的口服混悬液、透皮贴剂、吸入剂和栓剂，均应检查含量均匀度。复方制剂仅检查符合上述条件的组分。凡检查含量均匀度的制剂，一般不再检查重(装)量差异。

检测法：除另有规定外，取供试品10片(个)，照各品种项下规定的方法，分别测定每片(个)以标示量为100的相对含量X_i，求其均值$\overline{X}$和标准差以及标示量与均值之差的绝对值。

$$A(A=|100-\overline{X}|) \tag{5-3}$$

$$S=\sqrt{\frac{\sum_{i=1}^{n}(X_i-\overline{X})^2}{n-1}} \tag{5-4}$$

结果判断：若$A+2.2S \leqslant L$，则供试品的含量均匀度符合规定；若$A+S>L$，则不符合规定；若$A+2.2S>L$，且$A+S \leqslant L$，则应另取20片(个)复试。

根据初、复试结果，计算30片(个)的均值X、标准差S和标示量与均值之差的绝对值A，再按下述公式计算并判定：

当$A \leqslant 0.25L$时，若$A^2+S^2 \leqslant 0.25L^2$，则供试品的含量均匀度符合规定；若$A^2+S^2>0.25L^2$，则不符合规定。$A>0.25L$时，若$A+1.7S \leqslant L$，则供试品的含量均匀度符合规定；若$A+1.7S>L$，则不符合规定。

除另有规定外，L 规定值为 15.0。

含量均匀度的限度应符合各品种项下的规定。除另有规定外，单剂量包装的口服混悬剂、内充混悬物的软胶囊剂、胶囊型或泡囊型粉雾剂，单剂量包装的眼用、耳用、鼻用混悬剂、固体或半固体制剂，其限度均应为 ±20%；透皮贴剂、栓剂的限度应为 ±25%。如该品种项下规定含量均匀度的限度为 ±20% 或其他数值时，应将上述各判断式中的 L 改为 20.0 或其他相应的数值，但各判断式中的系数不变。

5. 释放度

药物从缓释制剂、控释制剂、肠溶制剂及透皮贴剂，在规定条件下释放的速率和程度称为释放度。溶出度与释放度两者在本质上没有区别，均表示药物从制剂进入介质中的速率和程度。除另有规定外，仪器装置同溶出度测定法。

《中国药典》(2015 版)对释放度的测定收载有 2 种方法，分别用于缓释制剂或控释制剂、肠溶制剂的释放度测定。

第一法　用于缓释制剂或控释制剂

测定法：依照溶出度测定法项下进行，但至少采用 3 个时间取样，在规定取样时间点，吸取溶液适量(及时补充相同体积的温度为 37℃ ±5℃ 的溶出介质)，滤过，自取样至滤过应在 30s 内完成。取滤液，照各品种项下规定的方法测定，计算每片(粒)的释放量。

3 个取样时间点分布在释放度测定的早期(一般在开始后的 0.5 ~2h 内)、中期和晚期(累积释放率一般应为 90% 以上)，3 个时间点的释放量分别用于考察药物是否有突释、确定释药特性和考察释药是否基本完全，此 3 点可用于观察缓释制剂的体外药物释放度。

控释制剂除以上 3 点外，还应增加 2 个取样时间点，此 5 点可用于观察控释制剂的体外药物释放度。如果需要，可以再增加取样时间点。

结果判定：

除另有规定外，符合下述条件之一者，可判为符合规定：①6 片(粒)中，每片(粒)在每个时间点测得的释放量按标示量计算，均未超出规定范围；②6 片(粒)中，在每个时间点测得的释放量，如有 1 ~2 片(粒)超出规定范围，但未超出规定范围的 10%，且在每个时间点测得的平均释放量未超出规定范围；③6 片(粒)中，在每个时间点测得的释放量，如有 1 ~2 片(粒)超出规定范围，其中仅有 1 片(粒)超出规定范围的 10%，但未超出规定范围的 20%，且其平均释放量未超出规定范围，应另取 6 片(粒)复试，初、复试的 12 片(粒)中，在每个时间点测得的释放量，其中仅1～3片(粒)超出规定范围，如有1片(粒)超出规定范围的10%，但未超出规定范围的20%，且其平均释放量未超出规定范围。

以上所示超出规定范围的10%、20%是指相对于标示量的百分率(%)。

第二法　用于肠溶制剂

方法1

酸中释放量：除另有规定外，量取0.1mol/L盐酸溶液900mL，注入每个溶出杯，实际量取的体积与规定体积的偏差应不超过±1%，待溶出介质温度恒定在37℃±0.5℃，取6片(粒)分别投入转篮或溶出杯中(当品种项下规定需要使用沉降装置时，可将固体制剂先装入规定的沉降装置内)，注意供试品表面不要有气泡，按各品种项下规定的转速启动仪器，2h后在规定取样点吸取溶液适量，滤过，自取样至滤过应在30s内完成。按各品种项下规定的方法测定，计算每片(粒)的酸中释放量。

缓冲液中释放量：上述酸液中加入温度为37℃±0.5℃的0.2mol/L磷酸钠溶液250mL(必要时用2mol/L盐酸溶液或2mol/L氢氧化钠溶液调节pH值至6.8)，继续运转45min，或按各品种项下规定的时间，在规定取样点吸取溶液适量，滤过，自取样至滤过应在30s内完成。按各品种项下规定的方法测定，计算每片(粒)的缓冲液中释放量。

方法2

酸中释放量：除另有规定外，量取0.1mol/L盐酸溶液900mL，注入每个溶出杯中，照方法1酸中释放量项下进行测定。

缓冲液中释放量：弃去上述各溶出杯中酸液，立即加入温度为37℃±0.5℃的磷酸盐缓冲液(pH=6.8)(取0.1mol/L盐酸溶液和0.2mol/L磷酸钠溶液，按3:1混合均匀，必要时用2mol/L盐酸溶液或2mol/L氢氧化钠溶液调节至pH=6.8)900mL，或将每片(粒)转移入另一盛有温度为37℃±0.5℃的磷酸盐缓冲液(pH=6.8)900mL的溶出杯中，照方法1缓冲液中释放量项下进行测定。

结果判定：除另有规定外，符合下述条件之一者，可判为符合规定。

酸中释放量：①6片(粒)中，每片(粒)的释放量均不大于10%；②6片(粒)中有1～2片(粒)大于10%，但其平均释放量不大于10%。

缓冲液中释放量：①6片(粒)中，每片(粒)的释放量按标示量计算均不低于规定限度(Q)；除另有规定外，Q应为标示量的70%；②6片(粒)中仅有1～2片(粒)低于Q，但不低于$Q-10\%$，且其平均释放量不低于Q；③6片(粒)中如有1～2片(粒)低于Q，其中仅有1片(粒)低于$Q-10\%$，但不低于$Q-20\%$，且其平均释放量不低于 Q 时，应另取 6 片(粒)复试；初、复试的 12 片(粒)中有 1 ~ 3 片(粒)低于 Q，其中仅有 1 片(粒)低于 $Q-10\%$，但不低于 $Q-20\%$，且其平均释放量不低于 Q。

以上所示的 10%、20% 是指相对于标示量的百分率(%)。

6. 脆碎度

脆碎度是用于检查非包衣片的脆碎情况及其他物理强度。

(三)含量测定

1. 片剂中常用辅料的干扰及排除

片剂中除含主药外，通常还加入一些辅料(如淀粉、糊精、蔗糖、乳糖、硫酸钙、碳酸钙、硬脂酸镁、滑石粉等)。辅料的存在有时会对片剂的测定产生干扰，因此除可考虑采用其他方法避免干扰外，还可根据辅料的性质和特点排除其干扰。

(1)糖类的干扰和排除。淀粉、糊精、蔗糖、乳糖等是片剂常用的辅料，其中乳糖为还原糖，而淀粉、糊精、蔗糖虽为非还原糖，但其水解产生的葡萄糖为还原糖，可以被强氧化剂(如高锰酸钾、溴酸钾等)氧化为葡萄糖酸，所以用强氧化剂测定主药的含量时，会使含量测定结果偏高。如《中国药典》(2015 版)中硫酸亚铁原料药的含量测定采用高锰酸钾法，而硫酸亚铁片的含量测定则采用铈量法。这是由于高锰酸钾是强氧化剂，它既可以氧化亚铁离子，又可以将片剂中的还原糖氧化成酸，所以硫酸亚铁片的含量测定就不能用高锰酸钾法，而采用氧化电位稍低的硫酸铈作为滴定剂，硫酸铈不能氧化葡萄糖，故消除干扰。

(2)硫酸钙和碳酸钙的干扰及排除。Ca^{2+} 能与 EDTA 发生配位反应，故对配位滴定法有干扰。一般可加入掩蔽剂，或分离除去或采用其他方法进行测定。

(3)硬脂酸镁的干扰及排除。硬脂酸镁中的 Mg^{2+} 能与 EDTA 发生配位反应，而硬脂酸镁是弱碱，也能消耗高氯酸，故对配位滴定法和非水溶液滴定法有干扰。在配位滴定中，Mg^{2+} 与 EDTA 发生配位反应的条件是 $pH>9.7$，故可调节酸碱度，选用合适的指示剂或用掩蔽剂消除干扰。在非水溶液滴定中，若主药为脂溶性药物，可采用有机溶剂(如三氯甲烷、丙酮或乙醚等)提取主药再进行测定；若主药为水溶性药物，可经酸化或碱化后再用有机溶剂提取后测定；若片剂中含主药量很少时，可采用溶解、滤过后，用紫外-可见分光光度法测定含量，以消除硬脂酸镁的干扰。

(4)滑石粉等的干扰及排除。片剂中若有滑石粉、硫酸钙、硬脂酸镁、淀粉等，因其均不易溶于水及有机溶剂，使溶液产生浑浊，所以当采用紫外-可见分光光度法、比色法、比浊法及旋光法等测定片剂中主药的含量时，会产生干扰。可根据主药的溶解性确定排除干扰的方法。一般对水溶性的主药，可将片粉加水溶解后，滤过，除去干扰物；对不溶于水的主药，可利用其能溶于有机溶剂而干扰物不溶于有机溶剂的特点，用有机溶剂提取主药，过滤分离后，再依法测定。

综合上述，在考虑辅料对片剂含量测定的干扰与排除时，应注意下列几个因素：

①辅料的理化性质：应根据辅料的性质和特点采取相应的措施消除其干扰。②辅料与主药含量的配比：主药量大、辅料量小时，干扰影响较小，甚至可以忽略不计；如果主药量小、辅料量大，则干扰影响就大。③测定主药方法的选择：测定方法的专属性强，辅料的干扰就小；主药量很少时，可选用灵敏度高的测定方法，如比色法、紫外－可见分光光度法及色谱法等。

2. 实例

实例一　盐酸丙米嗪片(规格 2mg)含量测定

取本品 20 片，除去糖衣，精密称定，研细，精密称取适量(约相当于盐酸丙米嗪 75mg)，置 250mL 量瓶中，加盐酸溶液(9→1000)约 80mL，振摇使盐酸丙米嗪溶解，用盐酸溶液(9→1000)稀释至刻度，摇匀，滤过；精密量取续滤液 5mL，置 100mL 量瓶中，用盐酸溶液(9→1000)稀释至刻度，摇匀，照紫外-可见分光光度法，在 251nm 波长处测定吸光度，按盐酸丙米嗪($C_{19}H_{24}N_2 \cdot HCl$)的吸收系数($E_{1cm}^{1\%}$)为 264 计算，即得。含盐酸丙米嗪应为标示量的93.0% ~107.0%。

解析：

(1)盐酸丙米嗪为有机碱性药物，原料药采用非水溶液滴定法；而片剂由于含量低，且含辅料硬脂酸镁对非水溶液滴定法有干扰，故采用灵敏度更高的紫外－可见分光光度法。

(2)在分析时，一般取片剂 10 片或 20 片，研细，取适量，按规定方法测定含量，这样使取样更具有代表性，以平均片重计算每片所含主药的量更具有可比性。

(3)本品为包糖衣片，除去糖衣的方法有：含有疏水性药品的糖衣片可先用乙醇洗去糖衣层，再用无水乙醇洗 1 次，用滤纸洗去乙醇后置硅胶干燥器干燥；含有亲水性药品的糖衣片用刀片小心削去糖衣层，不能刮去片芯，挑选完整的片剂作供试品用；包糖衣的肠溶衣片剂可先用水洗去糖衣层后，用滤纸吸去水，置硅胶干燥器干燥。

(4)本品的辅料不完全溶于水，可使溶液浑浊，故对紫外－可见分光光度法产生干扰，一般用定性滤纸或垂熔玻璃漏斗滤过。用滤纸滤过时，为保证滤过前后药物的浓度一致，应弃去初滤液，取续滤液。滤过使用的漏斗、滤纸、收集滤液的容器也应是干燥的。用垂熔玻璃漏斗滤过，可以经过洗涤取全量。

(5)计算公式

$$标示量 = \frac{\frac{1}{E_{1cm}^{1\%}} \times \frac{1}{100} \times V \times D \times \overline{W}}{m \times S} \times 100\% \qquad (5-5)$$

式中 A——吸光度；

$E_{1cm}^{1\%}$——百分吸收系数；

V——供试品溶液原始体积，mL；

D——稀释倍数；

$\overline{W}$——平均片重，g；

m——供试品的取样量，g；

S——标示量，g。

实例二　盐酸美克洛嗪片(规格25mg)含量测定

取本品20片，精密称定，研细，精密称取适量(约相当于盐酸美克洛嗪0.2g)，置分液漏斗中，加水50mL，振摇，分别加三氯甲烷50mL、20mL与20mL提取3次，合并三氯甲烷液，置水浴上蒸发至剩10～15mL，放冷，加冰醋酸15mL、醋酐5mL、醋酸汞试液5mL与喹哪啶红指示液2滴，用高氯酸滴定液(0.1mol/L)滴定至红色消失，并将滴定结果用空白试验校正。每1mL高氯酸滴定液(0.1mol/L)相当于23.19mg的盐酸美克洛嗪($C_{25}H_{27}ClN_2 \cdot 2HCl$)。含盐酸美克洛嗪应为标示量的90.0%～110.0%。

解析：

(1)盐酸美克洛嗪为有机碱性药物，原料药采用非水溶液滴定法；而片剂由于含辅料硬脂酸镁，故对非水溶液滴定法有干扰，需排除干扰。

(2)盐酸美克洛嗪极微溶于水，易溶于三氯甲烷，而辅料硬脂酸镁不易溶于三氯甲烷，故用与水不相溶的三氯甲烷提取，消除辅料的干扰，再采用与原料药相同的非水溶液滴定法测定。

(3)计算公式

$$标示量 = \frac{(V - V_0) \times T \times F \times 10^{-3} \times \overline{W}}{m \times S} \qquad (5-6)$$

式中 V——供试品消耗滴定液的体积，mL；

V_0——空白试验消耗滴定液的体积，mL；

T——滴定度，mg/mL；

W——平均片重，g；

F——高氯酸滴定液的浓度校正因数；

m——供试品的取样量，g；

S——标示量，g。

二、注射剂的分析

注射剂系指药物与适宜的溶剂或分散介质制成的供注入体内的溶液、乳状液或混悬液，以及供临用前配制或稀释成溶液或混悬液的粉末或浓溶液的无菌制剂。注射剂可分为注射液、注射用无菌粉末与注射用浓溶液。

（一）外观性状

《中国药典》（2015 版）规定，溶液型注射液应澄明；除另有规定外，混悬型注射液药物粒度应控制在 15μm 以下，含 15～20μm（间有个别 20～50μm）者不应超过 10%，若有可见沉淀，振摇时应容易分散均匀；混悬型注射液不得用于静脉注射或椎管注射；乳状液型注射液应稳定，不得有相分离现象，不得用于椎管注射；静脉用乳状液型注射液中乳滴的粒度 90% 应在 1μm 以下，不得有大于 5μm 的乳滴。

（二）常规检查

1. 装量

为保证单剂量注射液的注射用量不少于标示量，以达到临床用药剂量的要求，需对单剂量注射液及注射用浓溶液的装量进行检查。

检查法；标示装量为不大于 2mL 者取供试品 5 支，2mL 以上至 50mL 者取供试品 3 支；开启时注意避免损失，将内容物分别用相应体积的干燥注射器及注射针头抽尽，然后注入经标化的量具内（量具的大小应使待测体积至少占其额定体积的 40%），在室温下检视。测定油溶液或混悬液的装量时，应先加温摇匀，再用干燥注射器及注射针头抽尽后，同前法操作，放冷，检视，每支的装量均不得少于其标示量。

标示装量为 50mL 以上的注射液和注射用浓溶液，依照《中国药典》（2015 版）通则“最低装量检查法”检查，应符合规定。

2. 装量差异

为保证药物含量的均匀性，保证临床用药剂量的准确，需对注射用无菌粉末进行装量差异检查。凡规定检查含量均匀度的注射用无菌粉末，一般不进行装量差异检查。

检查法：取供试品5瓶(支)，除去标签、铝盖，容器外壁用乙醇擦净，干燥，开启时注意避免玻璃屑等异物落入容器中，分别迅速精密称定，倾出内容物，容器用水或乙醇洗净，在适宜条件干燥后，再分别精密称定每一个容器的重量，求出每瓶(支)的装量与平均装量。每瓶(支)装量与平均装量相比较，应符合规定。如有1瓶(支)不符合规定，应另取10瓶(支)复试，均应符合规定。《中国药典》(2015版)对注射用无菌粉末装量差异限度的规定见表5-4。

表5-4　注射用无菌粉末的装量差异限度

平均装量	装量差异限度
0.05g及0.05g以下	±15%
0.05g以上至0.15g	±10%
0.15g以上至0.50g	±7%
0.50g以上	±5%

3. 可见异物

可见异物是指存在于注射剂、眼用液体制剂中，在规定条件下目视可以观测到的不溶性物质，其粒径或长度通常大于50μm。注射液中若有不溶性微粒，使用后可能引起静脉炎、过敏反应，较大的微粒甚至可以堵塞毛细血管。因此需对注射液进行可见异物检查。可见异物的检查按照《中国药典》(2015版)通则“可见异物检查法”进行，有灯检法和光散射法两种方法。一般常用灯检法，灯检法不适用的品种，如用深色透明容器包装或液体色泽较深(一般深于标准比色液7号)的品种可选用光散射法。现主要介绍常用的灯检法。

灯检法使用装有日光灯的伞棚式装置，背景用不反光的黑色绒布。无色透明容器包装的无色供试品溶液的检查，光照度应为1000～1500lx；透明塑料容器包装或用棕色透明容器包装的供试品溶液或有色供试品溶液的检查，光照度应2000～3000lx；混悬型供试品或乳状液的检查，光照度应增加至约4000lx。

检查法：除另有规定外，取供试品20支(瓶)，除去容器标签，擦净容器外壁，必要时将药液转移至洁净透明的适宜容器内；置供试品于遮光板边缘处，在明视距离(指供试品至人眼的清晰观测距离，通常为25cm)，分别在黑色和白色背景下，手持供试品颈部轻轻旋转和翻转容器，使药液中可能存在的可见异物悬浮(但应避免产生气泡)，轻轻翻摇后即用目检测，重复 3 次，总时限为 20s。供试品装量每支(瓶)在 10mL 及 10mL 以下的，每次检查可手持 2 支(瓶)。

《中国药典》(2015 版)规定，溶液型静脉用注射液、注射用浓溶液 20 支(瓶)供试品中，均不得检出可见异物；如检出可见异物的供试品不超过 1 支(瓶)，应另取 20 支(瓶)同法检查，均不得检出。混悬型注射液 20 支(瓶)供试品中均不得检出金属屑、玻璃屑、色块、纤毛等明显可见物。

4. 不溶性微粒

不溶性微粒的检查是在可见异物检查符合规定后，检查溶液型静脉注射液(溶液型注射液、注射用无菌粉末、注射用浓溶液)及供静脉注射用无菌原料药中不溶性微粒的大小和数量，依照《中国药典》(2015 版)四部“不溶性微粒检查法”中光阻法和显微计数法检查(除另有规定外，一般先采用光阻法；当光阻法测定结果不符合规定或供试品不适于用光阻法测定时，应采用显微计数法进行测定，并以显微计数法的测定结果作为判断依据)，标示量为 100mL 及以上的静脉注射液，除另有规定外，光阻法为每 1mL 中含 10μm 及以上的微粒不得超过 25 粒，含 25μm 及以上的微粒不得超过 3 粒，而显微计数法分别为 12 粒、2 粒。标示量为 100mL 以下的静脉注射液，除另有规定外，光阻法为每个供试品容器中含有 10μm 及以上的微粒不得超过 6000 粒，含 25μm 及以上的微粒不得超过 600 粒，而显微计数法分别为 3000 粒、300 粒。

5. 无菌、细菌内毒素或热原

分别依照《中国药典》(2015 版)四部“无菌检查法”“细菌内毒素检查法”“热原检查法”检查，应符合规定。

(三)含量测定

1. 注射剂中常见附加剂的干扰及排除

注射剂在生产过程中除主药和溶剂外，还要加入附加剂，如抗氧剂、等渗调节剂、助溶剂、抑菌剂等。目的是保证药液的稳定，减少对人体组织的刺激，抑制细菌生长等。这些附加剂有时会对药物的含量测定产生干扰，需予以排除。

(1)抗氧剂的干扰及排除：具有还原性药物的注射剂常需加入抗氧剂以增加药物的稳定性。常用的抗氧剂有亚硫酸钠、亚硫酸氢钠、焦亚硫酸钠、硫代硫酸钠、维生素 C 等。这些抗氧剂均具有较强的还原性，主要对氧化还原滴定法及亚硝酸钠滴定法测定注射液含量时有干扰。排除干扰的方法有以下几种：

①加入掩蔽剂消除干扰：当注射液中含有亚硫酸钠、亚硫酸氢钠、焦亚硫酸

钠等抗氧剂，如采用碘量法、铈量法或亚硝酸钠滴定法测定注射剂中的主药时，会产生干扰，使测定结果偏高，可加入丙酮或甲醛使其生成加成物，从而排除干扰。

$$Na_2S_2O_5 + H_2O \longrightarrow 2NaHSO_3$$

$$\left.\begin{matrix} H_3C \\ H_3C \end{matrix}\right\} C=O + NaHSO_3 \longrightarrow \left.\begin{matrix} H_3C \\ H_3C \end{matrix}\right\} C \left\{\begin{matrix} OH \\ SO_3Na \end{matrix}\right.$$

$$HCHO + NaHSO_3 \longrightarrow \left.\begin{matrix} H \\ H \end{matrix}\right\} C \left\{\begin{matrix} OH \\ SO_3Na \end{matrix}\right.$$

例如，维生素 C 注射液的含量测定，《中国药典》(2015 版)采用碘量法，由于加入抗氧剂亚硫酸氢钠可产生干扰，故加入丙酮作掩蔽剂，消除干扰。又如安乃近注射液的含量测定，《中国药典》(2015 版)也采用碘量法，加入甲醛作掩蔽剂，以消除所含抗氧剂焦亚硫酸钠的干扰。

②加酸使抗氧剂分解：亚硫酸钠、亚硫酸氢钠、焦亚硫酸钠、硫代硫酸钠在强酸作用下均能分解，产生二氧化硫气体，经加热可全部逸出，除去干扰。

$$Na_2S_2O_5 + H_2O \longrightarrow 2NaHSO_3$$

$$NaHSO_3 + HCl \longrightarrow NaCl + H_2SO_3$$

$$H_2SO_3 \xrightarrow{\triangle} SO_2\uparrow + H_2O$$

$$NaS_2O_3 + 2HCl \longrightarrow 2NaCl + H_2S_2O_3$$

$$H_2S_2O_3 \longrightarrow H_2SO_3 + S\downarrow$$

$$H_2SO_3 + \xrightarrow{\triangle} SO_2\uparrow + H_2O$$

例如，盐酸普鲁卡因胺注射液的含量测定，《中国药典》(2015 版)采用亚硝酸钠滴定法，由于加入亚硫酸氢钠作抗氧剂可产生干扰，因此加入盐酸，使抗氧剂分解，并且盐酸也参与滴定反应，故消除干扰。

③加入弱氧化剂：一些弱氧化剂如过氧化氢或硝酸，能氧化亚硫酸盐和亚硫酸氢盐，而不能氧化被测物，也不消耗滴定液，故以此排除抗氧剂的干扰。

$$Na_2SO_3 + H_2O_2 \longrightarrow Na_2SO_4 + H_2O$$

$$NaHSO_3 + H_2O_2 \longrightarrow NaHSO_4 + H_2O$$

$$Na_2SO_3 + 2HNO_3 \longrightarrow Na_2SO_4 + H_2O + 2NO_2\uparrow$$

$$2NaHSO_3 + 4HNO_3 \longrightarrow Na_2SO_4 + 2H_2O + H_2SO_4 + 4NO_2\uparrow$$

(2)等渗溶液的干扰及排除：注射剂中常用的等渗调节剂是氯化钠。氯化钠中的氯离子与钠离子分别对银量法和离子交换法测定主药含量时产生干扰，应设法排除。

例如，复方乳酸钠注射液中含有氯化钠，当用离子交换法测定乳酸钠含量时，氯化钠会干扰测定。

用强酸性阳离子交换树脂处理时

$$R—SO_3H + CH_3CHOHCOONa \longrightarrow R—SO_3Na + CH_3CHOHCOOH$$

$$R—SO_3H + NaCl \longrightarrow R—SO_3Na + HCl$$

用氢氧化钠滴定液滴定时

$$CH_3CHOHCOOH + NaOH \longrightarrow CH_3CHOHCOONa + H_2O$$

$$HCl + NaOH \longrightarrow NaCl + H_2O$$

因此，必须另用银量法测得氯化钠的含量，再从离子交换法中所消耗的氢氧化钠物质的量中减去氯化钠所消耗的硝酸银物质的量，从而求得供试品中主药的含量。

(3)助溶剂的干扰及排除：在注射液中为增加主药溶解度，且使注射液比较稳定，常需加入助溶剂。助溶剂的存在可能会对主药的含量测定产生干扰。

例如，葡萄糖酸钙注射液因加入氢氧化钙等作助溶剂，可干扰配位滴定法。为排除氢氧化钙的干扰，常在制备过程中控制钙盐的用量。《中国药典》(2015版)规定添加入的钙盐按钙(Ca)计算，不得超过葡萄糖酸钙中含有钙量的5.0%。

(4)溶剂水的干扰及排除：注射液一般以水作溶剂，故当采用非水滴定法测定主药时有干扰，必须先除去水后，再进行测定。如果主药对热稳定，测定前，可在水浴上加热蒸发或在105℃下干燥，除去水分后，再按非水滴定法测定，如乳酸钠注射液的含量测定。如果主药遇热易分解，则在适当的pH条件下，用有机溶剂提取后，再按原料药的方法进行测定，例如盐酸氯胺酮注射液的含量测定，《中国药典》(2015版)采用在碱性条件下，用有机溶剂三氯甲烷提取主药，再按与原料药相同的非水滴定法测定含量。

(5)溶剂油的干扰及排除：对于脂溶性的药物，一般将其注射液配制成油溶液，且油溶液进行肌内注射时，可以延长作用时间。注射用油溶液我国多采用麻油、茶油或核桃油，植物油中往往含有固醇和三萜类等物质，对主药的含量测定常有干扰。消除干扰的方法有：

①用有机溶剂稀释：对主药含量较高，而测定方法中规定取样量较少的注射液，经有机溶剂稀释后，可使油溶液对测定的影响减至最小。例如己酸羟孕酮注射液为油溶液，《中国药典》(2015版)规定精密量取注射液1mL，加甲醇溶解并稀释至浓度为原来的1/1250，再用反相高效液相色谱法测定其含量。

②用有机溶剂提取后再测定：加入有机溶剂，将主药从油溶液中提取出来，再按不同方法测定。例如黄体酮注射液，先用乙醚溶解，再用甲醇分次提取黄体酮，然后采用高效液相色谱法测定含量。

综上所述，测定注射剂含量时，注射剂含主药量大，附加剂不干扰测定者，可按原料药相同的方法测定，也可直接蒸干后用重量法测定；注射剂含主药量较小，若采用与原料药相同的方法，会消耗更多的供试品，可选用微量、灵敏的方法；若附加剂对主药的含量测定有干扰时，应排除干扰后再进行测定。

2. 实例

实例　吡罗昔康注射液(规格 2mL∶20mg)含量测定

精密量取本品适量(约相当于吡罗昔康 0.2g)，置分液漏斗中，加 1mol/L 盐酸溶液约 2mL 使呈酸性，加三氯甲烷振摇提取 4 次，第一次 75mL，以后每次各 25mL，合并三氯甲烷液，用水洗涤 2 次，每次 2mL，弃去洗液，三氯甲烷液置水浴上蒸干，在 105℃干燥 3h，加冰醋酸 30mL 使溶解，加结晶紫指示液 1 滴，用高氯酸滴定液(0.1mol/L)滴定至溶液显蓝色，并将滴定结果用空白试验校正。每 1mL 高氯酸滴定液(0.1mol/L)相当于 33.14mg 吡罗昔康($C_{15}H_{13}N_3O_4S \cdot HCl$)。含吡罗昔康应为标示量的 93.0% ~107.0%。

解析：本法采用非水溶液滴定法，吡罗昔康注射液中溶剂水对滴定有干扰，因吡罗昔康易溶于三氯甲烷，在水中几乎不溶，且对热比较稳定，故采取先提取再蒸干后采用和原料药相同的方法测定。

计算公式：

$$\text{标示量}\% = \frac{(V - V_0) \times T \times F \times 10^{-3} \times \text{每支容量}}{m \times S} \times 100\% \qquad (5-7)$$

式中　V——供试品消耗滴定液的体积，mL；

V_0——空白试验消耗滴定液的体积，mL；

T——滴定度，mg/mL；

F——高氯酸滴定液的浓度校正因数；

m——供试品的取样量，g；

S——标示量，g。

三、胶囊剂的分析

胶囊剂系指药物或加有辅料充填于空心胶囊或密封于软胶囊材料中的固体制剂。

（一）外观性状

《中国药典》（2015 版）规定，胶囊剂应整洁，不得有黏结、变形、渗漏或囊壳破裂现象，并应无异臭。

（二）常规检查

1. 装量差异

胶囊剂在生产过程中，由于空胶囊容积、粉末的流动性以及工艺、设备等原因，可引起胶囊剂内容物装量的差异。为了控制各粒装量的一致性，保证用药剂量的准确，需对胶囊剂进行装量差异的检查。

检查法：除另有规定外，取供试品 20 粒，分别精密称定重量后，倾出内容物（不得损失囊壳），硬胶囊用小刷或其他适宜用具拭净，软胶囊用乙醚等易挥发性溶剂洗净，置通风处使溶剂自然挥尽，再分别精密称定囊壳重量，求出每粒内容物的装量与平均装量。每粒的装量与平均装量相比较，超出装量差异限度的不得多于 2 粒，并不得有 1 粒超出限度 1 倍。《中国药典》（2015 版）对胶囊剂装量差异限度的规定见表 5-5。

表 5-5　胶囊剂的装量差异限度

平均装量	装量差异限度
0.30g 以下	±10%
0.30g 或 0.30g 以上	±7.5%

2. 崩解时限

胶囊剂的崩解是药物溶出及被人体吸收的前提，而囊壳常因囊材的质量、久贮或与药物接触等原因，影响溶胀或崩解。因此胶囊剂需检查崩解时限。凡规定检查溶出度或释放度的胶囊剂，可不进行崩解时限检查。

胶囊剂的崩解时限按片剂的崩解时限法检查，如果胶囊漂浮于液面，应加挡板，硬胶囊剂应在 30min 内全部崩解；软胶囊剂应在 1h 内全部崩解。如有 1 粒不能全部崩解，应另取 6 粒，按规定方法复试，均应符合规定。软胶囊剂可改在人工胃液中进行检查。

3. 其他项目检查

胶囊剂还需进行溶出度、释放度、含量均匀度、微生物限度等的检查，检查方法照《中国药典》（2015 版）四部规定方法检查，应符合要求。必要时，内容物包衣的胶囊剂应检查残留溶剂。

（三）含量测定

不加辅料的胶囊剂，其含量测定基本按原料药的含量测定方法进行；加入辅料的胶囊剂，由于其辅料与片剂的辅料十分相似，故在含量测定中，排除胶囊剂辅料干扰的方法可参照片剂分析中所采用的方法，其含量测定亦基本按片剂的含量测定方法进行。

实例　诺氟沙星胶囊（规格 0.1g）含量测定

取装量差异项下的内容物，混合均匀，精密称取细粉适量（约相当于诺氟沙星 125mg），置 500mL 量瓶中，加 0.1mol/L 盐酸溶液 10mL 使溶解后，用水稀释至刻度，摇匀，滤过；精密量取续滤液 5mL，置 50mL 量瓶中，用流动相稀释至刻度，摇匀，精密量取 20μL 注入液相色谱仪，记录色谱图。另取诺氟沙星对照品，同法测定，按外标法以峰面积计算供试品中诺氟沙星 $C_6H_{18}FN_3O_3$ 的含量。含诺氟沙星应为标示量的 90.0% ~110.0%。

解析：

（1）本法采用高效液相色谱法。

（2）含量测定所用的供试品是取装量差异检查合格的内容物，取样方法与装量差异检查的取样方法相同。

（3）计算公式

$$\text{标示量}\% = \frac{c_R \times \frac{A_X}{A_R} \times V \times D \times \text{平均内容物重}}{m \times S} \times 100\% \qquad (5-8)$$

式中　A_X——供试品的峰面积；

A_R——对照品的峰面积；

c_R——对照品的浓度，g/mL；

V——供试品初次配制的体积，mL；

D——供试品的稀释倍数；

m——供试品的质量，g；

S——标示量，g。

四、糖浆剂的分析

糖浆剂系指含有药物的浓蔗糖水溶液，供口服用。

（一）外观性状

《中国药典》（2015 版）规定除另有规定外，糖浆剂应澄清。在贮存期间不得有发霉、酸败、产生气体或其他变质现象。

（二）常规检查

糖浆剂除按各品种项下规定检查相对密度、pH 等项目外，还应检查装量和微生物限度，以保证用药的安全、剂量的准确。装量和微生物限度分别照《中国药典》（2015 版）“最低装量检查法”“微生物限度检查法”检查，应符合规定。

（三）含量测定

1. 附加剂对测定的干扰及排除

糖浆剂除主药外，还含有蔗糖、水以及其他适宜的附加剂。附加剂的存在有可能对药物的含量测定产生干扰，需予以排除。蔗糖主要对氧化还原滴定法有干扰，而水主要对非水溶液滴定法有干扰，排除干扰的方法可分别参照片剂和注射剂分析中所采用的方法。

2. 实例

枸橼酸哌嗪糖浆（规格 1000mL∶160g）含量测定

用内容量移液管精密量取本品 5mL，置 50mL 量瓶中，用少量水洗出移液管内壁的附着液，洗液并入量瓶中，用水稀释至刻度，摇匀，精密量取 10mL，置 150mL 烧杯中，加三硝基苯酚试液 70mL，搅拌，加热，至上层溶液澄清，放冷，1h 后，用 105℃恒重的垂熔玻璃坩埚滤过，沉淀用枸橼酸哌嗪的三硝基苯酚衍生物的饱和溶液洗涤数次后，在 105℃ 干燥至恒重，精密称定，沉淀的重量与 0.4487 相乘，即得供试量中含有枸橼酸哌嗪的重量。本品含枸橼酸哌嗪应为 14.4% ~17.6%（g/mL）。

解析：

（1）本方法采用重量法测定。

（2）枸橼酸哌嗪原料药采用非水滴定法，糖浆剂含有水分干扰测定，故采用主药与试剂生成沉淀，附加剂无反应的方法消除附加剂的干扰。

（3）

$$\text{系数}\ 0.4487=\frac{\frac{1}{3}\times \text{枸橼酸哌嗪相对分子质量}}{\text{三硝基苯酚哌嗪相对分子质量}\ 544.4}=\frac{\frac{1}{3}\times 732.74}{544.4} \tag{5-9}$$

（4）计算公式

$$\text{标示量}\ \%=\frac{W\times 0.4487\times \frac{50}{10}}{5\times S}\times 100\% \tag{5-10}$$

式中　W——沉淀的重量，g；

S——标示量，g。

五、颗粒剂的分析

颗粒剂系指药物与适宜的辅料制成具有一定粒度的干燥颗粒状制剂。颗粒剂可分为可溶性颗粒（通称为颗粒）、混悬颗粒、泡腾颗粒、肠溶颗粒、缓释颗粒和控释颗粒等，供口服用。

（一）外观性状

《中国药典》（2015 版）规定，颗粒剂应干燥、颗粒均匀、色泽一致，无吸潮、结块、潮解等现象。

（二）常规检查

1. 粒度

为确保颗粒剂粒径的均一性，不使颗粒因受潮结块或在运输和贮藏中粉碎而影响质量，颗粒剂需进行粒度检查。

检查法：除另有规定外，照《中国药典》（2015 版）四部“粒度和粒度分布测定法”第二法中双筛分法检查，不能通过一号筛（2000μm）与能通过五号筛（180μm）的总和不得超过供试量的 15%。

2. 干燥失重

除另有规定外，照《中国药典》（2015 版）四部“干燥失重测定法”测定，于 105℃干燥至恒重，含糖颗粒应在 80℃减压干燥，减失重量不得超过 2.0%。

3. 溶化性

除另有规定外，可溶颗粒和泡腾颗粒需检查溶化性，应符合规定。混悬颗粒或已规定检查溶出度或释放度的颗粒剂，可不进行溶化性检查。

可溶颗粒检查法：取供试品 10g，加热水 200mL，搅拌 5min，可溶颗粒应全部溶化或轻微浑浊，但不得有异物。

泡腾颗粒检查法：取单剂量包装的泡腾颗粒 3 袋，分别置盛有 200mL 水的烧杯中，水温为 15 ~25℃，应迅速产生气体而呈泡腾状，5min 内颗粒均应完全分散或溶解在水中。

4. 装量差异

单剂量包装的颗粒剂需检查装量差异，应符合规定。凡规定检查含量均匀度的颗粒剂，一般不再进行装量差异检查。

检查法：取供试品10袋(瓶)，除去包装，分别精密称定每袋(瓶)内容物的重量，求出每袋(瓶)内容物的装量与平均装量。每袋(瓶)装量与平均装量相比较[凡无含量测定的颗粒剂，每袋(瓶)装量应与标示装量比较]，超出装量差异限度的颗粒剂不得多于2袋(瓶)，并不得有1袋(瓶)超出装量差异限度1倍。《中国药典》(2015版)对颗粒剂装量差异限度的规定见表5-6。

表5-6　颗粒剂的装量差异限度

平均装量或标示装量	装量差异限度
1.08及1.0g以下	±10%
1.0g以上至1.5g	±8%
1.5g以上至6.0g	±7%
6.0g以上	±5%

5. 其他项目检查

颗粒剂还需对溶出度、释放度、含量均匀度、微生物限度、多剂量包装的装量等进行检查，检查方法照《中国药典》(2015版)四部规定方法检查，应符合要求，必要时包衣颗粒剂应检查残留溶剂。

(三)含量测定

颗粒剂中的附加剂的干扰与排除及含量测定方法可参照胶囊剂分析中所采用的方法。

实例　头孢氨苄颗粒(规格125mg)含量测定

取装量或装量差异项下的内容物，混合均匀，精密称取适量(约相当于头孢氨苄0.1g)，置100mL量瓶中，加流动相[水-甲醇-3.86%醋酸钠溶液-4%醋酸溶液(742:240:15:3)]适量，充分振摇，使头孢氨苄溶解，再加流动相稀释至刻度，摇匀，滤过；精密量取续滤液10mL，置50mL量瓶中，用流动相稀释至刻度，摇匀，取10μL注入液相色谱仪，记录色谱图。另取头孢氨苄对照品适量，同法测定，按外标法以峰面积计算出供试品中头孢氨苄($C_{16}H_{17}N_3O_4S$)的含量。本品含头孢氨苄应为标示量的90.0%~110.0%。

解析：

(1)本法为高效液相色谱法。

(2)颗粒剂的取样是取装量或装量差异检查合格的内容物，取样方法与装量或装量差异检查取样方法相同。

(3)计算公式：

$$标示量\% = \frac{c_R \times \frac{A_X}{A_R} \times V \times D \times 平均装量}{m \times S} \times 100\% \quad (5-11)$$

式中 A_X——供试品的峰面积；

A_R——对照品的峰面积；

c_R——对照品的浓度，g/mL；

V——供试品初次配制的体积，mL；

D——供试品的稀释倍数；

m——供试品的质量，g；

S——标示量，g。

六、散剂的分析

散剂系指药物或与适宜的辅料经粉碎、均匀混合制成的干燥粉末状制剂，分为口服散剂和局部用散剂。

（一）外观性状

《中国药典》（2015 版）规定，散剂应干燥、疏松、混合均匀、色泽一致。

（二）常规检查

1. 粒度

除另有规定外，局部用散剂应检查粒度，应符合规定。

检查法：取供试品 10g，精密称定，置七号筛。照《中国药典》（2015 版）四部“粒度和粒度分布测定法”第二法中单筛分法检查，精密称定通过筛网的粉末重量应不低于 95%。

2. 外观均匀度

为控制散剂在生产中混合不匀、色泽不一致而影响药物的质量，散剂需进行外观均匀度检查，应符合规定。

检查法：取供试品适量，置光滑纸上，平铺约 $5cm^2$，将其表面压平，在亮处观察，应色泽均匀，无花纹与色斑。

3. 无菌

用于烧伤或创伤的局部用散剂，照《中国药典》（2015 版）四部“无菌检查法检查”，应符合规定。

4. 其他项目

检查散剂的干燥失重、微生物限度、单剂量包装的装量差异、多剂量包装的装量等的检查方法与颗粒剂相似，限度要求仅单剂量包装的装量差异与颗粒剂不同。《中国药典》(2015 版)对散剂装量差异的限度规定见表 5-7。

表 5-7　散剂的装量差异限度

平均装量或标示装量	装量差异限度
0.1g 及 0.1g 以下	±15%
0.1g 以上至 0.5g	±10%
0.5g 以上至 1.5g	±8%
1.5g 以上至 6.0g	±7%
6.0g 以上	±5%

(三)含量测定

散剂中附加剂的干扰与排除及含量测定方法可参照胶囊剂分析中所采用的方法。

实例　牛磺酸散(规格 0.4g)含量测定

取装量差异项下的内容物，混合均匀，精密称取适量(约相当于牛磺酸 0.2g)，加水 25mL，振摇使主成分溶解，用氢氧化钠滴定液(0.1mol/L)调节 pH 至 7.0，加入预先调节 pH 至 9.0 的甲醛溶液 15mL，摇匀，再用氢氧化钠滴定液(0.1mol/L)滴定至 pH 至 9.0，并持续 30s，以加入甲醛溶液后所消耗的氢氧化钠滴定液(0.1mol/L)的量(mL)计算。每 1mL 氢氧化钠滴定液(0.1mol/L)相当于 12.52mg 的牛磺酸($C_2H_7NO_3S$)。本品含牛磺酸应为标示量的 90.0% ~110.0%。

解析

(1)本法为置换酸碱滴定法。

(2)散剂的取样是取装量差异检查合格的内容物，取样方法与装量差异检查取样方法相同。

(3)计算公式

$$\text{标示量}\% = \frac{V \times T \times F \times 10^{-3} \times \text{平均装量}}{m \times S} \times 100\% \qquad (5-12)$$

式中　T——滴定度，mg/mL；

V——供试品消耗滴定液的体积，mL；

F——氢氧化钠滴定液的浓度校正因数；

m——供试品的取样量，g；

S——标示量，g。

七、栓剂的分析

栓剂系指药物与适宜基质制成供腔道给药的固体制剂。栓剂因施用腔道的不同，分为直肠栓、阴道栓和尿道栓。

《中国药典》(2015 版)规定，栓剂中的药物与基质应混合均匀，栓剂外形要完整光滑，塞入腔道后应无刺激性，应能融化、软化或溶散，并与分泌液混合，逐渐释放出药物，产生局部或全身作用；应有适宜的硬度，以免在包装或贮存时变形。

(一)常规检查

1. 重量差异

照下述方法检查，应符合规定。

检查法：取供试品 10 粒，精密称定总重量，求得平均粒重后，再分别精密称定各粒的重量。每粒重量与平均粒重相比较，超出重量差异限度的不得多于 1 粒，并不得超出限度 1 倍。《中国药典》(2015 版)对栓剂重量差异的限度规定见表 5-8。

表 5-8　栓剂的重量差异限度

平均粒重	重量差异限度
1.0g 及 1.0g 以下	±10%
1.0g 以上至 3.0g	±7.5%
3.0g 以上	±5%

2. 融变时限

栓剂放入腔道后，在适宜温度下应能溶化、软化或溶散，与分泌物混合逐渐释放药物，才能产生局部或全身作用。为控制栓剂质量，保证疗效，《中国药典》(2015 版)规定对栓剂进行融变时限检查，应符合规定。缓释栓剂应进行释放度检查，不再进行融变时限检查。

检查法：融变时限检查采用仪器装置见《中国药典》(2015 版)。取供试品 3 粒，在室温放置 1h 后，分别放在 3 个金属架的下层圆板上，装入各自的套筒内，并用挂钩固定。除另有规定外，将上述装置分别垂直浸入盛有不少于 4L 的 37.0℃ ±0.5℃水的容器中，其上端位置应在水面下 90mm 处。容器中装一转动器，每隔 10min 在溶液中翻转该装置 1 次。

结果判定：除另有规定外，脂肪性基质的栓剂 3 粒均应在 30min 内全部融化、软化或触压时无硬心；水溶性基质的栓剂 3 粒均应在 60min 内全部溶解。如有 1 粒不符合规定，应另取 3 粒复试，均应符合规定。

3. 微生物限度

依照《中国药典》(2015 版)四部“微生物限度检查法”检查，应符合规定。

(二)含量测定

1. 基质的干扰与排除

栓剂在生产过程中，需加入如可可豆脂、甘油明胶、聚乙醇等油脂性或亲水性基质。这些基质的存在，往往包住主药，干扰主药的含量测定，应予以排除。排除干扰的方法有以下几种：

(1)加热液化后直接测定：某些药物可加入适宜的溶剂，在水浴上加热，使基质液化后，选用合适的方法进行测定。本法适用于对热稳定的药物。

(2)溶解基质后测定：选用可溶解基质的适宜有机溶剂如乙醚、三氯甲烷等溶解后直接测定；或加入有机溶剂后，滤过，再进行测定。

(3)滤除基质后测定：将制剂加热液化，选用适宜的溶剂溶解主药，然后放冷，基质重新凝固，滤除，再对主药进行测定。

(4)两相提取：供试品用与水不相溶的有机溶剂加热溶解，冷却后，用水或酸性溶液直接提取被测成分后测定。

(5)灼烧法：金属类药物经灼烧后，基质成为二氧化碳和水逸去，而主药可成金属氧化物，可称重后换算；或将残渣溶于酸中，再用配位滴定法进行含量测定。

2. 实例

双氯芬酸钠栓(规格 50mg)含量测定

取本品 10 粒，精密称定，水浴温热融化，在不断搅拌下冷却至室温，精密称取适量(约相当于双氯芬酸钠 50mg)，置 100mL 量瓶中，加水适量，在 50 ~ 60℃水浴中振摇使溶解后，放冷，加水至刻度，摇匀，滤过；精密量取续滤液 5mL，置分液漏斗中，精密加水 20mL，摇匀，加石油醚(60 ~ 90℃)20mL，振摇，静置，分取水层，滤过；精密量取续滤液 5mL，置 50mL 量瓶中，用 50% 乙醇溶液稀释至刻度，照紫外 - 可见分光光度法，在 282nm 波长处测定吸光度，按双氯芬酸钠的吸收系数为 415 计算，即得。含双氯芬酸钠应为标示量的 90.0% ~ 110.0%。

解析：

(1)双氯芬酸钠栓采用紫外-可见分光光度法测定，而其原料药为非水溶液滴定法。

(2)利用双氯芬酸钠易溶于乙醇、在水中略溶、在石油醚中不溶的特点，与基质分离后测定。

(3)计算公式

$$标示量\% = \frac{\frac{A}{E_{1cm}^{1\%}} \times \frac{1}{100} \times D \times \overline{W}}{m \times S} \times 100\% \qquad (5-13)$$

式中 A——吸光度；

$E_{1cm}^{1\%}$——百分吸收系数；

D——稀释倍数；

$\overline{W}$——平均栓重，g；

m——供试品的取样量，g；

S——标示量，g。

八、滴眼剂的分析

滴眼剂系指由药物与适宜辅料制成的供滴入眼内的无菌液体制剂。可分为水性或油性溶液、混浊液或乳状液。

1. 可见异物

除另有规定外，滴眼剂照《中国药典》(2015 版)四部“可见异物检查法”中的滴眼剂项下的方法检查，不得检出可见异物。

2. 装量

滴眼剂依照《中国药典》(2015 版)四部“最低装量检查法”，检查每个容器的装量，除另有规定外，应不超过 10mL。

3. 无菌检查

除另有规定外，滴眼剂依照《中国药典》(2015 版)四部“无菌检查法”中薄膜过滤法或直接接种法检查，至少从 2 支供试品抽取规定量(每种培养基各接种 2 支，每支 1mL)，直接或处理后接种于硫乙醇流体培养基及胰酪大豆胨液体培养基中。培养 14 天，不得有菌生长。若有菌生长，应重新取 2 倍量供试品，分别依法复试，各管均不得有菌生长。

第三节　药用辅料和包装材料的分析

我国药用辅料的应用历史悠久，早在公元前1766年就以水为溶剂制备了世界上最早的药剂，并逐渐开始用动物胶、蜂蜜、淀粉、醋、植物油、动物油等作为药剂辅料。当今欧美等发达国家的药用辅料发展迅速，而我国的药用辅料产业仍处于初步发展阶段，难以满足药品质量的需求，重要原因之一是药用辅料标准体系不健全。我国在《中国药典》(2005版)首次收载了药用辅料标准，经过10年不懈努力，《中国药典》(2015版)在药用辅料标准提升方面取得了明显进步，主要体现在将药用辅料标准与通则合并收入第四部；收载的辅料品种与类别显著增加；新方法、新技术得到广泛应用；注射剂用辅料标准更加严格并首次增加了《药用辅料功能性指标指导原则》，做到了安全性控制要求基本与国际接轨，实现了制剂常用辅料更加可控。

目前国家药品包装材料标准由国家颁布的药品包装材料标准和产品注册标准组成，它是国家保证药品包装材料质量，保证药品安全有效的法定标准，是我国药品生产企业使用药品包装材料、药品包装材料企业生产药品包装材料和药品监督部门检验药品包装材料的法定依据。

药品包装材料和药材辅料是药品不可分割的重要组成部分，它与药品的质量息息相关，确保药用辅料和药包材的质量和安全性是提高药品质量、保证药品安全有效的必要条件。

一、药用辅料的分析

(一)药用辅料概述

《中国药典》(2015版)规定：药用辅料是指生产药品和调配处方时使用的赋形剂和附加剂，是除活性成分以外，在安全性方面已进行了合理的评估，且包含在药物制剂中的物质。在作为非活性物质时，药用辅料除了赋形、充当载体、提高稳定性外，还具有增溶、助溶、调节释放等重要功能、是可能会影响到制剂质量、安全性和有效性的重要成分，其质量可靠性和多样性是保证剂型和制剂先进性的基础。因此，应关注药用辅料本身的安全性以及药物-辅料相互作用及其安全性。

药用辅料是药品重要组成部分，药品中大部分成分是药用辅料，若其质量出了问题，必然涉及用到该类辅料的所有制剂，直接影响到药品的使用安全。同时，药用辅料也是影响仿制药一致性评价的重要因素。

《中国药典》(2015 版)自 2015 年 12 月 1 日起执行，该版药典较 2010 年版在定义、收载品种数目、品种覆盖的类别等方面都有新改变，总体上提升了药用辅料的质量标准水平，弥补了当前我国药用辅料标准短缺的问题，有利于推进我国药用辅料行业快速健康发展，主要表现在以下几个方面：

1. 科学定义药用辅料概念

《中国药典》(2015 版)扩大了药用辅料定义的内涵，指出在作为非活性物质时，药用辅料除了赋形、充当载体、提高稳定性外，还具有增溶、助溶、调节释放等重要功能。强调其功能性，表明药用辅料并非可有可无的辅助成分；同时某些辅料本身具有药用活性，应符合药用标准，如卵磷脂、二甲基硅油、活性炭等。

2. 收载品种和类别增加

我国常用药用辅料有 500 多种，《中国药典》(2010 版)收录 132 个品种，占常用辅料的 24%；《中国药典》(2015 版)中药用辅料总数为 271 个，占常用辅料 49%，增长率为 105%，同时删去毒副作用较大的硫柳汞、邻苯二甲酸二乙酯两个品种。收载品种的大幅增加，有效缓解了我国药企使用的部分辅料无标准可依的局面。在药用辅料的类别方面，《中国药典》(2010 版)中收载有 31 个不同类别的辅料，而《中国药典》(2015 版)增加到 66 个，增长率达 113%。药用辅料类别的增加有利于药品生产企业使用合法来源的药用辅料。

3. 注射剂药用辅料质量标准得到强化

《中国药典》(2015 版)药用辅料标准中加强了注射用辅料的标准，从 2010 年版的 2 种增加到 23 种，这与近年来辅料质量问题引发多起注射剂药害事件有关。单独设立注射剂药用辅料标准，对提升注射剂等高风险药品的安全性将发挥良好作用。标准中安全性项目，特别是对细菌内毒素、无菌、过敏性杂质、蛋白残留、溶血性物质、有毒有害物质等质量要求的提高，有助于降低注射剂的安全性风险。

4. 强调药用辅料的功能性

《中国药典》(2015 版)首次增加了《药用辅料功能性指标指导原则》。为保证药用辅料在制剂中不但作为赋形剂而且能保证其质量，在药用辅料的正文中设置适宜的功能性指标是十分必要的，功能性指标的设置是针对特定用途的。同一辅料按功能性指标不同可以分为不同的规格，使用者可根据用途选择适宜规格的药用辅料以保证制剂的质量。药用辅料的功能性正在日益被列为评价其优劣的重要指标。

5. 质量标准水平整体提升

《中国药典》(2010 版)中药用辅料含量测定项目占总项目的 48%，而 2015 年版中增加至 63%。同时新技术、新方法等先进分析手段得到应用，如 HPLC、GC 技术在《中国药典》(2015 版)药用辅料中分别有 43 个和 52 个品种，较 2010 年分别增加 80% 和 108%；重金属检查逐渐由原子吸收法代替了原来的比色法。更多先进昂贵的仪器：核磁共振波谱仪、X 射线衍射仪、激光粒度测定仪等也被列入新版药典，这一切标志着药用辅料质量标准整体水平的提高。

(二)药用辅料的分类与质量标准特点

1. 药用辅料的分类

《中国药典》(2015 版)根据来源、作用与用途、给药途径等对药用辅料进行分类。

(1)按来源：天然物、半合成物和全合成物。

(2)按用于制备的剂型：片剂、注射剂、胶囊剂、颗粒剂、眼用制剂、鼻用制剂、栓剂、丸剂、软膏剂、乳膏剂等。

(3)按用途：溶媒、抛射剂、增溶剂、助溶剂、乳化剂、着色剂、黏合剂、崩解剂、填充剂、润滑剂、载体材料等。

2. 药用辅料质量标准特点

药用辅料的结构类型较多，在制定质量标准时既要考虑药用辅料自身的安全性，也要考虑其影响制剂生产、质量、安全性和有效性的性质。药用辅料标准与化学原料药标准的重要区别在于药用辅料的功能性指标，特别是大分子药用辅料的分子量分布、聚合度、取代度、支化度等关键性质量安全指标。

(1)药用辅料的国家标准应建立在经国家药品监督管理部门确认的生产条件、生产工艺以及原材料的来源等基础上，按照药用辅料生产质量管理规范进行生产。上述影响因素任何之一发生变化，均应重新验证，确认药用辅料标准的适用性。

(2)药用辅料可用于多种给药途径，同一药用辅料用于给药途径不同的制剂时，需根据临床用药要求制定相应的质量控制项目。质量标准的项目设置需重点考察安全性指标。药用辅料的质量标准可设置“标示”项，用于标示其规格，如注射剂用辅料等。

(3)药用辅料用于不同的给药途径或用途时，对质量的要求不同。药用辅料的试验内容主要包括两部分：与生产工艺及安全性有关的常规试验，如性状、鉴别、检查、含量测定等项目；影响制剂性能的功能性指标，如黏度、粒度等。

(4)药用辅料的残留溶剂、微生物限度、热原、细菌内毒素、无菌等应符合所应用制剂的相应要求。注射剂、滴眼剂等无菌制剂用辅料应符合注射剂或眼用制剂的要求，供注射用辅料的细菌内毒素应符合要求(通则 1143)，用于有除菌工艺或最终灭菌工艺制剂的供注射用辅料应符合微生物限度和控制菌要求(通则 1105 与通则 1106)，用于无菌生产工艺且无除菌工艺制剂的供注射用辅料应符合无菌要求(通则 1101)。

(三)药用辅料的分析方法

药用辅料的分析方法与原料药基本一致，在方法设计与检测技术手段上没有根本区别。

1. 药用辅料的性状

药用辅料性状描述是其质量控制的重要组成部分，包括外观、溶解度和物理常数项等。

液体制剂的溶剂对液体制剂的制备方法、稳定性及药效等都会产生影响。乙酸乙酯是液体制剂常用的溶剂，能溶解挥发油、甾体药物及其他油溶性药物，常用作搽剂的溶剂。

《中国药典》(2015 版)中对乙酸乙酯性状的描述：本品为无色澄清的液体；具挥发性，易燃烧，有水果香味；在水中溶解，与乙醇、乙醚、丙酮或二氯甲烷任意混溶；相对密度为 0.898 ~ 0.902，折光率为 1.370 ~ 1.373。

2. 药用辅料的鉴别

药用辅料是不同类型的化合物，鉴别方法主要有化学法、光谱法和色谱法等，要求专属性强、耐用性好、灵敏度高，操作简便、快速等。

丙二醇药用一般为 1，2 - 丙二醇，毒性小、无刺激性，能延缓许多药物的水解，增加稳定性，是常用的药用辅料，主要用于溶剂和增塑剂，其性质与甘油相近，但黏度较小，可作为内服及肌内注射液溶剂。而“二甘醇”是一种工业溶剂，常用于汽车防冻液，价格是丙二醇的一半，对人类及动物均具有毒性，可损坏肝脏和肾脏，严重者可致人死亡。“齐二药”(齐齐哈尔第二制药有限公司)事件中的，不法药企用“二甘醇”代替药用辅料丙二醇，由此导致恶性药害事件。

丙二醇与二甘醇在外观上相似，均为无色澄清的黏稠液体。《中国药典》(2015 版)收载的“丙二醇”鉴别试验可以有效区分两者：

(1)在含量测定项下记录的色谱图中，供试品溶液主峰的保留时间应与对照品溶液主峰的保留时间一致。

《中国药典》(2015 版)丙二醇的含量测定采用气相色谱法，利用样品与对照品保留时间一致性来定量。

(2)丙二醇样品的红外光谱图谱应与对照的图谱(光谱集 706 图)一致。

红外光谱法是一种专属性很强的鉴别方法，特别适用于其他方法不易区分的同类药物，丙二醇与二甘醇在官能团结构上有明显不同，红外光谱图是区分两者的最有效方法。

在“齐二药”事件中，药用辅料丙二醇与工业溶剂二甘醇的鉴别是关键因素。

3. 药用辅料检查的内容

辅料检查项主要包括杂质、功能性指标及安全性指标等。

(1)杂质检查。与原料药杂质检查相同，药用辅料中的杂质检查主要是检查与其合成工艺有关的、在贮藏或运输过程中产生的杂质，包括一般杂质和特殊杂质等。

大豆油是用于溶剂和分散剂的药用辅料，根据其合成工艺和结构特点，《中国药典》检查项下收录水分、重金属、砷盐作为一般杂质检查，同时收录过氧化物、不皂化物、棉籽油等作为特殊杂质检查项。

(2)功能性指标检查。药用辅料功能性指标主要针对一般的化学手段难以评价功能性的药用辅料，如稀释剂、黏合剂、崩解剂、润滑剂、助流剂和抗结块剂、空心胶囊等十二大类，在《中国药典》(2015 版)通则中均有详细描述。

(3)安全性指标。近年来，国内外药用辅料质量问题导致的药害事件频出，引起人们对药用辅料安全性指标的重视，尤其是注射用辅料标准应有更严格的要求。

安全性指标主要包括微生物限度、热原、细菌内毒素、无菌、蛋白残留、溶血性物质、过敏性杂质、有毒有害物质。

活性炭(供注射用)系由木炭、各种果壳和优质煤等作为原料，通过物理和化学方法对原料进行破碎、过筛、催化剂活化、漂洗、烘干和筛选等一系列工序加工制造而成具有很强吸附能力的多孔疏松物质，主要用作吸附剂。生产注射剂时加入活性炭主要是起到吸附热原、助滤、脱色和提高澄明度的作用，其本身安全性应得到保证，必须进行微生物限度、细菌内毒素等检查。

(1)微生物限度。取本品，依法检查(通则 1105 与通则 1106)，每 1g 供试品中需氧菌总数不得过 1000cfu，霉菌和酵母菌总数不得过 100cfu，不得检出大肠埃希菌，每 10g 供试品中不得检出沙门菌。

(2)细菌内毒素活性炭所含内毒素本底值。称取约75mg活性炭，加入约5mL细菌内毒素，配置成活性炭浓度为1.5%(1.58/100mL)的混合溶液，漩涡混合9min，然后1500转离心5min，离心后，取上清液用0.22μm无热原滤膜过滤，样品细菌内毒素应小于2EU/g。

(3)活性炭对细菌内毒素吸附力。取细菌内毒素国家标准品1支，按使用说明书配制成浓度为200EU/mL、20EU/mL的标准内毒素溶液备用，称取约75mg活性炭两份，分别加入约5mL浓度为200EU/mL和20EU/mL的标准内毒素溶液配制成活性炭浓度为1.5%的混合溶液，漩涡混合9min，1500转离心5min，离心后，取上清液用0.22μm无热原滤膜过滤，取续滤液，依法检查(通则1143)，应能使200EU/mL、20EU/mL的标准内毒素溶液内毒素含量均下降2个数量级(吸附率达到99%)。

(4)无菌(供无除菌工艺的无菌制剂用)。取本品，依法检查(通则1101)，应符合规定。

4. 含量测定

药用辅料含量测定常采用容量法、光谱法和色谱法，而后者的比例逐渐增加。

(1)富马酸作为药用辅料主要用于pH值调节剂和泡腾剂。因其显酸性，可用甲醇溶解后直接用氢氧化钠滴定液进行滴定，方法如下。

取本品约1.0g，精密称定，加甲醇50mL，在热水浴中缓缓加热使溶解，放冷，加酚酞指示液数滴，用氢氧化钠滴定液(0.5mol/L)滴定，并将结果用空白试验校正。每1mL氢氧化钠滴定液(0.5mol/L)相当于29.02mg的$C_4H_4O_4$。

(2)羟苯丙酯钠主要作用是抑菌剂，其含量测定可采用HPLC法，照高效液相色谱法(通则0512)测定。

色谱条件与系统适用性试验：用十八烷基硅烷键合硅胶为填充剂，以甲醇-1%冰醋酸(60∶40)为流动相，检测波长为254nm。取羟苯丙酯钠与对羟基苯甲酸，加流动相配制成每1mL中含有0.1mg的混合液，取20μL注入液相色谱仪，记录色谱图，对羟基苯甲酸峰和羟苯丙酯峰的分离度符合要求。

测定法：取本品适量，精密称定，加流动相溶解并定量稀释制成每1mL中含羟苯丙酯钠0.1mg的溶液，精密量取20μL注入液相色谱仪，记录色谱图；另取羟苯丙酯对照品适量，同法测定。按外标法以峰面积乘以系数1.122后计算，即得。

总之，药用辅料是药品重要的组成部分，其质量直接关系到药品的安全性和有效性。《中国药典》(2015版)是药用辅料质量控制的重要保证。

5. 类别与贮藏

描述药用辅料的所属类别和贮藏条件。

二、药品包装材料的分析

（一）药品包装材料概述

药品是一种特殊商品，在流通、使用的过程中受到光照、水分、微生物污染等周围环境影响很容易分解变质，所以药品经过生产及质量检验后，无论在贮藏、运输以及分发使用等过程中，都必须有适当而完好的包装，才能保证药品的质量，提高药品的稳定性，延缓药品变质，保障患者用药安全。因此直接接触药品的包装材料和容器（简称药包材）是药品的一个重要组成部分。

药包材系指药品生产企业生产的药品和医疗机构配制的制剂所使用的直接与药品接触的包装材料和容器。作为药品的一部分，药包材本身的质量、安全性、使用性能以及药包材与药物之间的相容性对药品质量起着十分重要的作用。药包材是由一种或多种材料制成的包装组件组合而成，应具有良好的安全性、适应性、稳定性、功能性、保护性和便利性，在药品的包装、贮藏、运输和使用过程中起到保护药品质量、安全、有效、实现给药目的（如口服制剂、注射剂、气雾剂等）的作用。

药包材标准是为确保药包材的质量可控性而制定的质量指标、检验方法等技术要求，是我国药包材生产企业、药包材使用单位、药品监督管理部门和药包材检验部门共同遵循的法定依据。目前我国药包材标准由国家颁布的药包材标准（YBB 标准）和产品注册标准组成，从 2015 年 12 月 1 日起正式执行新版标准。YBB 标准分为方法标准和产品标准。药包材产品可使用国家颁布的 YBB 标准，如需制定产品注册标准的，其项目设定和技术要求不得低于同类产品的 YBB 标准。

《中国药典》（2015 版）首次将“药包材通用要求指导原则”和“药用玻璃材料和容器指导原则”独立归入第四部，是实现药品生产全面控制的重要举措之一，保障药品整个生命周期符合标准要求，必将对药品质量提升产生深远影响。执行好药包材标准，对指导我国药包材生产企业以质量求发展，保证人民群众用药安全、有效、方便有重要意义。

（二）药品包装材料的分类与分析特点

1. 药品包装材料的分类

《中国药典》（2015 版）第四部在“药包材通用要求指导原则”中，将药包材料按材质、形制和用途进行分类。

(1)按材质：塑料类、金属类、玻璃类、陶瓷类、橡胶类和其他类(如纸、干燥剂)等，也可以由两种或两种以上的材料复合或组合而成(如复合膜、铝塑组合盖等)。

常用的塑料类药包材，如药用低密度聚乙烯滴眼剂瓶、口服固体药用高密度聚乙烯瓶、聚丙烯输液瓶等；常用的玻璃类药包材有钠钙玻璃输液瓶、低硼硅玻璃安瓿、中硼硅管制注射剂瓶等；常用的橡胶类药包材有注射液用氯化丁基橡胶塞、药用合成聚异戊二烯垫片、口服液体药用硅橡胶垫片等；常用的金属类药包材如药用铝箔、铁制的清凉油盒等。

(2)按用途和形制：输液瓶(袋、膜及配件)、安瓿、药用(注射剂、口服或者外用剂型)瓶(管、盖)、药用胶塞、药用预灌封注射器、药用滴眼(鼻、耳)剂瓶、药用硬片(膜)、药用铝箔、药用软膏管(盒)、药用喷(气)雾剂泵(阀门、罐、筒)、药用干燥剂等。

2. 药品包装材料的分析特点

(1)药包材质量标准的内容。①物理性能：主要考察产品的物理参数、机械性能及功能性指标，如橡胶类产品的穿刺力、穿刺落屑，塑料瓶类产品的密封性及复合膜类产品的阻隔性能等。物理性能的检测项目应根据标准中规定的检验规则确定抽样方案，并对检测结果进行判断。②化学性能：考察影响产品质量的化学指标，如溶出物试验、溶剂残留量等。③生物性能：考察项目应根据所包装药物制剂的要求制定，如注射剂类药包材的检验项目包括细胞毒性、急性全身毒性试验和溶血试验等；滴眼剂瓶应考察异常毒性、眼刺激试验等。

(2)药包材与药物相容性试验。药包材作为药品的一部分，其配方组成、所选择的原辅料及生产工艺的不同，会导致不同成分的迁移、吸附甚至发生化学反应，使药物失效，有的还会产生严重的不良反应，因此必须考察药包材与药物相容性试验。药包材与药物的相容性研究是选择药包材的基础，药物制剂在选择药包材时必须进行药包材与药物的相容性研究。

(3)常用药包材进行相容性试验应重点考察的项目

①玻璃。常用于注射剂、片剂、口服溶液剂等剂型包装。玻璃按材质可分为低硼硅玻璃、中性硼硅玻璃、高硼硅玻璃和钠钙玻璃。不同成分的材质其性能有很大差别，应重点考察：玻璃中碱性离子的释放对药液 pH 值的影响；有害金属元素的释放；不同温度(尤其冷冻干燥时)、不同酸碱度条件下玻璃的脱片；含有着色剂的避光玻璃被某些波长的光线透过，使药物分解；玻璃对药物的吸附以

及玻璃容器的针孔、瓶口歪斜等问题。

②金属。常用于软膏剂、气雾剂、片剂等的包装。应重点考察：药物对金属的腐蚀；金属离子对药物稳定性的影响；金属涂层在试验前后的完整性等。

③塑料。常用于片剂、胶囊剂、注射剂、滴眼剂等剂型的包装。按材质可分为高密度聚乙烯、低密度聚乙烯、聚丙烯、聚对苯二甲酸乙二醇酯、聚氯乙烯等。应重点考察：水蒸气的透过、氧气的渗入；水分、挥发性药物的透出；脂溶性药物、抑菌剂向塑料的转移；塑料对药物的吸附；溶剂与塑料的作用；塑料中添加剂、加工时分解产物对药物的影响以及微粒、密封性等问题。

④橡胶。通常作为容器的塞、垫圈。按材质可分为异戊二烯橡胶、卤化丁基橡胶、硅橡胶。鉴于橡胶配方的复杂性，应重点考察：其中各种添加物的溶出对药物的作用；橡胶对药物的吸附以及填充材料在溶液中的脱落。在进行注射剂、口服液体制剂等试验时，应倒置、侧放，使药物能充分与橡胶塞接触。

3. 药包材质量标准制定要求

(1)药包材的质量标准应建立在经主管部门确认的生产条件、生产工艺以及原材料牌号、来源等基础上，按照所用材料的性质、产品结构特性、所包装药物的要求和临床使用要求制定试验方法和设置技术指标。上述因素如发生变化，均应重新制定药包材质量标准，并确认药包材质量标准的适用性，以确保药包材质量的可控性。

(2)制定药包材标准应满足对药品的安全性、适应性、稳定性、功能性、保护性和便利性的要求。

(3)不同给药途径的药包材，其规格和质量标准要求亦不相同，应根据实际情况在制剂规格范围内确定药包材的规格，并根据制剂要求、使用方式制定相应的质量控制项目。

(4)在制定药包材质量标准时既要考虑药包材自身的安全性，也要考虑药包材的配合性和影响药物的贮藏、运输、质量、安全性和有效性的要求。

(三)药品包装材料的分析方法

以下“聚丙烯输液瓶”(YBB00022002—2015)质量标准为例介绍药品包装材料的分析方法。本标准适用于50mL及以上聚丙烯输液用瓶。

1. 鉴别试验项目

(1)外观。根据塑料制品的质量要求，结合实样描述，应能充分体现产品的质量。

取输液瓶适量，在自然光线明亮处目测，应透明、光洁、内外应无肉眼可见的异物。

(2)鉴别。为有效控制产品的质量，加强对配方的监控而设置。应选择专属性强、灵敏度高、重现性好、操作简便快速的方法。主要是红外光谱鉴别和密度测定试验。

①红外光谱：为分子光谱，既能区分官能团的差异，也能根据指纹区的不同提高鉴别的专属性，是一种常用的鉴别方法。

取样品适量，照包装材料红外光谱测定法(YBB00262004—2015)测定，应与对照图谱基本一致，见图5-1。

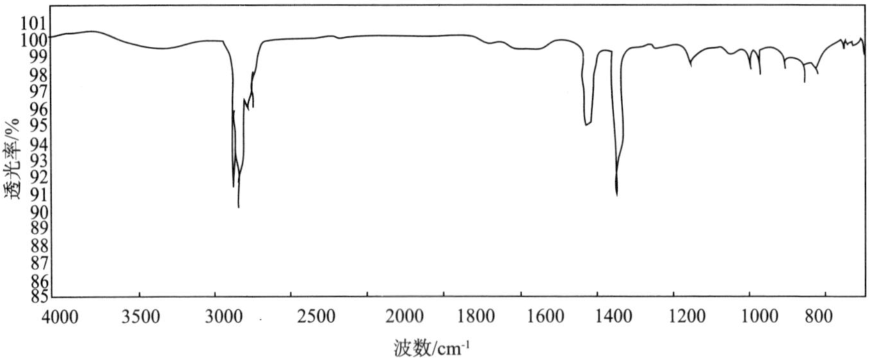

图5-1　聚丙烯输液瓶材料红外光谱图

②密度：为物理特性的鉴别，测定材料的密度，专属性强，对配方的控制有一定作用。

取输液瓶2g，加水100mL，回流2h，放冷，80℃干燥2h后，依法测定(YBB00132003-2015)应为0.900~0.915g/cm^3。

2. 一般检查项目

(1)适应性试验：聚丙烯材料制成的输液瓶根据使用的要求应经灭菌处理，所以应进行该项检查。

取输液瓶数个，用经0.45μm孔径滤膜过滤的注射用水进行灌装并封口。采用湿热灭菌后(标准灭菌F0值≥8，如湿热灭菌115℃，30min)，进行以下试验。

①温度适应性：输液产品在贮存、使用时，应能耐受不同温度、不同气候带的影响。温度适应性是一种模拟试验，它对产品的性能情况，提供一种预测。

取输液瓶数个，于-25℃±2℃条件下，放置24h，然后在50℃±2℃条件下，继续放置24h，再在23℃±2℃下，将本品置两平行平板之间，承受67kPa的内压，维持10min，应无液体漏出。

②抗跌落：输液产品应能承受在不同气候带条件下的运输、贮存，使用过程中可能发生坠落破坏，故进行该项检查。

取输液瓶数个，于 -25℃ ±2℃条件下，放置24h，然后在50℃ ±2℃下，继续放置24h，再在23℃ ±2℃下，按表5-9的跌落高度，分别跌落至水平硬质刚性的光滑表面上，不得有破裂和泄漏。

表5-9　跌落高度

公称容量/mL	跌落高度/m
50 ~ 749	1.00
750 ~ 1000	0.75

③透明度：输液产品的使用、生产过程中都需进行透明度检查，该项目是确认在经过湿热灭菌后，包装材料是否会影响到透明度。

取输液瓶数个，另取未装液输液瓶1个，装入级号为4级的浊度标准液作为对照液，在黑色背景下，以光照度2000 ~ 3000lx照射（避免照射试验人员的眼睛），观察，应能与对照液区分。

④不溶性微粒：在《中国药典》（2015版）中，对输液产品设立了不溶性微粒检查项，为了防止包装材料污染药液，监控包装材料生产过程污染程度和材料本身微粒的脱落，应进行该项目检查。

取上述样品数个，照不溶性微粒检查法测定（YBB00272004—2015），每1mL中含5μm及以上的微粒数不得过100粒；每1mL中含10μm及以上的微粒数不得过10粒；每1mL中含25μm及以上的微粒数不得过1粒。

（2）穿刺力：进行本试验的目的是模拟护士使用输液装置的过程中，防止因阻力太大不易刺穿或有可能导致注射针断裂，导致意外事件的发生。

取本品数个，用符合图5-2和图5-3的穿刺器，在200mm/min ±50mm/min的速度下穿刺输液瓶上的穿刺部位，塑料穿刺器穿刺力不得超过100N，金属穿刺器穿刺力不得超过80N。

（3）穿刺部位不渗透性：模拟使用输液装置的过程中，防止因注射器穿刺后，导致穿刺部位药液的渗漏，故应检查橡胶的密封性。

取装液输液瓶数个，先用符合图5-2和图5-3的穿刺器穿刺输液瓶上的穿刺部位，然后将容器与穿刺器置于两个平行板之间，施加20kPa内压，维持15s，穿刺部位不得有液体泄漏；压力试验完成后，从穿刺部位以（200 ±50）mm/min的速度拔下穿刺器，塑料穿刺器分离力不得低于5.0N，金属穿刺器力不得低于1.0N。拔出穿刺器后，再将容器置于两个平行平板之间，施加20kPa内压，维持

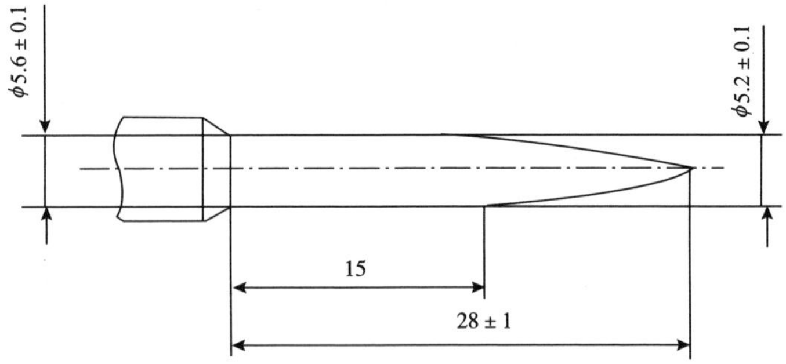

图 5-2　塑料瓶塞穿刺器尺寸

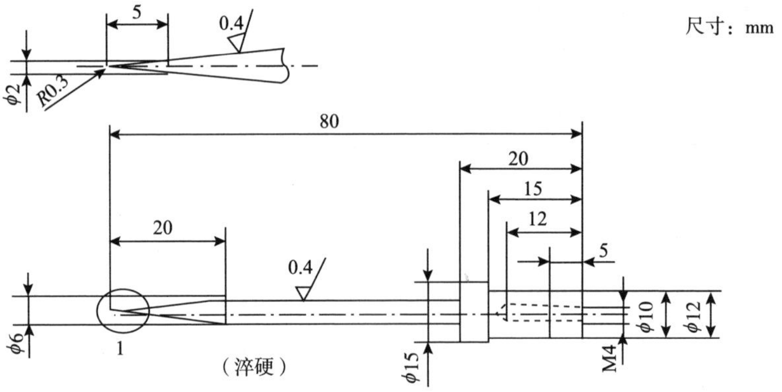

图 5-3　金属穿刺器尺寸

15s，穿刺部位不得有液体泄漏。

(4)悬挂力：模拟使用输液装置过程中，防止使用时输液瓶因悬挂不牢而断裂跌落，应检查悬挂装置的牢固性。

除另有规定外，取输液瓶数个，按表 5-10 对吊环施加拉力，60min 内不得断裂。

表 5-10　悬挂力

公称容量/mL	悬挂力/N
≤250	7
>250	15

(5)水蒸气渗透：鉴于药品的贮存期一般为 2 年，以 14 天失水 0.2% 计算，即 2 年的失水率为：(730 天/14 天) ×0.2% =10.4%，符合大部分药品含量为标示量 90% ~110% 的规定。

取装液本品数个，照水蒸气透过量测定法［YBB00092003—2015，第三法（3）］，在温度20℃ ±5℃，相对湿度65% ±5%的条件下，放置14天，每个输液瓶减少的重量不得过0.2%。

（6）透光率：为了控制瓶体透明度并适时量化，同时检测瓶体厚薄均匀性，以控制瓶中透光剂的量。塑料输液瓶应完全透明，便于临床应用时“三查七对”保证用药的安全性。

取输液瓶平整部位，切成5个0.9cm×4cm的切片，分别沿与入射光垂直的方向放入比色池中，加满水并以水作为空白，依照紫外－可见分光光度法（通则0401），在450nm波长处测定透光率，均不得低于55.0%。

（7）炽灼残渣：在聚丙烯制粒的生产工艺中，常添加润滑剂、抗氧剂、光亮剂、透亮剂等，其毒性未知。为严格控制上述物质的加入量，故要进行该项检查。

取本品5.0g，剪碎，置于已恒重的坩埚中，先在100℃干燥1h，再在550℃灼烧至恒重，遗留残渣不得过0.05%。

（8）金属元素：为了控制聚丙烯聚合中催化剂、生产管道及设备中的混入金属元素，需对有毒、有害金属进行针对性检查。本标准中的试验方法不同于重金属检查，首先是数量级不同，表现在六种金属元素的指标控制均在百万分之三以下，总量为百万分之十八；其次是针对某一特定元素试验，不是对重金属的集合。

取炽灼残渣项下的残渣，加盐酸（1→2）25mL溶解后，依照原子吸收分光光度法（通则0406）测定，应符合以下规定。

铜在324.8nm的波长处测定，不得过百万分之三；

镉在228.8nm的波长处测定，不得过百万分之三；

铬在357.9nm的波长处测定，不得过百万分之三；

铅在217.0nm的波长处测定，不得过百万分之三；

锡在286.3nm的波长处测定，不得过百万分之三；

钡在553.6nm的波长处测定，不得过百万分之三。

（9）溶出物试验：为了控制材料中某些物质被水溶出，模拟输出液瓶的实际使用状况，监控溶出物的量，以确保药液的安全、有效。

取输液瓶平整部分内表面积600cm^2，切成5cm×0.5cm的小块，水洗，室温干燥后放于300mL的玻璃瓶中，加水200mL，密塞，置于高压蒸汽灭菌器中，121℃ ±2℃维持30min（若加热至121℃导致材料被破坏，则采用100℃ ±2℃维持

2h)，放冷至室温，作为供试液；另取水同法操作，作为空白液，进行以下试验。

①澄清度与颜色：输液产品的质量控制中也有该项检测，为了防止输液瓶对药液的影响，故进行该项检查。

取供试液，照澄清度检查法(通则0900)测定，溶液应澄清；如显浑浊，与2号浊度标准液比较，不得更浓。取供试液，依法检查(通则0901)，溶液应无色。

②pH值：由于人体血液为弱酸性，而通常输液的pH值为5～7，为了防止包装物对药液的影响，故进行该项检查。

取供试液20mL，加入氯化钾溶液(1→1000)1mL，依法测定(通则0631)，应为5.0～7.0。

③吸光度：为了控制产品中含有的水溶性浸出物，尤其是添加物的杂质量，故进行该项检查。

取供试品溶液适量，用孔径0.45μm的滤膜过滤，依照紫外－可见分光光度法(通则0401)测定。在220～350nm的波长范围内进行扫描。220～240nm间的最大吸光度不得超过0.08；241～350nm间的最大吸光度不得超过0.05。

④易氧化物：为控制产品水溶性浸出物中容易氧化的、可能会影响药液安全有效的杂质，采用剩余滴定法进行易氧化物限量检查。

精密量取供试液20mL，精密加入高锰酸钾滴定液(0.002mol/L)10mL和2mol/L硫酸10mL，加热微沸3min，冷却至室温。加0.1g碘化钾至供试液中，用硫代硫酸钠滴定液(0.01mol/L)滴定至浅棕色，再加入5滴淀粉指示液后滴定至无色。同时做空白试验。供试液与空白液所消耗滴定液，两者之差不得超过1.5mL。

⑤不挥发物：为控制产品中含有水溶性浸出物不易挥发杂质的总量，进行该项检查。

量取供试液与空白液各250mL，分别置于已恒重的蒸发皿中，水浴蒸干，105℃干燥至恒重，不挥发物残渣与其空白液残渣质量之差不得超过12.5mg。

⑥重金属：一是用以检查生产过程中，是否有重金属污染，二是输液产品的质量控制中也有该检查项目，因此本品中应检查重金属项目。

精密量取供试液20mL，加醋酸盐缓冲液(pH＝3.5)2mL，依法检查(通则0821，第一法)测定，含重金属不得超过百万分之一。

⑦铵离子：输液产品的质量控制中也有该项目的检查，同时为了防止输液瓶对药液的影响，故进行该项目检查。

精密量取供试液50mL，加碱性碘化汞钾试液2mL，放置15min；如显色，与氯化铵溶液(取氯化铵 31.5mg 加无氨水适量使溶解并稀释至 1000mL)4.0mL，加空白液 46mL 与碱性碘化汞钾试液 2mL 制成的对照液比较，不得更深(0.00008%)。

⑧钡离子：取供试液适量，可通过蒸发供试液，使其浓缩来提高检测范围，依照金属元素项下测定，不得超过百万分之一。

⑨铜离子：取供试液适量，可通过蒸发供试液，使其浓缩来提高检测范围，依照金属元素项下测定，不得超过百万分之一。

⑩镉离子：取供试液适量，可通过蒸发供试液，使其浓缩来提高检测范围，依照金属元素项下测定，不得超过百万分之一。

⑪铅离子：取供试液适量，可通过蒸发供试液，使其浓缩来提高检测范围，依照金属元素项下测定，不得超过百万分之一。

⑫锡离子：取供试液适量，可通过蒸发供试液，使其浓缩来提高检测范围，依照金属元素项下测定，不得超过百万分之一。

⑬铬离子：取供试液适量，可通过蒸发供试液，使其浓缩来提高检测范围，依照金属元素项下测定，不得超过百万分之一。

⑭铝离子：取供试液适量，可通过蒸发供试液，使其浓缩来提高检测范围，依照原子吸收分光光度法(通则 0406)，在 309.3nm 波长处测定，不得超过百万分之零点零五。

3. 安全性检查项

(1)细菌内毒素：输液产品中也有该项目的检测，为了对制瓶期间生物污染程度的控制，避免聚丙烯输液瓶对药液的影响，故进行该项检验。

取输液容器剪成 0.5cm×3cm 小条，按内表面积(cm^2)与水(体积比 6:1)混合，经 60min121℃±2℃灭菌，放冷，备用，作为供试液，并用同批水作为空白液，依法检查(通则 1143)，本品含细菌内毒素的量应不得超过 0.25EU/mL。

(2)细胞毒性：输液产品是一种安全性要求极高的药品品种，从安全的角度出发应对聚丙烯输液瓶进行安全性评价。

本法适用于聚合物材料细胞毒性的测定。采用生理温度或非生理温度及各种不同时间进行提取，适用于高密度材料及剂量-反应程度评价。依照细胞毒性检查法(YBB00012003—2015)第四法测定，应符合规定。

(3)皮肤过敏：考察输液瓶浸提液对皮肤的反应。

本法系将一定量的供试液与豚鼠皮肤接触，以检测供试品是否具有引起接触性皮肤变态反应的可能性。

取本品适量，照皮肤致敏检查法（YBB00052003—2015）测定，致敏反应不得超过Ⅰ度。

（4）皮内刺激：考察供试品浸提液注入皮肤后，对人体可能产生的刺激性。

本法系将一定量的供试液注入家兔皮内，通过对局部皮肤反应的观察，评价供试品对接触组织的潜在刺激性。

取本品适量，照皮内刺激检查法（YBB00062003—2015）测定，应无刺激反应。

（5）急性全身毒性：在无菌条件下制备供试品浸提液，考察全身急性毒性。

本法系将一定剂量的供试液由静脉注入小鼠体内，在规定时间内观察小鼠有无毒性反应和死亡情况，以决定供试品是否符合规定的一种方法。

取本品适量，样品表面积与浸提介质的比例为 $6cm^2/mL$，浸提温度为37℃ ±1℃，浸提时间为 24h ± 2h，照急性全身毒性检查法（YBB00042003—2015）测定，应无急性全身毒性反应。

（6）溶血：考察供试品的溶血率。

本法系通过供试品与血液直接接触，测定红细胞释放的血红蛋白量以检测供试品体外溶血程序的一种方法。

取本品适量，照溶血检查法（YBB00032003—2015）测定，溶血率应符合规定。

4. 内包装

用药用低密度聚乙烯袋密封，保持于清洁、通风处。

5. 检验规则

外观、温度适应性、抗跌落、透明度、不溶性微粒、穿刺力、穿刺部位不渗透性、悬挂力、水蒸气透过量照计数抽样检验程序第1部分——按接收质量限（AOL）检索的逐批检验抽样计划（GB/T2828.1－2003）的规定执行，检验项目、接收质量限（AOL）及检验水平见表5-11。

表5-11　聚丙烯输液瓶检验项目、检验水平及接收质景限检验项目

检验项目	检验水平	接收质量限（AOL）
外观	一般检验水平 1	4.0
温度适应性	特殊检验水平 S－2	2.5
抗跌落	特殊检验水平 S－4	2.5
透明度	特殊检验水平 S－4	2.5

续表

检验项目	检验水平	接收质量限(AOL)
不溶性微粒	特殊检验水平 S－1	1.5
穿刺力	特殊检验水平 S－2	2.5
穿刺部位不渗透性	特殊检验水平 S－2	2.5
悬挂力	特殊检验水平 S－2	2.5
水蒸气透过量	特殊检验水平 S－1	1.5

第四节　药物稳定性试验

稳定性试验的目的是考察原料药或药物制剂在温度、湿度、光线的影响下随时间变化的规律，为药品的生产、包装、贮存、运输条件提供科学依据，同时通过试验建立药品的有效期。

一、药品的留样考察

药品的留样考察是药品质量控制的重要环节之一，原辅料、半成品及成品均需做留样考察。

(一)留样室管理办法

(1)留样室采用专人管理，非经专管人同意，其余人员不得入内。

(2)留样室建立温、湿度检查制度，每天登记1次。

(3)进入留样室的样品应建立台账。

(4)除正常留样观察需动用的样品外，其余的留样样品的动用需经质检部负责人或其指定的人员批准，过期留样样品的处置要经质检部同意。

(5)留样室应采取避光措施，防止阳光直晒，应阴凉、干燥、通风，并经常保持室内清洁卫生。

(6)低温留样室出入注意关门，保持室内温度，同时也要注意制冷设备是否正常运行，以免造成不制冷或制冷过度的现象。

(二)留样管理办法

(1)留样包装应与市售品一致，贮存场所的环境温度、湿度与产品标签所述一致。

(2)每盒(瓶)留样均应贴上留样证，注明品名、规格、留样日期和抽样人等。

(3)各种留样均应保存至规定的留样期限。一般药品留样保存期限为有效期后1年，自生产之日起开始计算；中间产品为3个月；原辅料为半年；中药材等特殊药品为半年。

(4)留样由质检部专人保管，并建立留样台账，定期登记清理。

(5)留样应按品种、批号、年份分类存放，留样室的温、湿度应予以记录。

(6)当接到用户投诉产品质量问题，需对检验结果作仲裁分析，或生产出现异常等情况需动用留样进行分析时，应随时能够调用留样。

(7)期满后的留样做废弃处理。

(三)产品留样考察规定

(1)化验完毕，仓库质量监督员收到质量控制(QC)发放的检验报告单，在仓库进行留样，按照规定的留样量留取样品，留样样品应有代表性。

(2)产品留样考察分一般留样与稳定性留样两种。一般留样样品只留样，无特殊情况基本上不考察，只有当质量管理部认为有必要时，以书面下达考察命令。稳定性考察留样按规定进行考察检测。

(3)所有产品均应留样。稳定性考察品种于每季分别抽取正常生产3个连续批号(新药品种抽取5个连续批号)作为稳定性考察样品。

(4)稳定性考察一般以贮藏条件观察为主，新的样品进行留样考察，质量管理部认为有必要时可选择高温、高湿条件进行加速试验。加速试验通常以37～40℃恒温、75%相对湿度考察3个月。于4～8℃保存的产品，可在温度25℃±2℃、相对湿度60%±10%的条件下进行，时间为6个月。药品留样期限为有效期后1年。

(5)稳定性考察测试间隔时间为第一年每隔3个月考察1次，1年后每隔半年考察1次，至考察期满为止；新药留样考察品种在1个月、3个月和6个月各考察1次，以后每隔半年考察1次，至考察期满为止。考察测试项目除按质量标准全部检验外可另增内控项目，加速试验的考察方案另行制定。

(6)产品稳定性考察方案由质量管理部会同生产技术部制定，报副总经理批准后，由质量部负责实施。

(7)留样考察室应及时填写留样考察记录，每季度对每一品种的留样考察情况进行汇总，并做文字小结，经质量部负责人审核后分别报送副总经理、生产部、销售部及有关车间。

(8)留样考察期间，若发现样品在有效期内质量发生变化，应立即填写留样贮存期间质量变化通知单，通知部门负责人并报告总经理、副总经理、生产技术部、销售部和有关车间，同时对变质产品留样进行复查。对查出的变质产品，应按照成品销售记录和产品批号查明销售去向，主动予以回收处理。

(9)留样考察期间，要认真研究产品质量情况及影响产品质量的原因，提出改进产品质量的意见和建议，对暂时不能解决的问题可作为下一步质量攻关课题。同时，要负责研究产品质量标准的指标设置和检测方法技术，为修订产品质量标准和检验方法提供依据。

(10)用于留样考察的留样数量，一般应不少于1次全部检验用量的3倍；质量不稳定的产品、新产品等重点留样考察品种按不少于全部检验数量的5倍。

(11)在每个样品的规定复测日之前3天通知相关化验员，并给予足够的留样样品，做好测试前的准备。

(12)化验员复测完毕，应去管理员处在台账上登记、签名，保存测试原始记录归档。多余样品归还管理员，管理员再放入留样室内。

(13)留样管理员应对留样室的留样程序、清洁及留样样品的使用与收回负责。

(四)原辅料、半成品及成品的留样观察办法

(1)经QC中心化验室检验的原辅料、半成品在检验结束后应将规定数量的样品送留样室留样。

(2)原辅料、半成品与成品质量出现异常，或质检部、生产部认为有必要时抽留样检测。

(3)工艺用水不留样。

(4)留样数量应为检验量的3倍。

二、药物稳定性试验

(一)稳定性试验的基本要求

(1)包括影响因素试验、加速试验与长期试验。影响因素试验适用于原料药的考察，用1批原料药进行。加速试验与长期试验适用于原料药与药物制剂，要求用3批供试品进行。

(2)原料药供试品应是一定规模生产的，供试品量相当于制剂稳定性试验所要求的批量，原料药合成工艺路线、方法、步骤应与大生产一致。药物制剂的供

试品应是放大试验的产品(如片剂或胶囊剂在10000片左右或10000粒左右，特殊剂型、特殊品种所需数量根据具体情况灵活掌握)，其处方和生产工艺应与大生产一致。

(3)供试品的质量标准应与各项基础研究及临床验证所使用的供试品质量标准一致。

(4)加速试验与长期试验所用供试品的容器和包装材料及包装方式应与上市产品一致。

(5)研究药物稳定性要采用专属性强、准确、精密、灵敏的药物分析方法与有关物质(含降解产物及其他变化所生成的产物)的检查方法，并对方法进行验证，以保证药物稳定性结果的可靠性。

(二)原料药的稳定性试验

1. 影响因素试验

此项试验是在比加速试验更激烈的条件下进行，其目的是探讨药物的固有稳定性，了解影响其稳定性的因素及可能的降解途径与降解产物，为制剂生产工艺、包装、贮存条件与建立降解产物的分析方法提供科学依据。供试品可以用1批原料药进行，将供试品置适宜的容器中(如称量瓶或培养皿)，摊成小于或等于5mm厚的薄层，疏松原料药摊成小于或等于10mm厚的薄层，进行以下试验：

(1)高温试验：供试品开口置适宜的密封洁净容器中，60℃温度下放置10天，于第5天和第10天取样，按稳定性重点考察项目进行检测。若供试品含量低于规定限度则在40℃条件下同法进行试验。若60℃无明显变化，不再进行40℃试验。

(2)高湿度试验：供试品开口置恒湿密闭容器中，在25℃分别于相对湿度90% ±5%条件下放置10天，于第5天和第10天取样，按稳定性重点考察项目要求检测，同时准确称量试验前后供试品的重量，以考察供试品的吸湿潮解性能。若吸湿增重5%以上，则在相对湿度75% ±5%的条件下同法进行试验；若吸湿增重5%以下，且其他考察项目符合要求，则不再进行此项试验。恒湿条件可在密闭容器如干燥器下部放置饱和盐溶液，根据不同相对湿度的要求，选择NaCl饱和溶液(15.5 ~60℃，相对湿度75% ±1%)、KNO_3饱和溶液(25℃，相对湿度92.5%)。

(3)强光照射试验：供试品开口放在装有日光灯的光照箱或其他适宜的光照装置内，于照度为4500lx ±500lx的条件下放置10天，于第5和第10天取样，按稳定性重点考重点考察项目进行检测，特别要注意供试品的外观变化。

2. 加速试验

此项试验是在超常的条件下进行的，其目的是通过加速药物的化学或物理变化，探讨药物的稳定性，为制剂设计、包装、运输及贮存提供必要的资料。供试品要求3批，按市售包装，在温度40℃ ±2℃、相对湿度75% ±5%的条件下放置6个月。所用设备应能控制温度 ±2℃、相对湿度 ±5%，并能对真实温度与湿度进行监测。在试验期间第1个月、2个月、3个月和6个月末分别取样1次，按稳定性重点考察项目检测。在上述条件下，如6个月内供试品经检测不符合制订的质量标准，则应在中间条件下，即在温度30℃ ±2℃、相对湿度60% ±5%的情况下（可用 $NaCrO_4$ 饱和溶液，30℃相对湿度64.8%）进行加速试验，时间仍为6个月。

3. 长期试验

长期试验是在接近药物的实际贮存条件下进行，其目的是为控制药物的有效期提供依据。供试品3批，市售包装，在温度25℃ ±2℃、相对湿度60% ±10%的情况下放置12个月，每3个月取样1次，分别于0、3个月、6个月、9个月和12个月取样，按稳定性重点考察项目进行检测。12个月以后仍需继续考察，分别于18、24和36个月取样进行检检测。将结果与0个月时比较，以确定药物的有效期。由于试验数据的分散性，一般应按95%可信限进行统计分析，得出合理的有效期。如3批统计分析结果差别较小，则取其平均值为有效期；若差别较大，则取其最短的为有效期。如果数据表明测定结果变化很小，说明药物是很稳定的，则不作统计分析。对温度特别敏感的药物，长期试验可在温度6℃ ±2℃的条件下放置12个月，按上述时间要求进行检测。12个月以后仍需按规定继续考察，制订在低温贮存条件下的有效期。

（三）制剂的稳定性试验

药物制剂的稳定性研究首先应检查原料药的稳定性有关资料，特别了解温度、湿度、光线对原料药稳定性的影响，并在处方筛选与工艺设计过程中，根据主药与辅料的性质，参考原料药的试验方法，进行必要的稳定性影响因素试验，同时考察包装条件，在此基础上进行以下试验。

1. 加速试验

试验方法、要求及设备与原料药相同。注意乳剂、混悬剂、软膏剂、乳膏剂、糊剂、凝胶剂、眼膏剂、栓剂、气雾剂、泡腾片及泡腾颗粒宜直接采用温度30℃ ±2℃、相对湿度65% ±5%的条件下进行试验，其他要求与原料药相同。对于包装在半透性容器中的药物制剂，则应在温度40℃ ±2℃、相对湿度20% ±2%的条件下进行试验。

2. 长期试验

试验方法、要求及设备与原料药相同。注意有些药物制剂还应考察临用时配制和使用过程中的稳定性。原料药及主要剂型的重点考察项目见表5-12。

表5-12　原料药及主要剂型的重点考察项目

剂型	稳定性重点考察项目	剂型	稳定性重点考察项目
原料药	性状、熔点、含量、有关物质、吸湿性及根据品种性质选择的考察项目	口服混悬剂	性状、含量、沉降体积比、有关物质、再分散性
片剂	性状、含量、有关物质、崩解时限或溶出度或释放度	散剂	性状、含量、粒度、有关物质、外观均匀度
胶囊剂	性状、含量、有关物质、崩解时限或溶出度或释放度、水分，软胶囊要检查内容物有无沉淀	气雾剂	泄漏率、每瓶主药含量、有关物质、每瓶总揿次、每揿主药含量、雾滴分布
注射剂	性状、含量、pH、可见异物、有关物质，应考察无菌	粉雾剂	排空率、每瓶总吸次、每吸主药含量、有关物质、麦粒分布
栓剂	性状、含量、融变时限、有关物质	喷雾剂	每瓶总吸次、每吸喷量、每吸主药含量、有关物质、雾滴分布
软膏剂	性状、均匀性、含量、粒度、有关物质	颗粒剂	性状、含量、粒度、有关物质、溶化性或溶出度或释放度
乳膏剂	性状、均匀性、含量、粒度、有关物质、分居现象	贴剂(透皮贴剂)	性状、含量、释放度、有关物质、黏附力
糊剂	性状、均匀性、含量、粒度、有关物质	冲洗剂、洗剂、灌肠剂	性状、含量、有关物质、分层现象(乳状型)、分散性(混悬型)，冲剂应考察无菌
凝胶剂	性状、均匀性、含量、粒度、有关物质、粒度，乳胶剂应检查分层现象	擦剂、涂剂、涂膜剂	性状、含量、有关物质、分层现象(乳状型)、分散性(混悬型)，涂膜剂还应考察成膜性
眼用制剂	如为溶液，应考察性状、澄明度、含量、pH、有关物质；如为混悬液，还应考察粒度、再分散性；洗眼剂还应考察无菌度；眼丸剂应考察粒度与无菌度	耳用制剂	性状、含量、有关物质，耳用散剂、喷雾剂与半固体制剂分别按相关剂型要求检查

续表

剂型	稳定性重点考察项目	剂型	稳定性重点考察项目
丸剂	性状、含量、有关物质、溶散时限	鼻用制剂	性状、含量、pH、有关物质，鼻用散剂、喷雾剂与半固体制剂分别按相关剂型要求检查
糖浆剂	性状、含量、澄清度、有关物质、相对密度、pH	口服乳剂	性状、含量、分层现象、有关物质
口服液溶剂	性状、含量、澄清度、有关物质		

习　题　五

1. 含量均匀度检查判别式（$A+2.2S\leq15.0$）中 A 表示（　　）。
   A. 初试中以100表示的标示量与测定均值之差
   B. 初试中以100表示的标示量与测定均值之差的绝对差
   C. 复试中以100表示的标示量与测定均值之差
   D. 复试中以100表示的标示量与测定均值之差的绝对值
2. 注射用水与纯化水质量检查相比较，增加的检查项目是（　　）。
   A. 亚硝酸盐　B. 氨　C. 微生物限度　D. 细菌内毒素
3. 片重在0.3g或0.3g以上的片剂的重量差异限度为（　　）。
   A. ±7.5%　B. ±5.0%　C. ±6.0%　D. ±7.0%
4. 片剂的含量均匀度检查，初试结果符合规定的是（　　）。
   A. $A+2.2S\leq15.0$　B. $A+2.2S>15.0$
   C. $A+1.45S>15.0$　D. $A+1.45S\leq15.0$
5. 单剂量固体制剂含量均匀度的检查是为了（　　）。
   A. 控制小剂量固体制剂、单剂中含药量的均匀度
   B. 避免辅料造成的影响
   C. 严格含量测定的可信度
   D. 避免制剂工艺的影响
6. 药物制剂的崩解时限测定可被下列哪项试验代替（　　）。
   A. 重量差异检查　B. 含量均匀度检查
   C. 溶出度测定　D. 含量测定
7. 下列剂型中，必须进行无菌检查的是（　　）。
   A. 片剂　B. 胶囊剂　C. 注射剂　D. 栓剂
8. 崩解时限检查法中，除另有规定外，供试品6片均应在（　　）分钟内全部崩解。如有

(　　)片不符合规定，可另取 6 片复试。

A. 10　　B. 15　　C. 20　　D. 25

E. 1　　F. 2　　G. 3

9. 硫酸亚铁片含量测定中，为排除辅料糖类的干扰，所用检查法为(　　)。

A. 铈量法　　B. 溴量法　　C. 碘量法　　D. 高锰酸钾法

10. 下列剂型中，必须检查不溶性微粒的是(　　)。

A. 片剂　　B. 胶囊剂　　C. 注射剂　　D. 栓剂

11. 在维生素 C 注射剂的含量测定中，为消除抗氧剂的干扰，常加入的掩蔽剂是(　　)。

A. 甲醛　　B. 丙酮　　C. 甲醇　　D. 吡啶

12. 下列物质中不属于抗氧剂的是(　　)。

A. 硫酸钠　　B. 亚硫酸氢钠　　C. 硫代硫酸钠　　D. 焦亚硫酸钠

13. 糖类辅料对下列哪种定量方法可产生干扰(　　)。

A. 酸碱滴定法　　B. 非水溶液滴定液

C. 氧化还原滴定法　　D. 配位滴定法

14. 下列物质中对配位滴定法产生干扰的是(　　)。

A. 硫代硫酸钠　　B. 硬脂酸镁　　C. 滑石粉　　D. 乳糖

15. 维生素 C 注射液碘量法定量时，常先加入丙酮，这是因为(　　)。

A. 丙酮可以加快反应速度

B. 丙酮与抗氧剂结合，消除抗氧剂的干扰

C. 丙酮可以使淀粉变色敏锐

D. 丙酮可以增大去氢维生素 C 的溶解度

16. 片剂溶出度的检查操作中，溶出液的温度应恒定在(　　)。

A. 30℃ ±0.5℃　　B. 36°C ±0.5°C

C. 37℃ ±0.5°C　　D. 39°C ±0.5°C

17.《中国药典》(2015 版)规定，凡检查含量均匀度的制剂可不进行(　　)。

A. 崩解时限检查　　B. 溶出度检出

B. 重量差异检查　　D. 脆碎度检查

18. 对硬脂酸镁的干扰排除方法包括，可利用其不溶于(　　)的特点。

A. 水　　B. 有机溶剂

19. 对滑石粉的干扰排除方法为，可利用其不溶于水和有机溶剂的特点，用(　　)方法排除。

A. 过滤　　B. 挥发

20. 下列物质中对配位滴定法产生干扰的是(　　)。

A. 硫代硫酸钠　　B. 硬脂酸镁　　C. 滑石粉　　D. 乳糖

实训情景四　药物制剂检测技术

任务一　片剂重量差异检查及崩解时限检查

【实训目的】

(1)掌握片剂重量差异检查与崩解时限检查的方法和判断标准。

(2)熟悉升降式崩解仪的使用方法。

(3)了解升降式崩解仪的构造。

【实训内容】

(一)用品

(1)仪器：称量瓶、分析天平、崩解仪、手术镊。

(2)试剂：维生素 B_1 片、纯化水。

(二)方法和步骤

(1)维生素 B_1 片重量差异检查：取空称量瓶，精密称定重量；再取供试品20片，置此称量瓶中，精密称定。两次称量值之差即为20片供试品的总重量。从已称定总重量的20片供试品中，依次用镊子取出1片，所减少的重量即为每片的重量。

(2)维生素 B_1 片崩解时限检查：采用升降式崩解仪检查，将吊篮通过上端的不锈钢轴悬挂于金属支架上，浸入1000mL烧杯中，并调节吊篮位置使其下降时筛网距烧杯杯底部25mm，烧杯内盛有温度为37℃ ±1℃的水，调节水位高度使吊篮上升时筛网在水面下15mm处。除另有规定外，取供试品6片，分别置上述吊篮的玻璃管中，每管各加1片，立即启动崩解仪进行检查，升降的金属支架上下移动距离为55m ±2mm，往返频率为30 ~32次/min。各片均应在15min内全部崩解。如有1片不能完全崩解，应另取6片复试，均应符合规定。

【实训注意】

(1)平均片重0.30g以下的片剂，用精度0.1mg的分析天平；平均片重

0.30g 及以上的片剂可用精度 1mg 的分析天平。

（2）在重量差异检查称量前后，均应仔细查对药片数。称量过程中，勿用手直接接触供试品，应用平头镊子拿取片剂。已取出的药品，不得再放回供试品原包装容器内。

（3）遇有检出超出重量差异限度的药片，宜另器保存，供必要时复核用。

（4）平均片重保留 3 位有效数字，修约至两位有效数字，选择相应的重量差异限度。

（5）在崩解时限检查过程中，烧杯内的水温应保持在 37℃ ±1℃。

（6）每次崩解时限检查后，应清洗吊篮的玻璃内壁及筛网、挡板等，并重新更换水或规定的介质。

【实训检测】

（1）进行片剂重量差异检查和崩解时限检查有何意义？

（2）崩解时限测定时应注意哪些问题？

任务二　装量差异检查

【实训目的】

（1）掌握注射用无菌粉末及胶囊剂装量差异检查的步骤、结果计算和判断标准。

（2）熟练使用分析天平。

【实训内容】

（一）用品

（1）仪器：分析天平、干燥器、称量瓶、小毛刷、剪刀或刀片、手术镊。

（2）试剂：注射用青霉素钠、诺氟沙星胶囊、维生素 E 胶丸、乙醚、纯化水、乙醇。

（二）方法和步骤

（1）注射用无菌粉末装量差异检查

取注射用青霉素钠 5 瓶，除去标签（若为纸标签，用水润湿后除去纸屑；若为直接在玻璃上印字标签，用适当有机溶剂擦除字迹），容器外壁用乙醇擦净，置干燥器内放置 1 ~2h。干燥后，除去铝盖，分别编号，依次放于固定位置。

轻叩橡皮塞或安瓿颈，使其上附着的粉末全部落下，开启容器（注意避免玻璃屑等异物落入容器中），分别迅速精密称定每瓶的重量，倾出内容物，容器用水、乙醇洗净，依次放回原固定位置，在适宜条件干燥后，再分别精密称定每一容器的重量，即可求出每一瓶的装量和平均装量。

(2)胶囊剂装量差异检查

①硬胶囊：取诺氟沙星胶囊20粒，分别精密称定每粒重量后，取开囊帽，倾出内容物（不得损失囊壳），用小毛刷或其他适宜用具将囊壳（包括囊体和囊帽）内外拭净，并依次精密称定每一囊壳的重量，即可求出每粒内容物的装量和平均装量。

②软胶囊：取维生素E胶丸20粒，分别精密称定每粒重量后，依次放置于固定位置；分别用剪刀或刀片划破囊壳，倾出内容物（不得损失囊壳），用乙醚等易挥发性溶剂洗净，置通风处使溶剂自然挥尽，再依次精密称定每一囊壳的重量，即可求出每粒内容物的装量和平均装量。

【实训注意】

(1)平均装量0.15g及其以下的粉针剂用精度0.1mg的分析天平；平均装量0.15g以上的粉针剂用精度1mg的分析天平；平均装量0.3g以下的胶囊剂用精度0.1mg的分析天平；平均装量0.3g及以上的胶囊剂用精度1mg的分析天平。

(2)开启安瓿装粉针时，应避免玻璃屑落入或溅失；开启橡皮塞铝盖玻璃瓶装粉针时，应先稍稍打开橡皮内塞使瓶内外的气压平衡，再盖紧后称重。

(3)用水、乙醇洗涤倾去内容物后的容器时，慎勿将瓶外编号的字迹擦掉，以免影响称量结果；并将空容器与原橡皮塞或安瓿颈部配对放于原固定位置。

(4)空容器的干燥一般可用60～70℃加热1～2h，也可在干燥器内干燥较长时间。

(5)称量空容器时，应注意瓶身与瓶塞（或折断的瓶颈部分）的配对。

(6)每粒胶囊的两次称量中，应注意编号顺序以及囊体和囊帽的号码是否相符，不得混淆。

(7)洗涤软胶囊壳应用与水不混溶又易挥发的有机溶剂，其中以乙醚最好。挥散溶剂时，应在通风处使自然挥散，不得加热或长时间置于干燥处，以免囊壳失水。

(8)在称量前后，均应仔细查对胶囊数。称量过程中应避免用手直接接触供试品。已取出的胶囊不得再放回供试品原包装容器内。

【实训检测】

在注射用无菌粉末及胶囊剂装量差异检查时应注意哪些问题？

任务三　溶出度检查

【实训目的】

(1)掌握用转篮法测定片剂溶出度的操作步骤、结果计算和判断标准。

(2)熟悉溶出度测定仪的使用方法。

(3)巩固紫外－可见分光光度计的正确使用。

【实训内容】

(一)用品

(1)仪器：溶出度测定仪、紫外－可见分光光度计、超声波清洗机、烧杯、量筒(1000mL)。

(2)试剂：阿莫西林胶囊、纯化水。

(二)方法和步骤

1. 仪器的调试

(1)溶出度测定仪每次使用前应检查仪器是否水平，转动轴是否垂直；检查转篮旋转时与溶出杯的垂直轴在任一点的偏离均不得大于2mm，检查转篮旋转时摆动幅度不得偏离轴心的±1.0mm；检查篮轴运转时整套装置应保持平稳，均不能产生明显的晃动或振动(包括仪器装置所放置的环境)；检测仪器的实际转速与其仪器电子显示的数据是否一致，稳速误差不得超过±4%。

(2)调节水浴的温度应能使溶出杯中溶出介质的温度保持在37.0℃±0.5℃。

(3)调节使转篮底部距溶出杯的内底部25mm±2mm。

2. 阿莫西林胶囊溶出度的测定

取本品，照溶出度测定法[中国药典(2015版)四部通则0931第一法]，分别量取水900mL为溶出介质，注入到每个溶出杯内，加温使溶剂温度保持在37.0℃±0.5℃。取供试品6粒，分别投入6个转篮内，将转篮降入容器内，转篮速度为100r/min，开始计时。经45min时，取溶液适量，滤过，精密量取续滤液适量，用水定量稀释制成每1mL中约含阿莫西林130μg的溶液，照紫外－可见分光光度法[中国药典(2015版)四部通则0401]，在272nm的波长处测定吸收度；另取装量差异项下的内容物，混合均匀，精密称取适量(约相当于平均装量)，按标示量加水溶解并定量稀释制成每1mL中约含130μg的溶液，滤过，取续滤液，同法测定，计算每粒的溶出量，限度为标示量的80%。

【实训注意】

(1)溶出介质必须经脱气处理。气体的存在对测定可产生干扰。

(2)应保持水浴箱中水位略高于溶出杯内液面高度，否则将影响试验结果。

(3)在达到该品种规定的溶出时间时，应在仪器开动的情况下取样。自6杯中完成取样，时间应在1min以内。取样位置应在转篮的顶端至液面的中点，并距溶出杯内壁不小于10mm处。

(4)测定时，除另有规定外，每个溶出杯中只允许投入供试品1粒，不得多投。

(5)试验结束后，应用水冲洗篮轴、篮体，转篮必要时可用水或其他溶剂超声处理、洗净。

(6)计算公式

$$\frac{c_X}{c_R}=\frac{A_X}{A_R}$$

式中 c_X——阿莫西林胶囊供试品的浓度，μg/mL；

c_R——阿莫西林对照品的浓度，μg/mL；

A_X——为阿莫西林胶囊供试品的吸光度；

A_R——阿莫西林对照品的吸光度。

【实训检测】

(1)溶出度的测定主要针对哪些药物和制剂？

(2)测定溶出度时必须严格控制哪些试验条件？

(3)测定用的溶剂为什么需要脱气？在测定中转篮底部、顶部为什么不得附有气泡？

任务四 马来酸氯苯那敏片含量均匀度检查

【实训目的】

(1)掌握片剂含量均匀度的测定方法、结果计算和判断标准。

(2)熟悉高效液相色谱仪的使用方法。

【实训内容】

（一）用品

（1）仪器：量瓶（50mL）、漏斗、滤纸、烧杯（50mL）、高效液相色谱仪。

（2）试剂：马来酸氯苯那敏片、乙腈、磷酸盐缓冲液。

（二）方法和步骤

色谱条件与系统适用性试验：

用十八烷基硅烷键合硅胶为填充剂；以磷酸盐缓冲液（取磷酸二氢铵 11.5g，加水适量使溶解，加磷酸 1mL，用水稀释至 1000）－乙腈（80∶20）为流动相；柱温为 30℃，检测波长为 262nm。出峰顺序依次为马来酸与氯苯那敏，理论板数按氯苯那敏峰计算，应不低 4000，氯苯那敏峰与相邻杂质峰的分离度应符合要求。精密称取马来酸氯苯那敏对照品约 16mg（对照品由中国药品生物制品检定所提供）置 200mL 量瓶中，加流动相溶解并稀释至刻度，摇匀，精密量取 10μL 注入液相色谱仪，记录色谱图。

任取本品 1 片，置 50mL(4mg 规格)量瓶中，加流动相约 20mL，振摇崩散并使马来酸氯苯那敏溶解，用流动相稀释至刻度，摇匀，滤过，取续滤液 10μL，照上述色谱条件测定含量，应符合规定。照上述方法分别测定另外 9 片的含量。（通则 0941）

【实训注意】

（1）供试品的主药必须溶解完全，必要时可用超声处理，促使溶解。

（2）测定时溶液必须澄清，如滤过不清，可离心后取澄清液测定。

（3）用高效液相色谱法测定含量均匀度时，所用溶剂需一次配够，当用量较大时，即使是同批号的溶剂，也应混合均匀后使用。

【实训检测】

（1）一般哪些药物需要测定含量均匀度？

（2）测定药物含量均匀度有什么意义？

任务五　葡萄糖注射液中可见异物的检查

【实训目的】

（1）掌握可见异物检查中灯检法的操作步骤及判断标准。

（2）了解灯检法所用仪器装置。

【实训内容】

（一）用品

（1）仪器：澄明度检测仪。

（2）试剂：葡萄糖注射液。

（二）方法和步骤

取葡萄糖注射液20瓶，除去容器标签，擦净容器外壁。手持容器颈部轻轻旋转和翻转容器，使药液中存在的可见异物悬浮（注意不使药液产生气泡），然后置容器于遮光板边缘处，在明视距离（指供试品至人眼的距离，通常为25cm）分别在黑色和白色背景下目视检查，重复3次，总时限为20s。20瓶供试品中，均不得检出明显可见异物。如未检出微细可见异物，判为符合规定；如检出微细可见异物的供试品仅有1瓶，另取20瓶同法复试。均未检出可见异物，判为符合规定；如仍有1瓶或以上供试品检出可见异物，判为不符合规定。

【实训注意】

（1）本试验采用可见异物检查法中灯检法。灯检法应在暗室中进行，检查时的光照度应为1000～1500lx；若用透明塑料容器包装，光照度应为2000～3000lx。

（2）环境：试验室检测时应避免引入可见异物，供试品溶液的容器不适于检测（如不透明、不规则形状容器等），需转移至适宜容器中时，均应在100级的洁净环境（如层流净化台）中操作。

（3）检查人员条件：远距离和近距离视力测验均应为4.9或4.9以上（矫正后视力应为5.0或5.0以上），应无色盲。

（4）检视距离：检查人员调节位置，使供试品位于眼部的明视距离处（指供试品至人眼的清晰观测距离，通常为25cm）。

【实训检测】

（1）在可见异物检查时，为什么旋转和翻转容器时不得使药物产生气泡？

（2）无色注射液、有色溶液注射液、混悬型注射液照灯检法检查可见异物所需的光照度各为多少？

任务六　阿莫西林分散片中水分的测定

【实训目的】

（1）掌握费休法测定药物中水分的步骤、方法和计算。

(2)熟悉水分测定仪的使用方法和步骤。

(3)了解费休试液保管的方法。

【实训内容】

(一)用品

(1)仪器：分析天平、水分测定仪、称量瓶。

(2)试剂：纯化水、费休试液、阿莫西林分散片、甲醇。

(二)方法和步骤

1. 费休试液的标定

精密称取纯化水10～30mg，用水分测定仪直接标定费休试液。标定应取3份以上，3次连续标定的结果应在±1%以内，以平均值作为费休试液的滴定度。

2. 阿莫西林分散片中水分的测定

精密称取阿莫西林分散片细粉适量(消耗费休试液1～5mL)，以无水甲醇为溶剂，用水分测定仪照水分测定法[中国药典(2015版)四部通则0832]测定，含水分不得超过12.0%。

【实训注意】

(1)本试验采用水分测定法中的费休法。

(2)费休试剂是毒性试剂，若接触到皮肤或眼睛应立即用大量水冲洗并视受损情况决定是否接受医生治疗。

(3)标定及测定中所用仪器均应洁净干燥(玻璃仪器须在120℃至少干烤2h，于干燥器内备用)。

(4)试液的标定、贮存及水分测定操作均应在避光、干燥环境处进行。

(5)测定完毕后，将费休试液移入贮存瓶中密闭保存，需用甲醇清洗滴定管、滴定池和电极，且用甲醇浸没滴定电极的滴头，以防滴头被析出结晶所堵塞。

【实训检测】

(1)阿莫西林分散片为什么需进行水分的检查？

(2)用费休试剂可以测定哪些类型药物中所含的水分？

任务七　释放度检查（盐酸吗啡缓释片）

【实训目的】

（1）掌握用转篮法测定片剂释放度的操作步骤、结果计算和判断标准。

（2）熟悉溶出度测定仪的使用方法。

（3）巩固高效液相色谱法的正确使用。

【实训内容】

（一）用品

（1）仪器：溶出度测定仪、高效液相色谱仪、超声波清洗机、烧杯、量筒（1000mL）。

（2）试剂：盐酸吗啡缓释片、纯化水。

（二）方法和步骤

1. 仪器的调试

（1）溶出度测定仪每次使用前应检查仪器是否水平，转动轴是否垂直；检查转篮旋转时与溶出杯的垂直轴在任一点的偏离均不得大于2mm，检查转篮旋转时摆动幅度不得偏离轴心的 ±1.0mm；检查篮轴运转时整套装置应保持平稳，均不能产生明显的晃动或振动（包括仪器装置所放置的环境）；检测仪器的实际转速与其仪器电子显示的数据是否一致，稳速误差不得超过 ±4%。

（2）调节水浴的温度，应能使溶出杯中溶出介质的温度保持在 37.0℃ ±0.5℃。

（3）调节使转篮底部距溶出杯的内底部 25mm ±2mm。

2. 盐酸吗啡缓释片释放度的测定

取本品，照释放度测定法［中国药典（2015 版）四部通则 0931 第一法］，采用溶出度测定法第一法装置，以水 500mL 为溶剂，转速为 50r/min，依法操作，经 1h、2h、3h、4h、5h、6h，分别取溶液 2mL，用 0.45μm 滤膜滤过，并即时在溶出杯中补充相同的水 2mL，取续滤液作为供试品溶液。照盐酸吗啡缓释片含量测定项下色谱条件依法操作，记录色谱图。高效液相色谱法（通则 0512）。

【实训注意】

（1）溶出介质必须经脱气处理。气体的存在对测定可产生干扰。

（2）应保持水浴箱中水位略高于溶出杯内液面高度，否则将影响试验结果。

（3）在达到该品种规定的溶出时间时，应在仪器开动的情况下取样。自6杯中完成取样，时间应在1min以内。取样位置应在转篮的顶端至液面的中点，并距溶出杯内壁不小于10mm处。

（4）测定时，除另有规定外，每个溶出杯中只允许投入供试品1片，不得多投。

（5）试验结束后，应用水冲洗篮轴、篮体，转篮必要时可用水或其他溶剂超声处理、洗净。

（6）计算公式

$$\frac{c_X}{c_R}=\frac{A_X}{A_R}$$

式中　c_X——盐酸吗啡缓释片供试品的浓度，μg/mL；

c_R——盐酸吗啡对照品的浓度，μg/mL；

A_X——盐酸吗啡缓释片供试品的吸光度；

A_R——盐酸吗啡对照品的吸光度。

【实训检测】

（1）溶出度的测定主要针对哪些药物和制剂？

（2）测定溶出度时必须严格控制哪些试验条件？

（3）测定用的溶剂为什么需要脱气？在测定中转篮底部、顶部为什么不得附有气泡？

第六章　药品生物检定技术简介

药品生物检定技术是指利用生物体(微生物、细胞、离体组织或动物)对药物的特定药理、毒理作用，来测定生物药品的效价，检查药品中的有害物质以及对制剂进行微生物限度或无菌检查的技术方法。

本章重点介绍药物的无菌检查法、微生物计数法、抗生素效价的微生物检定法、生化药物效价的生物测定法及药品的安全性检查法等生物检定技术。

第一节　无菌检查法

活菌进入人体内会导致剧烈的反应，引起并发症，甚至危及生命。在药品制备或加工过程中，受药物性质的限制，有时不能进行可靠的高压、热压灭菌处理，而采取间歇灭菌、除菌过滤以及无菌操作法等技术，因此法定无菌制剂必须进行严格的无菌检查后才能用于临床。

无菌检查法系用于检查药典要求无菌的药品、医疗器具、原料、辅料及其他品种是否无菌的一种方法。若供试品符合无菌检查法的规定，仅表明供试品在该检验条件下未发现微生物污染。

常用的无菌检查法是将药品或材料在严格的无菌操作条件下，接种于适合各种微生物生长的不同培养基中，置于不同的适宜温度下培养一定的时间，逐日观察微生物的生长情况，并结合阳性和阴性对照试验的结果，判断供试品是否无菌。包括薄膜过滤法和直接接种两种方法。

一、常规技术要求

(1)应在环境洁净度 10000 级以下的局部洁净度 100 级的单向流空气区域内或隔离系统中进行检查。

(2)全过程应严格遵守无菌操作，防止微生物污染。

(3)单向流空气区、工作台面及环境应定期按《医药工业洁净室(区)悬浮粒子、浮游菌和沉降菌的测试方法》的现行国家标准进行洁净度验证。

二、培养基

无菌检查需按照药典规定选择适合需氧菌、厌氧菌或真菌生长的培养基，按规定处方(亦可使用商品脱水培养基)制备及灭菌，制备好的培养基应保存在2～25℃、避光的环境。试验前需做适用性检查。

(一)培养基的种类

《中国药典》(2015版)无菌检查法规定的培养基有7种，包括硫乙醇酸盐流体培养基(需氧菌、厌氧菌培养基)、胰酪大豆胨液体培养基(真菌培养基、需氧菌培养基)、胰酪大豆胨琼脂培养基、0.5%葡萄糖肉汤培养基(用于硫酸链霉素等抗生素的无菌检查)、沙氏葡萄糖液体培养基、沙氏葡萄糖琼脂培养基、中和或灭活用培养基。

(二)培养基的适用性检查

硫乙醇酸盐流体培养基及胰酪大豆胨液体培养基等在供试品的无菌检查进行前或检查的同时应做适用性检查，包括无菌性检查及灵敏度检查，检查合格后方可进行无菌检查方法验证试验和供试品的无菌检查。

(1)无菌性检查：每批培养基随机取不少于5支(瓶)，培养14天，应无菌生长。

(2)灵敏度检查：用以证明在做药物的无菌检查时，所加的菌种能够在培养基中生长良好。

适用性检查的菌种有金黄色葡萄球菌、铜绿假单胞菌、枯草芽孢杆菌、生孢梭菌、白色念珠菌和黑曲霉菌。

方法：取每管装量为12mL的硫乙醇酸盐流体培养基7支，分别接种小于100cfu的金黄色葡萄球菌、铜绿假单胞菌、生孢梭菌各2支，另1支不接种作为空白对照，培养3天；取每管装量为9mL的胰酪大豆胨液体培养基7支，分别接种小于100cfu的枯草芽孢杆菌、白色念珠菌、黑曲霉菌各2支，另1支不接种作为空白对照，培养5天。逐日观察结果。

结果判断：空白对照管无菌生长，加菌培养基管均生长良好，判定该培养基的灵敏度检查符合规定。

三、方法验证试验

在建立产品的无菌检查法时，应进行方法的验证，以证明所采用的方法适合于该产品的无菌检查，即需要先排除供试品是否具有抑细菌和抑真菌作用，避免假阴性结果。验证时，按供试品的“无菌检查”的规定及要求进行操作，操作方法包括薄膜过滤法和直接接种法。方法验证试验也可与供试品的无菌检查同时进行。

薄膜过滤法：取每种培养基规定接种的供试品总量按薄膜过滤法过滤，冲洗，在最后一次的冲洗液中加入小于100cfu 的试验菌，过滤，取滤膜接种至硫乙醇酸盐流体培养基或胰酪大豆胨液体培养基中，或将培养基加至滤筒内。另取一装有同体积培养基的容器，加入等量试验菌作为对照。置规定温度培养，培养时间不得超过 5 天。各试验菌同法操作。

直接接种法：取符合直接接种法培养基用量要求的硫乙醇酸盐流体培养基 6 管，分别接入小于 100cfu 的金黄色葡萄球菌、大肠埃希菌、生孢梭菌各 2 管；取符合直接接种法培养基用量要求的胰酪大豆胨液体培养基 6 管，分别接入小于 100cfu 的枯草芽孢杆菌、白色念珠菌、黑曲霉菌各 2 管；其中 1 管接入每支培养基规定的供试品接种量，另 1 管作为对照，置规定的温度培养，培养时间不得超过 5 天。

结果判断：与对照管比较，如含供试品各容器中的试验菌均生长良好，则说明供试品的该检验量在该检验条件下无抑菌作用或其抑菌作用可以忽略不计，可照此检查方法和检查条件进行供试品的无菌检查。如含供试品的任一容器中的试验菌生长微弱、缓慢或不生长，则说明供试品的该检验量在该检验条件下有抑菌作用，应采用增加冲洗量、增加培养基的用量、使用中和剂或灭活剂、更换滤膜品种等方法消除供试品的抑菌作用，并重新进行方法验证。

四、无菌检查法

(一) 检验数量及检验量

检验数量是指 1 次试验所用供试品最小包装容器的数量。检验量是指 1 次试验所用供试品总量(g 或 mL)。《中国药典》(2015 版) 四部列出批出厂产品最小检验数量表、液体制剂最小检验量及上市抽验样品的最少检验数量表和固体制剂最少检验量及上市抽验样品的最少检验数量表，可按表中的规定取量检验。

（二）对照试验

供试品在做无菌检查的同时还需做对照试验，包括阳性对照和阴性对照。

1. 阳性对照

应根据供试品特性选择阳性对照菌。无抑菌作用和抗革兰阳性菌为主的供试品，以金黄色葡萄球菌为对照菌；抗革兰阴性菌为主的供试品，以大肠埃希菌为对照菌；抗厌氧菌的供试品，以生孢梭菌为对照菌；抗真菌的供试品，以白色念珠菌为对照菌。阳性对照管培养72h内应生长良好。阳性对照试验用以证明微生物确实可在应用的试验条件下生长。

2. 阴性对照

取试验所用的相应溶剂和稀释液、冲洗液同法操作，作为阴性对照。阴性对照不得有菌生长。阴性对照用以检查试验过程中使用的溶剂、稀释液、冲洗液等对微生物生长及存活无影响。

如试验中需使用表面活性剂、灭活剂、中和剂等试剂，还应证明其有效性，且对微生物无毒性。

（三）检查方法

无菌检查法包括薄膜过滤法和直接接种法。只要供试品性状允许，应采用薄膜过滤法。检验方法和检验条件应与验证的方法相同。

1. 薄膜过滤法

该法适用性广，准确性强，适合于任何类型的药品，尤其适用于具有抑菌作用的供试品。该法通过滤膜过滤，将供试品中可能存在的微生物富集于滤膜上，再冲洗掉滤膜上的抑菌成分后，在薄膜过滤器滤筒内加入培养基，在所需温度下培养，观察是否有菌生长。

优先采用封闭式薄膜过滤器，也可使用一般的薄膜过滤器。滤膜孔径应不大于0.45μm，直径约50mm。不同类型的供试品，过滤操作的方法有所不同。《中国药典》（2015版）四部（通则1101）“无菌检查法”分别介绍了水溶液供试品、水溶性固体供试品、可溶于十四烷基异丙醇的膏剂和黏性油剂供试品、无菌气（喷）雾剂供试品、装有药物的注射器供试品、具有导管的医疗器具（输血、输液袋等）供试品的薄膜过滤操作方法。

2. 直接接种法

该法操作简便，适宜无抑菌作用的供试品无菌检查。该法系将规定量的供试品分别接种至各含硫乙醇酸盐流体培养基和胰酪大豆胨液体培养基的容器中，按照规定培养 14 天，观察是否有菌生长。

不同类型的供试品，样品的处理和接种方式也有所区别。《中国药典》(2015 版)分别介绍了混悬液等非澄清水溶液供试品、固体供试品、非水溶性供试品、敷料供试品，肠线、缝合线等供试品，灭菌医用器具供试品，放射性药品等的取样量、处理及接种方法。

3. 培养及观察

将含培养基的容器在规定的温度培养 14 天，逐日观察并记录是否有菌生长。如在加入供试品后或在培养过程中培养基出现浑浊，培养 14 天后，不能从外观上判断有无微生物生长，可取该培养液适量转种至同种新鲜培养基中，培养 3 天，观察接种的同种新鲜培养基是否再出现浑浊；或取培养液涂片，染色，镜检，判断是否有菌。

五、无菌检查结果判断

(1)阳性对照管应生长良好，阴性对照管不得有菌生长。否则，试验无效。

(2)若供试品管显澄清，或虽显浑浊但经确证无菌生长，判定供试品符合规定。

(3)若供试品管中任何一管显浑浊并确证有菌生长，判定供试品不符合规定，除非能充分证明试验结果无效，即生长的微生物非供试品所含。

(4)试验若经确认无效，需依法重试。

第二节　微生物计数法

药品中的微生物数量对判断药品被污染的程度有积极意义。细菌数越多，表明药品受到致病菌污染的可能性越大，安全性越差。多数中西药剂型属非密封品，不能做到绝对无菌，因此微生物限度检查成为非灭菌制剂保证药品质量的重要检查内容，也是综合评价药品生产各环节卫生状况的一个依据。

微牛物限度检查法系检查非规定灭菌制剂及其原料、辅料受到微生物污染程度的方法，检查项目包括需氧菌数、霉菌数和酵母菌数及控制菌检查。

《中国药典》(2015 版)四部制剂通则中规定需做微生物限度检查的制剂类型有片剂、栓剂、软膏剂、糖浆剂、气雾剂、口服溶液剂、洗剂、涂膜剂、凝胶剂、贴剂、丸剂、散剂、颗粒剂、煎膏剂、贴膏剂、滴丸剂、胶囊剂、搽剂等。

一、常规技术要求及检验量

(一)技术要求

(1)检查应在环境洁净度10000级下的局部洁净度100级的单向流空气区域内进行。检验全过程必须严格遵守无菌操作，防止再污染。

(2)单向流空气区域、工作台面及环境应定期按《医药工业洁净室(区)悬浮粒子、浮游菌和沉降菌的测试方法》的现行国家标准进行洁净度验证。

(3)供试品检查时，如果使用了表面活性剂、中和剂或灭活剂，应证明其有效性及对微生物无毒性。

(4)需氧菌培养温度为30~35℃；霉菌、酵母菌培养温度为20~25℃。

(5)检验结果以1g、1mL、10g、10mL或10cm^2为单位报告，特殊品种可以最小包装单位报告。

(二)检验量

检验量即1次试验所用的供试品量(g、mL或cm^2)。除另有规定外，一般供试品的检验量为10g或10mL；膜剂为100cm^2；贵重药品、微量包装药品的检验量可以酌减。要求检查沙门菌的供试品，其检验量应增加至20g或20mL。

检验时，应从2个以上最小包装单位中抽取供试品，膜剂不得少于4片。一般应随机抽取不少于检验用量(2个以上最小包装单位)的3倍量供试品。

二、样品供试液的制备

需要根据供试品的理化特性和生物学特性，采用适宜的方法制备供试液。《中国药典》(2015版)四部(通则1105)“微生物计数法”提供了水溶性供试品、水不溶性油脂类供试品、油脂类供试品以及需用特殊方法制备供试液的供试品的供试液制备方法，其中需用特殊方法制备供试液的供试品有膜剂供试品、肠溶剂及结肠溶制剂供试品、气雾剂与喷雾剂供试品、贴膏剂供试品。

三、菌种及培养基

(一)菌种

微生物(需氧菌、霉菌和酵母菌)计数检查的对照试验菌种为铜绿假单胞菌、金黄色葡萄球菌、枯草芽孢杆菌、白色念珠菌、黑曲霉菌，适用于计数培养基的适用性检查和计数方法的验证试验；控制菌检查的对照菌种为大肠埃希菌、金黄色葡萄球菌、沙门菌、铜绿假单胞菌、梭菌，适用于控制菌检查用培养基的适用性检查(促生长能力、抑制能力及指标能力检查)和方法的验证试验。试验用菌株传代次数不得超过 5 代，并采用适宜的菌种保藏技术，以保证试验菌株的生物学特性。

(二)培养基

微生物计数检查常用的培养基有胰酪大豆胨液体培养基、胰酪大豆胨琼脂培养基、沙氏葡萄糖液体培养基、沙氏葡萄糖琼脂培养基。

试验时需根据药典规定的方法使用。如金黄色葡萄球菌，做培养基适用性检查和计数方法适用性试验中需氧菌总数计数时所用培养基为胰酪大豆胨液体培养基、胰酪大豆胨琼脂培养基；白色念珠菌，做培养基适用性检查和计数方法适用性试验中霉菌、酵母菌总数计数时所用培养基为沙氏葡萄糖液体培养基、沙氏葡萄糖琼脂培养基。

四、方法的验证试验

建立微生物限度检查法时，应先进行方法验证，以确认所采用的方法适合于该药品的需氧菌、霉菌和酵母菌的菌落计数测定或控制菌的检查。方法验证时需选择法定试验菌按照规定的方法及要求进行。

五、药品的微生物计数法检验方法

微生物计数法的检查项目有需氧菌数、霉菌数和酵母菌数检查。

需氧菌数、霉菌和酵母菌数检查，检测的是药物在单位质量或体积内所存在的活菌数量，可评价生产过程中原辅料、设备、器具、工艺、环境及操作者的卫生状况。法定检查方法包括平皿法、薄膜过滤法和 MPN 法。

1. 计数方法的验证

需氧菌数、霉菌和酵母菌数计数方法的验证试验用以保证方法中供试液没有抗菌活性，培养条件适宜需氧菌、霉菌和酵母菌生长，制备过程中稀释剂未受微生物干扰、供试液稀释级选择适宜。验证试验包括试验组、菌液组、供试品对照组，各需进行 3 次独立的平行试验，通过各试验菌每次试验的菌数回收率来判断该试验方法是否适宜。

$$试验组的菌数回收率 = \frac{试验组的平均菌数 - 供试品对照的平均菌落数}{菌液组的平均菌落数} \times 100\% \quad (6-1)$$

3 次试验中，当试验组的菌数回收率均为0.5～2 时，该供试液制备方法及计数法适合于测定其需氧菌数、霉菌和酵母菌数。

2. 供试品检查方法

（1）平皿法：根据菌数报告规则取相应稀释级的供试液 1mL，置直径 90mm 的无菌平皿中，注入 15～20mL 温度不超过 45℃的溶化的胰酪大豆胨琼脂培养基（需氧菌）或沙氏葡萄糖琼脂培养基（霉菌和酵母菌），混匀，凝固，倒置培养。每稀释级每种培养基至少制备 2 个平板。平皿法以培养后需氧菌、霉菌和酵母菌在琼脂平板上形成的独立可见的菌落为计数依据，按照菌数报告规则进行报告。

同时取试验用的稀释液 1mL，同法操作，作为阴性对照试验。每种计数用的培养基各制备 2 个平板，均不得有菌生长。

（2）薄膜过滤法：所用滤膜孔径不大于 0.45μm，直径一般为 50mm。取相当于每张滤膜含 1g、1mL 或 10cm^2 供试品的供试液（或适宜稀释级的供试液 1mL），加至适量的稀释剂中，混匀，过滤。用 pH7.0 的无菌冲洗液冲洗滤膜后，取出滤膜，菌面朝上贴于胰酪大豆胨琼脂培养基或沙氏葡萄糖琼脂培养基平板上培养，培养条件和计数方法同平皿法。每种培养基至少制备 1 张滤膜。根据菌数报告规定计数，如超过规定限量即可认定不合格。

同时取试验用的稀释液 1mL 同法操作，作为阴性对照，阴性对照不得有菌生长。

《中国药典》（2015 版）对不同类型的非灭菌制剂规定了相应的微生物限度标准，见表 6-1，如计数超过规定限量即可认定不合格。

（3）MPN 法：标准项下培养基管中，分别加入 1:10、1:100、1:1000、的供试液 1mL，用稀释剂 1mL 作为阴性对照，均培养 18～24h，观察结果。根据观察的结果，查最大可能数表，得到样品中微生物数量，必要时进行确认试验。

六、控制菌检查

控制菌检查旨在检查非规定灭菌制剂中是否存在有可疑的致病菌。《中国药典》（2015 版）（通则 1106）“控制菌检查法”项目包括大肠埃希菌、沙门菌、铜绿假单胞菌、金黄色葡萄球菌、梭菌。

1. 适用性检查

控制菌检查用培养基的适用性检查项目包括促生长能力、抑制能力及指示能力的检查。促生长能力检查用以保证在相应控制菌检查规定的培养温度及最短培养时间内，试验菌生长良好(液体培养基)，菌落大小、形态特征与对照菌一致(固体培养基)；抑制能力检查以保证其他试验菌无法生长；指示剂能力检查用以保证培养基上实用菌的生长情况(液体培养基)、菌落大小、形态特征(固体培养基)、指示剂反应情况等与对照培养基一致。

2. 方法验证试验

控制菌检查方法的验证试验用以保证方法中供试液没有抗菌活性，所采用方法适合于该产品的控制菌检查。验证方法系取规定量供试液及 10～100cfu 试验菌加入增菌培养液中(薄膜过滤法试验菌加在最后一次冲洗液中，过滤后，注入增菌培养基或取出滤膜接入增菌培养基中)，依相应控制菌检查法进行检查。要求试验组应检出试验菌，若未检出试验菌，应采用培养基稀释法、离心沉淀法、薄膜过滤法、中和法等方法消除供试品的抑菌活性，并重新进行方法验证。

3. 阳性对照试验和阴性对照试验

方法验证后，进行供试品控制菌检查时，还需进行试验菌的阳性对照试验和稀释液的阴性对照试验，阳性对照试验应检出相应的控制菌，阴性对照试验应无菌生长。

4. 控制菌检查法

(1)大肠埃希菌：大肠埃希菌即大肠杆菌，属肠杆菌科埃希菌属，是人和温血动物肠道内的栖居菌，可随粪便排出体外，是粪便污染的指示菌。致病性大肠埃希菌可引起婴幼儿、成人暴发性腹泻，化脓或败血症，口服药品必须检查大肠埃希菌。

检查法：取供试液接种至适量胰酪大豆胨液体培养基的试管内，30～35℃，培养 18～24h；取培养物 1mL 接种至 100mL 麦康凯液体培养基中，42～44℃，培养 24～48h；取培养物划线接种于麦康凯琼脂培养基平板 30～35℃，18～72h 培养；如有菌落生长，并经分离、纯化，鉴定试验，确认为大肠埃希菌，则报告检出大肠埃希菌。

(2)沙门菌：沙门菌属肠杆菌科沙门菌属，是人畜共患的肠道病原菌，可引起伤寒、肠炎、肠热病和食物中毒。《中国药典》(2015 版)规定，含动物组织(包括提取物)的口服给药制剂，每 10g 或 10mL 不得检出沙门菌。

检查法：取10g供试品或10mL供试液至适宜体积的胰酪大豆胨液体培养基混匀，30～35℃，培养18～24h；取上述培养物0.1mL至10mLRV沙门增菌液体培养基，30～35℃，培养18～24h；取液体培养物划线接种于木糖赖氨酸脱氧胆酸盐琼脂培养基平板，30～35℃，18～48h；沙门菌在该平板上生长良好，菌落呈淡红色或无色，菌落中心有或无黑色；用接种针挑取疑似菌落于三糖铁琼脂培养基高层、斜面进行斜面和高层穿刺接种，培养18～24h，或采用其他方法进一步鉴定。

(3)铜绿假单胞菌：铜绿假单胞菌是常见的化脓性感染菌，在烧伤、烫伤、眼科及其他外科疾患中常引起继发感染，且对许多抗菌药物具有天然的耐药性。《中国药典》(2015版)规定，耳、鼻及呼吸道吸入给药制剂，阴道、尿道给药制剂，直肠给药制剂及其他局部给药制剂，均不得检出铜绿假单胞菌。

检查法：取供试液接种至适量胰酪大豆胨液体培养基的试管内，30～35℃，培养18～24h；取上述培养物，划线接种于溴化十六烷基三甲铵琼脂培养基平板上，30～35℃，培养18～72h；取上述平皿上生长的菌落进行氧化酶试验，并进行其他鉴别试验，以判断是否检出铜绿假单胞菌。

(4)金黄色葡萄球菌：金黄色葡萄球菌是化脓性感染重要的病原菌，分布广泛，可产生多种毒素及酶，引起局部及全身化脓性炎症，严重时可导致败血症和脓毒血症。《中国药典》(2015版)规定，耳、鼻及呼吸道吸入给药制剂，阴道、尿道给药制剂，直肠给药制剂及其他局部给药制剂，均不得检出金黄色葡萄球菌。

检查法；取供试液接种至适量胰酪大豆胨液体培养基的试管内，30～35℃，培养18～24h；取上述培养物，划线接种于甘露醇氯化钠琼脂培养基平板上，30～35℃，培养18～72h；根据培养后平板上有无菌落生长或生长的菌落形态特征，判断是否检出金黄色葡萄球菌。金黄色葡萄球菌菌落特点为：黄色菌落，或外周有黄色环的白色菌落。如菌落形态特征相符或疑似，应做分离、纯化，鉴定试验，确认为金黄色葡萄球菌。

(5)梭菌：梭菌的主要病原菌有产气荚膜梭菌、破伤风梭菌、肉毒梭菌、艰难梭菌和气性坏疽病原梭菌，可产生强烈的外毒素和侵袭性酶类使人和动物致病。对某些用于阴道、创伤、溃疡的药品，必须控制梭菌。

检查法：取供试液2份，其中1份置80℃保温10min后迅速冷却；将上述2份供试液接种至适量梭菌增菌培养基中，30～35℃，培养48h；取上述每一培养物分别涂抹接种于哥伦比亚琼脂培养基平板上，厌氧条件下，30～35℃，培养48～72h；若平板培养后无菌落生长，判定供试品未检出梭菌；如有菌落生长，应挑选2～3个菌落，分别进行革兰染色和过氧化氢酶试验做进一步判断。

(6)白色念珠菌：白色念珠菌(白假丝酵母菌，candida albicans)是内源性真菌，是医学全身性真菌感染病的重要组成之一，通常存在于健康人的口腔、上呼吸道、肠道及阴道，一般在正常机体中数量少，不引起疾病；当机体免疫功能或防御力下降或正常菌群相互制约作用失调时，则大量繁殖并改变生长形式(芽生菌丝相)侵入细胞引起疾病。白色念珠菌可侵犯人体许多部位，引起皮肤念珠菌病、黏膜念珠菌病、内脏及中枢神经念珠菌病。《中国药典》(2015版)规定，阴道、尿道给药制剂需进行白色念珠菌检查。

检查法：取供试液在沙氏葡萄糖液体培养基的培养物，划线接种于沙氏葡萄糖琼脂培养基平板上，若平板培养后无菌落生长或生长的菌落与规定的形态特征不符，判定供试品未检出白色念珠菌；如生长的菌落与规定的形态特征相符或疑似，应挑选2～3个菌落，分别接种至念珠菌显色培养基平板，以平板培养后无绿色或翠绿色的菌落生长，判定供试品未检出白色念珠菌。若生长的菌落为绿色或翠绿色，挑选相符或疑似的菌落接种于1%聚山梨酯80－玉米琼脂培养基上培养，取培养物进行染色、镜检及芽管试验，做进一步判断。

七、《中国药典》(2015版)四部微生物限度标准

非无菌药品的微生物限度标准是基于药品的给药途径及对患者健康潜在的危害而制订的。药品的生产、贮存、销售过程中的检验，原料及辅料的检验，新药标准制订、进口药品标准复核、考察药品质量及仲裁等，除另有规定外，其微生物限度依据见表6－1。

表6－1　《中国药典》(2015版)四部(通则1107)微生物限度标准

制剂类型	微生物限度检查项目	标　准
无菌制剂及标示无菌的制剂		符合无菌检查法规定
口服给药制剂	需氧菌数	每1g不得超过1000cfu
		每1mL不得超过100cfu
	霉菌和酵母菌数	每1g或1mL不得超过100cfu
		每1mL不得超过10cfu
	大肠埃希菌	每1g或1mL不得检出

续表

制剂类型	微生物限度检查项目	标　准
耳用制剂	需氧菌数	每1g、1mL不得超过100cfu
	霉菌和酵母菌数	每1g、1mL不得超过10cfu
	金黄色葡萄球菌、铜绿假单菌	每1g、1mL不得检出
阴道、尿道给药制剂	需氧菌数	每1g或1mL不得超过100cfu
	霉菌和酵母菌数	每1g、1mL不得超过10cfu
	金黄色葡萄球菌、铜绿假单胞菌、白色念珠菌	每1g、1mL不得检出
直肠给药制剂	需氧菌数	每1g不得超过1000cfu; 每1mL不得超过100cfu
	霉菌和酵母菌数	每1g、1mL不得超过100cfu
	金黄色葡萄球菌、铜绿假单胞菌	每1g、1mL不得检出
其他局部给药制剂	需氧菌数	每1g、1mL或$10cm^2$不得超过100cfu
	金黄色葡萄球菌、铜绿假单胞菌	每1g、1mL或$10cm^2$不得检出
原料及辅料	参照相应制剂的微生物限度标准执行	
含动物组织(包含提取物)的口服给药制剂	每10g或10mL不得检出沙门菌	

第三节　抗生素效价的微生物检定法

抗生素类药物的含量测定方法有理化方法和微生物检定法两种。抗生素微生物检定法是在适宜条件下，根据量反应平行线原理设计，通过检测抗生素对微生物的抑制作用，计算抗生素活性(效价)的方法。

该法以抗生素的抗菌活性为指标，测定原理与临床应用一致，直接反映抗生素的医疗价值，试验灵敏度较高，供试品用量较小，对产品纯度限度要求较宽。目前一些组分复杂的全生物合成的抗生素类药物仍旧沿用此法检测效价，该法亦为新发现的抗生素类药物效价测定的首选方法。

《中国药典》(2015 版)收载的抗生素微生物检定包括两种方法，即管碟法和浊度法。

一、检定原理

因标准品和供试品为同种抗生素，在相同试验条件下，标准品溶液和供试品溶液对试验菌所得的量反应曲线在一定剂量范围内互相平行，此为量反应平行线原理。利用此原理，检定方法可设计为二剂量法、三剂量法(管碟法和浊度法)和标准曲线法(浊度法)等。

二、试验菌

抗生素效价测定用的试验菌需与同品种国际通用药典所用的试验菌一致，应易于培养、保存，无致病性，对抗生素主要成分敏感，产生的抑菌圈应边缘清晰、测定误差小。

管碟法的试验菌有枯草芽孢杆菌、短小芽孢杆菌、金黄色葡萄球菌、藤黄微球菌、大肠埃希菌、啤酒酵母菌、肺炎克雷伯菌、支气管炎伯德特菌。浊度法的试验菌有金黄色葡萄球菌、大肠埃希菌、白色念珠菌。标准菌种由中国食品药品检定研究院提供，均为冷冻干燥菌种，试验前需制备成菌悬液备用。不同类别的抗生素需按照《中国药典》(2015 版)四部中“抗生素微生物检定试验设计表”选择相应的试验菌。

三、管碟法

管碟法是利用抗生素在琼脂培养基内的扩散作用，比较标准品与供试品两者对接种的试验菌产生抑菌圈的大小，以测定供试品效价的一种方法。该法是国际上抗生素药品检定的经典方法。

《中国药典》(2015 版)法定方法为二剂量法和三剂量法。通过测量和比较已知效价的标准品溶液与未知效价的供试品溶液对接种的试验菌产生抑菌圈的直径(或面积)，按照生物检定统计法计算供试品效价。

（一）双碟的制备

管碟法的“碟”即双碟，其制备过程包括底层及菌层的制备，应在半无菌室或洁净室内进行，避免微生物污染。不同类别的抗生素亦需按照“抗生素微生物检定试验设计表”选择试验培养基及培养条件。

1. 底层的制备

取直径约90mm、高16～17mm的平底双碟，分别注入加热融化的培养基20mL，使在碟底内均匀摊布，放置水平台上使凝固。

2. 菌层的制备

取培养基适量加热融化后，放冷至48～50℃（芽孢可至60℃），加入规定的试验菌悬液适量（以能得清晰的抑菌圈为度。二剂量法标准品溶液的高浓度所致的抑菌圈直径在18～22mm，三剂量法标准品溶液的中心浓度所致的抑菌圈直径在15～18mm），摇匀，在每一双碟中分别加入5mL，使在底层上均匀摊布，作为菌层。

双碟放置水平台上冷却后，在每一双碟中以等距离均匀安置不锈钢小管（内径6.0mm±0.1mm，高10.0mm±0.1mm，外径7.8mm±0.1mm），二剂量法需安置4个，三剂量法需安置6个，用陶瓦圆盖覆盖备用。

（二）检定法

1. 二剂量法

取双碟不得少于4个，在每一双碟中对角的2个不锈钢小管中分别滴装高浓度及低浓度的标准品溶液，其余2个小管中分别滴装相应的高、低两种浓度的供试品溶液；高、低浓度的剂距为2∶1或4∶1。在规定条件下培养后，测量各个抑菌圈的直径（或面积），照生物检定统计法进行可靠性测验及效价计算。

2. 三剂量法

取双碟不得少于6个，在每一双碟中间隔的3个不锈钢小管中分别滴装高浓度（S_3）、中浓度（S_2）及低浓度（S_1）的标准品溶液，其余3个小管分别滴装相应的高、中、低3种浓度的供试品溶液；高、低浓度的剂距为1∶0.8。在规定条件下培养后，测量各个抑菌圈的直径（或面积），照生物检定统计法进行可靠性测验及效价计算。

四、浊度法

浊度法系利用抗生素在液体培养基中对试验菌生长的抑制作用，通过测定培养后细菌浊度值的大小，比较标准品与供试品对试验菌生长抑制的程度，以测定供试品效价的一种方法。

《中国药典》(2015 版)法定方法为标准曲线法、二剂量法和三剂量法。细菌生长过程中，液体培养基中的细菌浊度与细菌数、细菌群体及细菌细胞容积的增加存在着相关性，在一定范围内符合比尔定律。抗生素对试验菌生长的抑制作用，可直接影响液体培养基中细菌浊度值的大小。通过测量加入不同浓度标准品溶液与供试品溶液的含试验菌液体培养基的浊度值(吸光度)，可计算供试品效价。

管碟法易受不锈钢小管放置位置、溶液滴装速度、液面高低、菌层厚度等因素影响造成结果差异或试验失败。而浊度法在液体中进行，影响因素少，结果比较准确。

(一)含试验菌液体培养基的制备

取规定的试验菌悬液适量(35 ~37℃培养 3 ~4h 后测定的吸光度在 0.3 ~0.7 之间，且剂距为 2 的相邻剂量间的吸光度差值不小于 0.1)，加入到各规定的液体培养基中，混合，使在试验条件下能得到满意的剂量 - 反应关系和适宜的测定浊度。已接种试验菌的液体培养基应立即使用。

(二)检定法

1. 标准曲线法

取适宜的已灭菌试管，精密加入含试验菌的液体培养 9.0mL，各浓度的标准品或供试品溶液 1.0mL，混匀后在规定条件下培养至适宜测量的浊度值(通常约为 4h)，在线测定或取出立即加入甲醛溶液(1→3)0.5mL 以终止微生物生长，在 530nm 或 580nm 波长处测定各管的吸光度。用药品稀释剂 1.0mL、含试验菌的液体培养基 9.0mL 及甲醛溶液 0.5mL，分别制备阳性对照和空白液。照标准曲线法进行可靠性检验和效价计算。

标准品溶液选择 5 个剂量(剂距 1∶1.25 或更小)，供试品溶液根据估计效价或标示量选择中间剂量，均在各品种项下规定的剂量 - 反应线性范围内，每一剂量不少于 3 个试管。

2. 二剂量法或三剂量法

取适宜的已灭菌试管，在各品种项下规定的剂量 - 反应线性范围内，选择适宜的高、(中、)低浓度，分别精密加入各浓度的标准品和供试品溶液各 1.0mL，二剂量法的剂距为 2∶1 或 4∶1，三剂量法的剂距为 1∶0.8。同标准曲线法操作，每一组浓度不少于4个试管，按随机区组分配，在规定条件下培养。照生物统计法进行可靠性测验及效价计算。

实例：

微生物检定方法测定氨基苷类抗生素的含量

《中国药典》(2015版)硫酸庆大霉素含量测定方法：精密称取本品适量，加灭菌水定量制成每1mL中约含1000U的溶液，照抗生素微生物检定法测定，可信限率不得大于7%。1000U庆大霉素单位相当于1mg庆大霉素。

按照“抗生素微生物检定管碟法试验设计表”规定，庆大霉素的试验菌为短小芽孢杆菌，培养条件为Ⅰ号培养基、pH7.8~8.0、温度35~37℃、培养14~16小时，选择硫酸庆大霉素标准品。

第四节　生化药物效价的生物测定法

生化药物是指采用生物化学方法，从生物材料中分离、纯化、精制而成的用以治疗、预防和诊断疾病的药品，如氨基酸、肽、蛋白质、酶类。此类物质结构复杂，质量控制方法和检验项目与化学药物相比有很多不同。剂量以效价(单位)表示，在《中国药典》(2015版)有关品种正文下列入【效价测定】，而非【含量测定】。为反映此类药物的临床生物活性，生化药物多采用生物检定技术测定效价。

生化药物效价的生物测定法系通过比较相应的标准品与供试品两者所引起效价检定指标的变化程度，以测定供试品效价的方法。本节仅介绍《中国药典》(2015版)四部所收载的生化药物效价测定方法，所列品种有升压素、肝素、绒促性素、缩宫素、胰岛素、精蛋白锌胰岛素、硫酸鱼精蛋白、尿促性素(卵泡刺激素)、黄体生成素、降钙素、生长激素等。各品种的检定方法见表6-2。

表6-2　一些生化药物效价的生物测定法

名称	药物来源	效价检定指标	标准品	检定用生物体
升压素		血压升高的程度	垂体后叶标准品	成年雄性大鼠
肝素	猪或牛的肠黏膜	延长新鲜兔血或兔、猪血浆凝固时间的作用	肝素标准品	新鲜兔血或兔、猪血浆

续表

名称	药物来源	效价检定指标	标准品	检定用生物体
绒促性素	孕妇尿	对幼小鼠子宫增重的作用	绒促性素标准品	雌性幼小鼠的子宫
缩宫素	猪或牛的脑神经垂体：化学合成	引起离体大鼠子宫收缩的作用	垂体后叶或合成缩宫素标准品	成年雌性大限的子宫
胰岛素	猪或牛的胰脏	引起小鼠血糖下降的作用	胰岛素标准品	成年小鼠血
精蛋白锌胰岛素注射液	含有鱼精蛋白和气化锌的胰岛素（猪、牛）	降低家兔血糖的作用	胰岛素标准品	健康家兔血
硫酸鱼精蛋白	鱼类新鲜成熟精子	延长新鲜兔血或猪、兔血浆凝结时间的程度	肝素标准品	新鲜兔血或兔、猪血浆
尿促性素		对幼大鼠卵巢增重的作用	尿促性素标准品	雌性幼大鼠的卵巢
黄体生成素		对幼大鼠精囊增重的作用	尿促性素标准品	雄性幼大鼠的精囊
降钙素		对大鼠血钙降低的影响	降钙素标准品	大鼠血
生长激素		使幼龄去垂体大鼠体重和胫骨骨骺板宽度增加的程度	生长激素标准品	幼龄去垂体大鼠

第五节　药品的安全性检查

生物来源的药品常含有危害患者身体健康甚至影响生命安全的特殊杂质，如热原、细菌内毒素等。为保证用药的安全有效，这些药物除进行必要的理化、微生物检验外，还需进行安全性检查。由于这些有害杂质的结构和作用机制不清，目前安全性检查多采用试验动物学方法，常规检验的项目有异常毒性、热原、细菌内毒素、升压和降压物质、过敏反应及溶血与凝聚。方法收载于《中国药典》(2015 版)四部中，简述如下。

一、异常毒性检查

异常毒性检查法是给予小鼠一定剂量的供试品溶液，在规定时间内观察小鼠出现的死亡情况，以判定供试品是否符合规定的一种方法。

除另有规定外，《中国药典》(2015 版)以小鼠在给药后 48h 内不得有死亡为异常毒性检查合格。常规给药途径包括静脉注射、腹腔注射、皮下注射和口服给药。

二、热原检查

热原检查法是将一定剂量的供试品静脉注入家兔体内，在规定时间内观察家兔体温升高的情况，以判定供试品中所含热原的限度是否符合规定的方法。

热原系指药品中含有的能引起体温升高的杂质，目前多认为是指细菌内毒素的脂多糖。一些药品因存在干扰因素并不适合使用内毒素检查，而热原检查能直接反映产品致热物质在体内变化过程，直观、代表性好，较细菌内毒素更有实际意义。

热原检查需选取健康合格的家兔 3 只，测定正常体温后，自耳静脉缓缓注入供试品溶液，再每隔 30min 测量体温 1 次，共测 6 次，以 6 次体温中最高的一次减去正常体温为家兔体温的升高温度(℃)。必要时，需另取 5 只家兔复试。在初试的 3 只家兔中，体温升高均低于 0.6℃，并且 3 只家兔体温升高总和低于 1.3℃；或在复试的 5 只家兔中，体温升高 0.6℃或高于 0.6℃的家兔不超过 1 只，并且初试、复试合并 8 只家兔的体温升高总和≤3.5℃，均判定供试品的热原检查符合规定。

测量家兔体温应使用精密度为 ±0.1℃的测温装置，测温探头或肛温计插入肛门的深度和时间各兔应相同，深度一般约 6cm，时间不得少于 1.5min。

三、细菌内毒素检查

细菌内毒素检查系利用鲎试剂来检测或量化由革兰阴性菌产生的细菌内毒素，以判断供试品中细菌内毒素的限量是否符合规定的一种方法。

细菌内毒素是革兰阴性菌细胞壁的构成成分，其主要化学成分为脂多糖的类脂 A 成分，可激活中性粒细胞，造成内源性热原质释放，作用于体温调节中枢引起机体发热。细菌在生活状态时并不释放内毒素，只有当细菌死亡自溶或黏附在其他细胞时，其毒性才表现。细菌内毒素的生物活性主要有致热性、致死性、白细胞减少、降血压、休克、激活凝血系统、鲎细胞溶解物（鲎试剂）凝集、刺激淋巴细胞有丝分裂、肿瘤细胞坏死作用等。

内毒素是药品热原检查不合格的主要原因，在药品生产质量管理规范（GMP）条件下，药品生产的质量控制一般认为无内毒素即无热原，控制内毒素就是控制热原。细菌内毒素检查法因其方法灵敏、准确、快速和经济的优点，越来越多地被用于控制药品注射剂质量，成为静脉、鞘内给药药物以及放射性药物等质量检查的一个重要方面。

《中国药典》（2015 版）中细菌内毒素检查方法包括凝胶法和光度测定法。凝胶法系通过试剂与内毒素产生凝集反应的原理来检测或半定量内毒素的方法，分为限度试验和半定量试验。光度法分为浊度法和显色基质法。浊度法系利用检测鲎试剂与内毒素反应过程中的浊度变化而测定内毒素含量的方法；显色基质法系利用检测鲎试剂与内毒素反应过程中产生的凝固酶使特定底物释放出呈色团的多少而测定内毒素含量的方法。可使用任何一种方法进行试验，当测定结果有争议时，一般以凝胶法结果为准。

四、升压及降压物质检查

药物中的特殊杂质可引起患者血压升高或降低，《中国药典》（2015 版）四部分别收载了升压物质检查法和降压物质检查法。

升压物质检查法是比较垂体后叶标准品与供试品升高大鼠血压的程度，以判定供试品中所含升压物质的限度是否符合规定的方法。降压物质检查法是比较组胺对照品与供试品引起麻醉猫血压下降的程度，以判定供试品中所含降压物质的限度是否符合规定的方法。

试验时选择健康合格的成年雄性大鼠（升压物质检查法）或猫（降压物质检查法），麻醉后手术安装供注射药液用的静脉插管，并通过颈动脉与血压测定装置相连。选定垂体后叶标准品或组胺标准品稀释液的剂量（d_s）以及供试品溶液品种项下规定的剂量（d_T），按照 d_s、d_T、d_T、d_s 顺序注射，分别记录血压。比较第一与第三、第二与第四次的反应，以 d_T 所致的反应值均不大于 d_s 所致反应值的一半，判定供试品的升压物质或降压物质检查符合规定。

五、过敏反应检查

药物中一些生物来源的杂质，如蛋白或聚合物等，可能会作为抗原或半抗原导致机体的过敏反应，轻则不适，严重时会导致血压下降、窒息、血管神经性水肿，甚至休克、死亡。

过敏反应检查法是将一定量的供试品溶液注入豚鼠体内，间隔一定时间后静脉注射供试品进行激发，观察动物出现过敏反应的情况，以判定供试品是否引起动物全身过敏反应。

检查时选取健康合格的豚鼠 6 只，隔日腹腔注射供试品 0.5mL，共 3 次，进行致敏。然后均分为 2 组，分别在首次注射后第 14 日和第 21 日，由静脉注射供试品 1mL 进行激发。规定静脉注射供试品后 30min 内不得出现过敏反应。如在同一只动物上出现竖毛、发抖、干呕、连续喷嚏 3 声、连续咳嗽 3 声、紫癜和呼吸困难等现象中的 2 种或 2 种以上，或出现大小便失禁、步态不稳或倒地、抽搐、休克、死亡现象之一者，判定供试品不符合规定。

习　题　六

一、单项选择题

1. 药品监督管理部门对无菌产品进行质量监督，判断产品是否被微生物污染的指标是(　　)。

A. 无菌检查　B. 微生物限度检查　C. 控制菌检查　D. 内毒素检查

2. 无菌检查需要的环境洁净度级别是(　　)。

A. 10 级　B. 100 级以下　C. 1000 级以下　D. 10000 级以下

3. 无菌检查时适用于需氧菌、厌氧菌检查的培养基是(　　)。

A. 硫乙醇酸盐流体培养基　B. 胰酪大豆胨液体培养基

C. 选择性培养基　D. 营养肉汤培养基

4. 在做药物的无菌检查时，用以证明所加的菌种能够在培养基中生长良好的试验是培养基的(　　)。

A. 无菌性检查　B. 灵敏度检查　C. 阳性试验　D. 阴性试验

5. 药品微生物计数法检查中，常用的需氧菌、霉菌及酵母菌计数方法是(　　)。

A，直接过滤法　B. 平皿法　C. 薄膜过滤法　D. 菌数回收率试验

6. 控制菌检查项目中被列为粪便污染指示菌的是(　　)。

A. 大肠埃希菌　B. 大肠菌群　C. 沙门菌　D. 金黄色葡萄球菌

7. 抗生素效价微生物测定法管碟法中，三剂量法需在双碟中以等距离均匀安置不锈钢小管(　　)。

A. 2 个　B. 3 个　C. 4 个　D. 6 个

8. 以是否引起小鼠血糖下降的作用为效价检定指标的药物是(　　)。

A. 肝素　B. 绒促性素　C. 缩宫素　D. 胰岛素

9. 鲎试剂是一种安全性检查项目的试验试剂，这种检查项目是(　　)。

A. 异常毒性　　B. 热原　　C. 细菌内毒素　　D. 升压和降压物质

10. 热原检查使用的试验动物是(　　)。

A. 小鼠　　B. 大鼠　　C. 家兔　　D. 猫

二、多项选择题

1. 药品生物检定技术所用的生物体包括(　　)。

A. 微生物　　B. 细胞　　C. 离体组织　　D. 动物　　E. 人

2. 微生物计数法系检查非规定灭菌制剂及其原料、辅料受到微生物污染程度的方法，检查项目包括(　　)。

A. 无菌检查　　B. 需氧菌数

C. 霉菌数　　D. 酵母菌数

E. 控制菌检查

3. 下列属于微生物控制菌检查项目的是(　　)。

A. 大肠埃希菌　　B. 金黄色葡萄球菌

C. 枯草芽孢杆菌　　D. 白色念珠菌

E. 沙门菌

4.《中国药典》(2015 版)抗生素效价微生物检定浊度法的检定法有(　　)。

A. 标准曲线法　　B. 二剂量法　　C. 三剂量法

5. 药品安全性检查常规检验的项目有(　　)。

A. 异常毒性　　B. 热原

C. 细菌内毒素　　D. 升压和降压物质

E. 过敏反应

6. 控制菌检查用培养基的适用性检查项目有(　　)。

A. 促生长能力　　B. 抑制能力

C. 指示能力　　D. 生长能力

7. 阴道、尿道给药制剂需检查的控制菌有(　　)。

A. 大肠埃希菌　　B. 金黄色葡萄球菌

C. 沙门菌　　D. 白色念珠菌

E. 铜绿假单胞菌

第七章　典型药物分析

第一节　巴比妥类药物的分析

巴比妥(Barbitals)类药物是巴比妥酸的衍生物，具有丙二酰脲类的环状结构，临床上多用于镇静、催眠，具有抑制中枢神经的作用。

一、结构、性质与鉴别

(一)结构

巴比妥类药物的基本结构式为

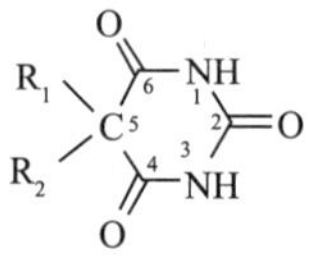

其中，母核巴比妥酸环状丙二酰脲结构是巴比妥类药物的共同部分，它决定了巴比妥类药物有别于其他类药物的共性；取代基部分的不同(即 R_1 或 R_2 的不同)，构成了不同的巴比妥药物，具有不同的理化性质，可用于各种巴比妥药物之间的相互区分和鉴别。

临床所用巴比妥多为巴比妥酸的5，5－取代物或 C_2 位为硫取代的硫代巴比妥的5，5－取代物。国内外药典收载的典型巴比妥类药物及结构列于表7-1中。

表7-1　常见巴比妥类药物及其结构

名　称	R_1	R_2	备　注
巴比妥	$-C_2H_5$	$-C_2H_5$	
苯巴比妥	$-C_2H_5$	$-C_6H_5$	
司可巴比妥	$-CH_2CH=CH_2$	$-CH(CH_3)(CH_2)_2CH_3$	
戊巴比妥	$-C_2H_5$	$-CH(CH_3)(CH_2)_2CH_3$	
硫喷妥钠	$-C_2H_5$	$-CH(CH_3)(CH_2)_2CH_3$	C_2 上硫取代物的钠盐

（二）性质与鉴别

巴比妥类药物一般为白色结晶或结晶性粉末；在空气中较稳定，加热多能升华；微溶或极微溶于水，易溶于乙醇及有机溶剂中；其钠盐则易溶于水，而不溶于有机溶剂。熔点最低者为96℃，最高者为205℃。其环状结构遇酸、氧化剂、还原剂时，一般情况下不会破裂，但与碱液共沸时则水解开环。

1. 弱酸性

巴比妥类药物环状结构中的1，3－二酰亚胺基团，易发生互变异构，形成烯醇式结构，在水溶液中可发生二次电离：

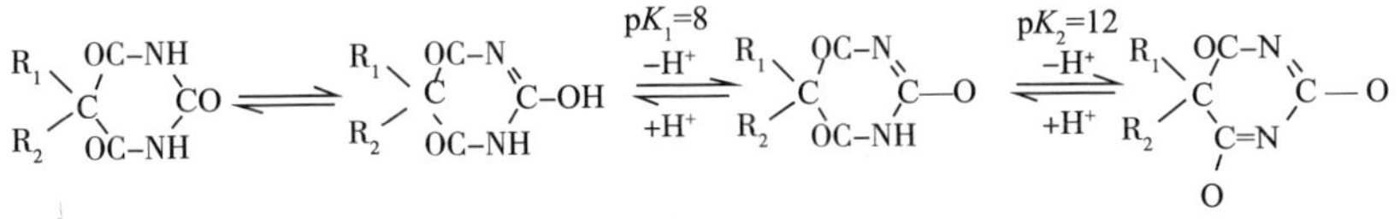

因此，巴比妥类具有弱酸性（pK_a 一般为7.3～8.4），可与强碱生成盐，通常为钠盐：

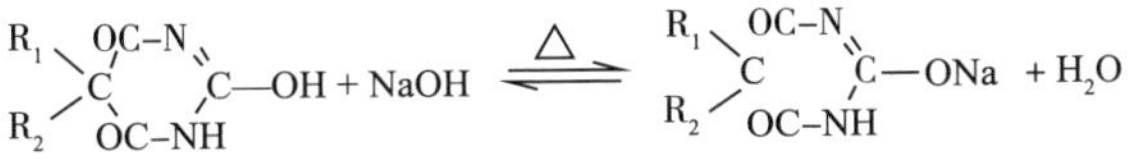

加酸于上述盐溶液中，析出游离巴比妥类，用乙醚或氯仿等有机溶剂提取，制备游离酸沉淀，过滤、干燥后，测定熔点，可鉴别巴比妥类药物。

2. 水解反应

巴比妥类结构中的酰亚胺基团与碱溶液共沸可水解产生氨气，使红色石蕊试纸变蓝。

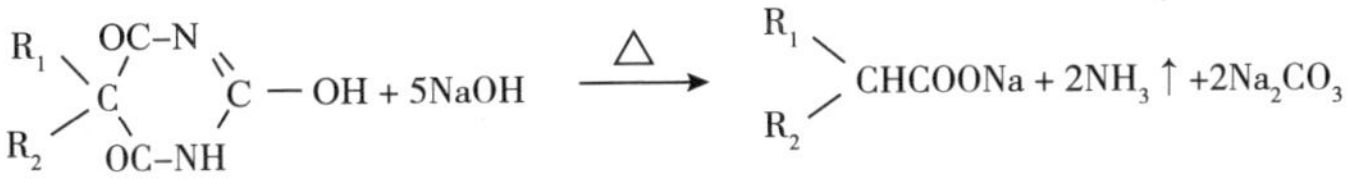

如游离巴比妥的鉴别：取供试品2g，加入10mLNaOH试液，加热、煮沸，产生的气体可使红色石蕊试纸变蓝。

巴比妥类的钠盐，在吸湿的情况下，也能水解成无效的物质，水解情况随取代基的不同和水解条件的不同而不同。一般在室温和 pH＜10 时，水解较慢；pH＞11 时，温度升高，水解加快。

3. 与重金属离子反应

在适宜的pH溶液中，巴比妥类化合物所含的丙二酰脲基团可与一些重金属离子，如 Ag^{+}、Cu^{2+}、Co^{2+}、Hg^{2+} 等反应生成可溶或不溶的有色物质。利用这一特点，可对该类药物进行鉴别和含量测定。

（1）与钴盐的反应。巴比妥类药物在碱性溶液中可与钴盐反应生成紫堇色配位化合物。反应式如下：

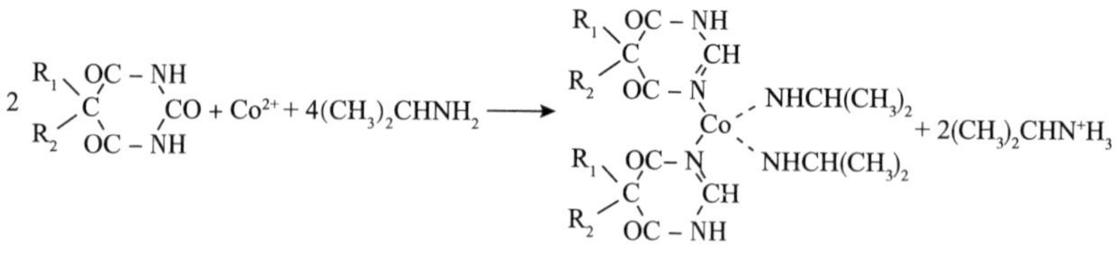

所用碱以有机碱为好，一般采用异丙胺。常用钴盐为醋酸钴、硝酸钴或氯化钴。

本反应在无水条件下比较灵敏，而且生成的有色产物也较稳定。因此，反应时所用试剂均应不含水分。常用样品和试剂的溶剂为无水甲醇或乙醇。

（2）与铜盐的反应。巴比妥类药物在吡啶溶液中可与铜盐反应，生成紫堇色或难溶性紫色物质；含硫巴比妥类药物与铜盐反应显绿色。利用这一反应，可以区别或鉴别巴比妥类药物和硫代巴比妥类药物。其反应如下：

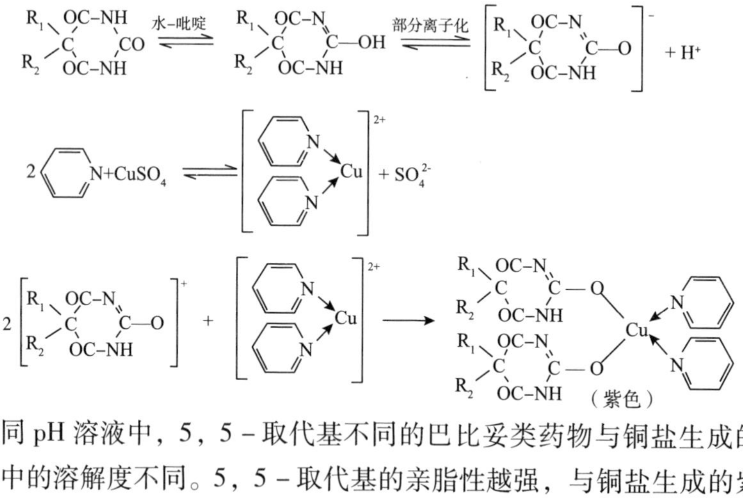

在不同 pH 溶液中，5，5–取代基不同的巴比妥类药物与铜盐生成的紫色物质在氯仿中的溶解度不同。5，5–取代基的亲脂性越强，与铜盐生成的紫色物质越容易溶于氯仿中。

（3）与银盐的反应。巴比妥类药物中含有的酰亚胺基团，在适宜的碱性条件下，可与银盐溶液反应，生成白色难溶性二银盐沉淀。这一反应可用于巴比妥类药物的鉴别和含量测定。

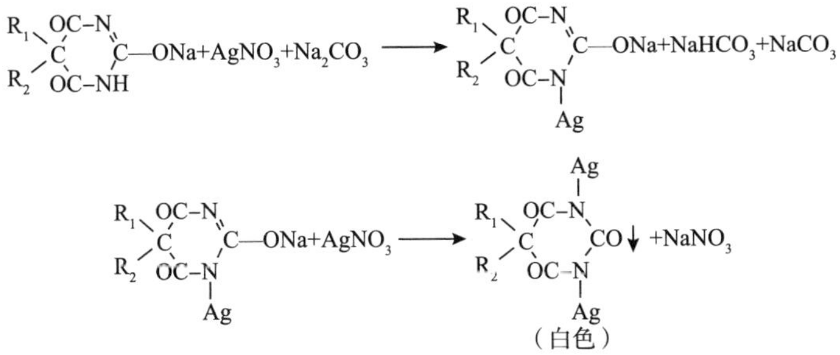

巴比妥一银盐可溶，而二银盐不溶。反应中第一次出现的白色沉淀是由于硝酸银局部过浓，产生少量巴比妥二银盐；振摇后，溶液中完全为可溶性的一银盐，继续滴加硝酸银至过量则巴比妥完全生成白色二银盐沉淀。

(4)与汞盐的反应。硝酸汞或氯化汞试液与巴比妥类药物反应，生成白色汞盐沉淀，沉淀能溶于氨溶液中。其反应式为：

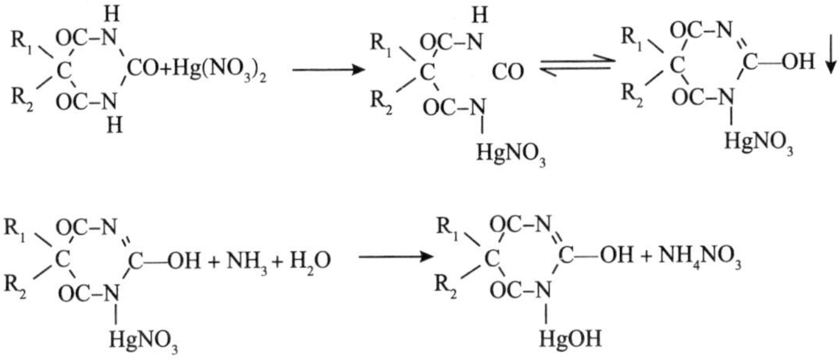

如巴比妥类药物为1，5，5－取代物，则与汞盐的反应如下式所示：

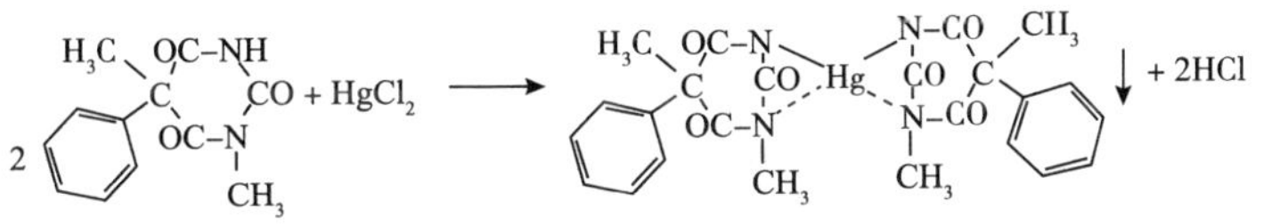

本法因汞盐具有毒性而不被《中国药典》(2015 版)采用。

4. 紫外吸收光谱特征

巴比妥类药物的紫外吸收光谱特征和它们的电离程度有关。图 7－1 显示了不同酸碱度介质条件下，巴比妥类的紫外吸收变化。在 0. 05mol/LH_2SO_4 溶液中，5，5－取代和1，5，5－取代巴比妥类药物几乎无明显吸收；pH 增加为 10，这两类药物发生一级电离，于 240nm 波长处产生最大吸收。碱性进一步增大，在 pH＝13 的强碱性溶液中，5，5－取代巴比妥类药物发生二级电离，最大吸收峰位移至 255nm 波长处，而1，5，5－取代巴比妥类药物因不产生二级电离，其最大吸收峰仍在 240nm 波长处。

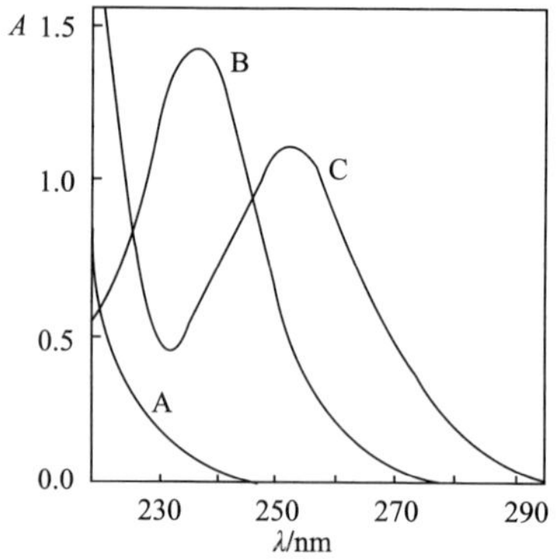

图 7-1　巴比妥类药物的紫外吸收光谱随溶液 pH 的变化(2.5mg/mL)

A. H_2SO_4 溶液(0.05mol/L，未电离)；B. pH = 9.9 缓冲溶液(一级电离)；

C. NaOH 溶液(0.1mol/L，pH = 13，二级电离)

与上述两种巴比妥类药物不同，硫代巴比妥类药物在酸性或碱性溶液中均有较明显的紫外吸收(如图 7-2)。酸性介质中，它有两个吸收峰，分别位于 287nm 和 238nm 处；溶液的 pH 增大为 10，这两个吸收峰分别移至 304nm(大峰)和 255nm(小峰)处；在 pH = 13 的强碱性溶液中，硫代巴比妥类仅出现一个吸收峰(峰 304nm)。

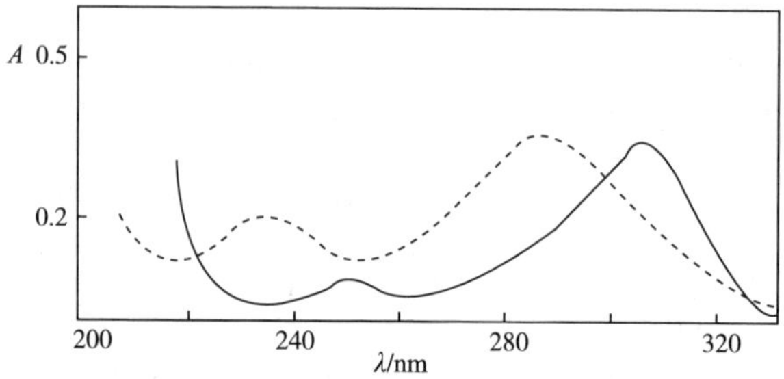

图 7-2　硫代巴比妥类药物的紫外吸收与溶液 pH 的变化

┈┈ HCl 溶液(0.1mol/L)；——NaOH 溶液(0.1mol/L)

根据巴比妥类药物在不同 pH 的溶液中紫外吸收光谱特征，可以鉴别该类药物或对一些药物进行含量测定。

5. 红外吸收光谱特征

巴比妥类药物的基本结构中均含有酰胺基团，它们的红外光谱因而出现相应的特征吸收峰。随取代基的不同，各种巴比妥药物红外光谱又各具特色，因此可用于不同巴比妥药物的鉴别。《美国药典》对所收载的巴比妥类药物均采用红外光谱法鉴别。

例如，《美国药典》根据苯巴比妥等在不同溶剂中的溶解性差异，采用红外光谱法作为鉴别手段。方法为：取供试品约 50mg，溶于 15mL 水中，加盐酸 2mL，振摇，用氯仿提取四次，每次 25mL；合并提取液，过滤脱水；取氯仿提取液，水浴上、空气流下蒸干；加入 10mL 乙醚后，再蒸干；105℃干燥 2h；溴化钾压片测定红外光谱，应与对照品谱图一致。

由于红外光谱具有很好的专属性，《英国药典》对注射用硫喷妥钠的鉴别也采用先将其游离，氯仿提取、蒸干、干燥后，再用红外光谱法测定的方式。

图 7-3 为《英国药典》收载的硫喷妥钠标准红外光谱。

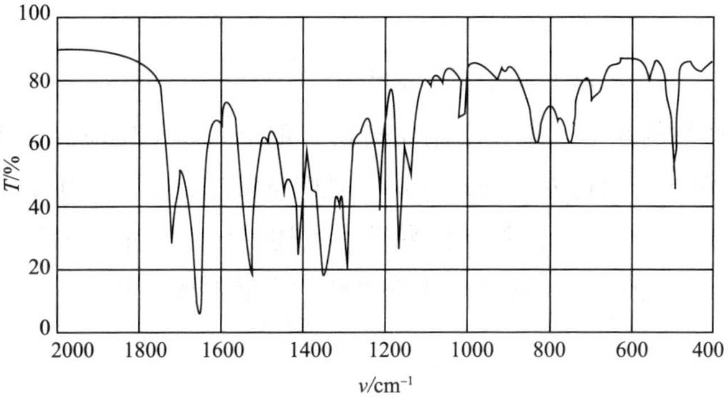

图 7-3　硫喷妥钠红外光谱图(溴化钾压片)

6. *薄层色谱行为*

巴比妥类药物的结构不同，其薄层色谱行为也各异，采用以下通用的薄层分离条件和步骤，可对巴比妥类药物进行鉴别。

《英国药典》(2015 版)方法：取苯巴比妥供试品和对照品适量，分别加乙醇制成每毫升约含 1mg 的溶液，作为供试品溶液和对照品溶液，各量取 10μL，点于硅胶 GF254 薄层板上，以氯仿－乙醇－浓氨水(80∶15∶5)混合液的下层溶液作展开剂，展开后，晾干，立即于254nm 紫外光下检测，供试品溶液的主斑点位置和大小与对照品溶液一致。

7. *显微结晶*

大部分巴比妥类药物本身存在特殊晶型，或与某种试剂反应产生的化合物有特征的晶形。观察这些晶型，可对巴比妥类进行鉴别。

(1)药物本身的晶形。取 1 滴温热的 1% 巴比妥类药物的酸性水溶液，放置在载玻片上，显微镜下观察，可看到析出的固定形状的结晶。如供试药物为钠盐，则取它们 3 ~4 滴 5% 的水溶液于载玻片上，然后在液滴边缘上加 1 滴稀硫酸，显微镜下观察，即可发现不同巴比妥药物特殊结晶的出现。其中，巴比妥为长方形；苯巴比妥在开始时呈球形，然后变成花瓣状的结晶，如图 7-4。

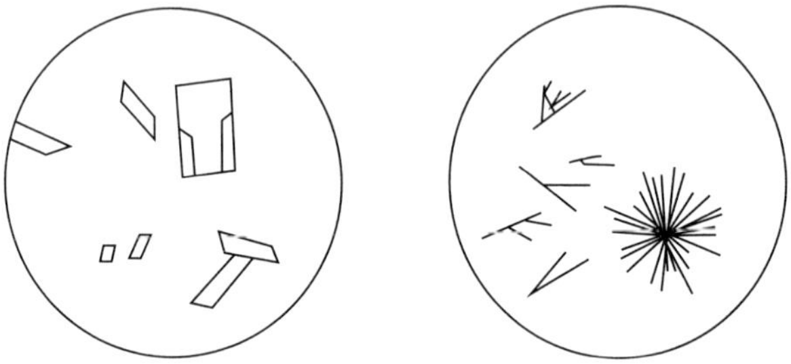

（a）巴比妥结晶　　（b）苯巴比妥结晶

图 7-4　巴比妥与苯巴比妥的显微结晶示意图

(2)反应产物的晶形。某些巴比妥药物与重金属离子反应后，生成具有特殊晶形的沉淀。例如，巴比妥可与硫酸铜 - 吡啶试液进行反应，生成具有十字形的紫色结晶(如图 7-5 所示)；苯巴比妥发生上述反应后，生成的是细小、不规则或看似菱形的浅紫色结晶；其他巴比妥类药物不能形成结晶。

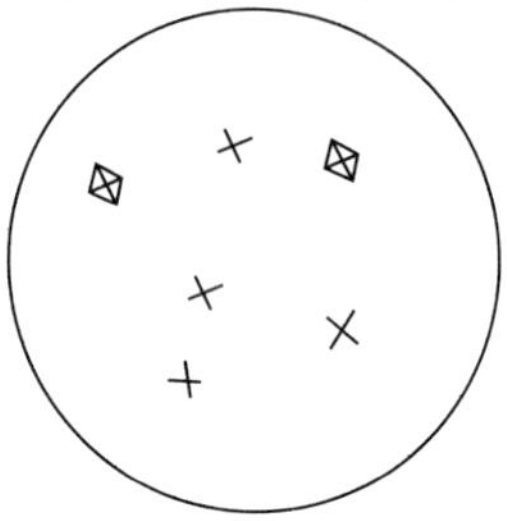

图 7-5　巴比妥铜吡啶的显微结晶示意图

8. 取代基的反应

(1)苯环取代基的反应。《中国药典》(2015 版)采用以下两种反应鉴别苯巴比妥。

①与亚硝酸钠 - 硫酸的反应。

方法：取供试品约 10mg，加硫酸 2 滴与亚硝酸钠约 5mg，混合，即显橙黄色产物，随即转橙红色。

②与甲醛 - 硫酸的反应。

方法：取供试品约 50mg，置试管中，加甲醛试液 1mL，加热煮沸，冷却，沿管壁缓缓加硫酸 0. 5mL，使成两个液层，置水浴中加热，接界面显玫瑰红色。

这两个反应可用于区别苯巴比妥和其他不含苯环的巴比妥类药物。

(2)烯丙基的反应。司可巴比妥钠结构中含烯丙基，可与碘试液发生加成反应，使碘试液的棕黄色在几分钟之内消失。

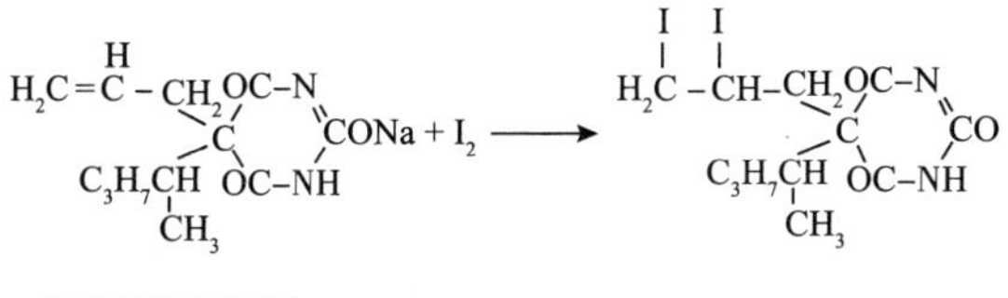

（司可巴比妥钠）

(3)硫元素的反应。硫喷妥钠分子结构中含有硫元素，可在氢氧化钠试液中与铅离子反应，生成白色沉淀；加热后，沉淀转变为黑色硫化铅。

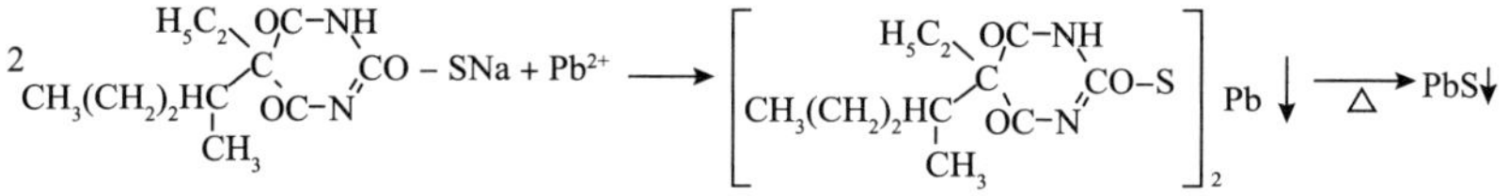

此鉴别试验可用于硫代巴比妥类与巴比妥类药物的区别。《中国药典》(2015 版)采用该方法作为硫喷妥钠鉴别项目之一。

9. 钠盐的反应

巴比妥类药物多制成钠盐，故可采用钠盐鉴别反应对相关药物进行鉴别。

(1)鉴别试验一：取铂丝，用盐酸湿润后，蘸取供试品，在无色火焰中燃烧，火焰即显鲜黄色。

(2)鉴别试验二：取供试品的中性溶液，加醋酸氧铀锌试液，即生成黄色沉淀。

试验原理可用以下反应式说明：

$$Na^{+} + Zn^{2+} + 3UO_2^{2+} + 9CH_3COO^{-} + 9H_2O \longrightarrow \underset{(黄色)}{NaCH_3COO \cdot Zn(CH_3COO)_2 \cdot 3UO_2(CH_3COO)_2 \cdot 9H_2O} \downarrow$$

本试验中，供试品溶液应为中性；有些有机酸盐(如水杨酸钠)遇醋酸氧铀锌试液能生成有色配位化合物，故在试验前应对供试品进行预处理。其处理方法是：在供试液中加入稀盐酸，过滤，取滤液蒸干，加水溶解后，再供试验用；试验中，醋酸氧铀锌试液要加过量；必要时，还需用玻璃棒摩擦试管壁，以促进黄色沉淀的析出。

二、特殊杂质的检查

以苯巴比妥为例说明特殊杂质的来源和检查方法。苯巴比妥的合成工艺如下：

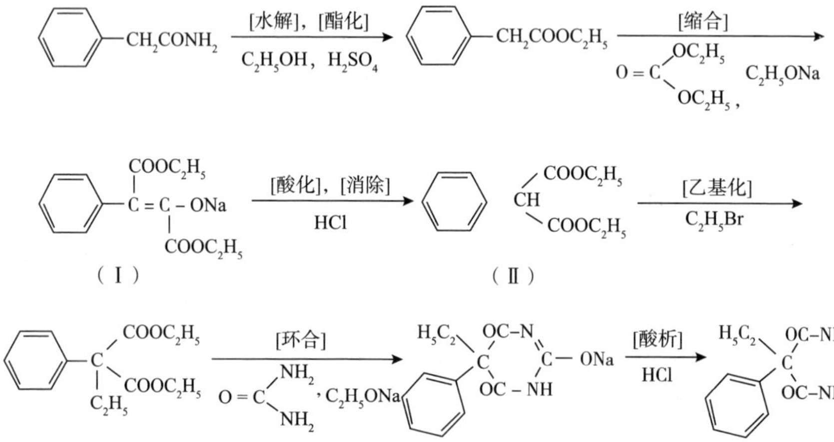

其中，中间体（Ⅰ）和（Ⅱ）的存在易带来副反应。《中国药典》（2015 版）在苯巴比妥质量标准中设立了“酸度”“乙醇溶液的澄清度”“有关物质”和“中性或碱性物质”检查项，以限制相关杂质的含量。

1. 酸度

当中间体（Ⅱ）的乙基化反应进行不完全时，会与尿素缩合生成苯丙二酰脲。该分子酸性较苯巴比妥要强，能使甲基橙指示剂显红色。规定：在一定量苯巴比妥供试品水溶液中加甲基橙指示剂，不得显红色，即可控制供试品中酸性物质的量。

2. 乙醇溶液的澄清度

苯巴比妥酸杂质在乙醇溶液中溶解度小，而主成分苯巴比妥溶解程度大，据此可以对苯巴比妥酸杂质进行限量检查。

方法：取供试品 1.0g，加乙醇 5mL，加热回流 3min，溶液应澄清。

3. 中性或碱性物质

这类杂质主要是中间体（Ⅰ）的副产物 2－苯基丁酰胺、2－苯基丁酰脲或分解产物。这些物质不溶于氢氧化钠试液而溶于醚，利用这一特性，将它们从主成分中分离、提取出来，再称重以确定是否超过规定的限量。

方法：取供试品 1.0g，置分液漏斗中，加氢氧化钠试液 10mL 溶解后，加水

5mL与乙醚25mL，振摇1min，分取醚层，用水振摇洗涤3次，每次5mL，取醚液经干燥滤纸滤过，滤液置105℃恒重的蒸发皿中，蒸干，在105℃干燥1h，遗留的残渣不得超过3mg。

三、含量测定

根据巴比妥类药物不同的结构特点，可以采用银量法、溴量法、提取重量法、非水酸量法、紫外分光光度法及HPLC法来测定该类药物的含量。

(一)银量法

以《中国药典》(2015版)对苯巴比妥的含量测定为例。

测定方法：取供试品约0.2g，精密称定，加甲醇40mL使溶解，再加新制的3%无水碳酸钠溶液15mL，用硝酸银滴定液(0.1mol/L)滴定，电位法指示终点。每1mL硝酸银滴定液(0.1mol/L)相当于23.22mg的$C_{12}H_{12}N_2O_3$。

滴定反应的原理与“丙二酰脲类鉴别反应”中的银盐反应相同。理论上可以利用滴定过程中先生成可溶性的一银盐，化学计量点稍过，过量的银离子与巴比妥类形成难溶的二银盐浑浊来指示终点的到达。本法操作简便、专属性强，且巴比妥类药物的分解产物或其他一些可能存在的杂质不与硝酸银反应。但本法受到温度影响较大，实际操作时，近终点反应较慢，难以准确判断浑浊的出现。同时二银盐沉淀具有一定的溶解度，沉淀的乳光要在化学计量点以后才出现，因此测定结果偏高。采用电位法可以消除这一缺陷。同时用甲醇作为溶剂可以克服滴定过程中温度变化的影响。

《中国药典》(2015版)对苯巴比妥钠、注射用苯巴比妥钠的含量测定均采用银量法。

(二)溴量法

司可巴比妥钠分子结构中含有丙烯基取代基，它的双键可与溴定量地发生加成反应。《中国药典》(2015版)据此对司可巴比妥钠原料药及其胶囊进行含量测定。

测定方法：取供试品约0.1g，精密称定，置250mL碘瓶中，加水10mL，振摇使溶解，精密加溴滴定液(0.1mol/L)25mL，再加盐酸5mL，立即密塞并振摇1min，在暗处放置15min后，注意微开瓶塞，加碘化钾试液10mL，立即密塞，摇匀后，用硫代硫酸钠滴定液(0.1mol/L)滴定，至近终点时，加淀粉指示液，继续滴定至蓝色消失。并将滴定结果用空白试验校正。每1mL溴滴定定液

(0.1mol/L)相当于13.01mg$C_{12}H_{17}N_2NaO_3$。

滴定反应式为

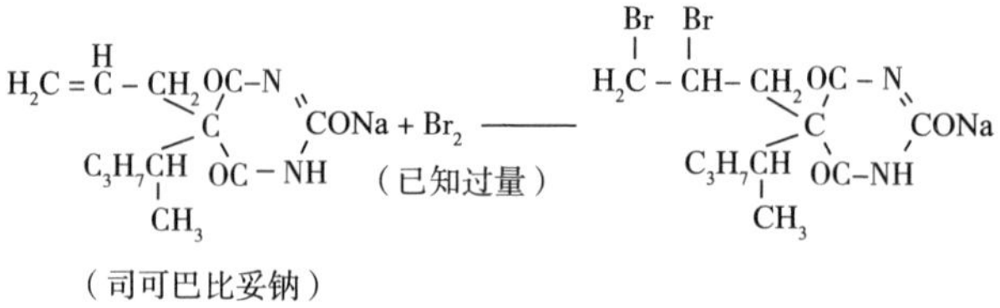

$$Br_2\text{（剩余）}+2KI \longrightarrow 2KBr+I_2$$

$$I_2+2Na_2S_2O_3 \longrightarrow 2NaI+Na_2S_4O_6$$

本法反应专属性强，针对结构中的双键特征，可与其他巴比妥类药物区别，不受干扰，操作简便。

(三)非水滴定法

基于巴比妥类药物的弱酸性，可在非水溶液中以标准碱液对其直接滴定，终点明显，可以得到较为满意的结果。最常用的有机溶剂为二甲基甲酰胺，其次有甲醇、氯仿、苯、吡啶、甲醇－苯(15∶85)、乙醛－氯仿(1∶10)、丙酮、无水乙醇等。常用的滴定剂为甲醇钠的甲醇溶液、氢氧化四丁基铵的氯苯溶液等。常用的指示剂为麝香草酚蓝，也有用玻璃－甘汞电极指示终点的方法。

例如《美国药典》对司可巴比妥的含量测定为：取本品约450mg，精密称定，加二甲基甲酰胺60mL使溶解。加麝香草酚蓝指示液4滴，在隔绝二氧化碳的情况下用电磁搅拌，以0.1mol/L甲醇钠液滴定，并将滴定的结果用空白试验校正。每1mL的甲醇钠(0.1mol/L)与23.83mg的$C_{12}H_{18}N_2O_3$相当。

非水滴定法可用于大部分巴比妥类药物及其制剂的分析。用于制剂时，可先用有机溶剂提取，然后按上法进行测定。片剂中如含有硬脂酸镁时，对本法有干扰。

(四)紫外分光光度法

硫代巴比妥类药物在酸性或碱性溶液中均有紫外吸收。硫喷妥在酸性介质中的吸收峰分别位于287nm和238nm；在pH＝10的碱性条件下，吸收峰移至304nm和255nm(小峰)；强碱性溶液中，255nm峰消失，仅剩下304nm处一个吸收峰。《中国药典》(2015版)以硫喷妥钠为对照品，采用紫外分光光度法测定注射用硫喷妥钠的含量。

测定方法：取装量差异项下的内容物，混合均匀，精密称取适量(约相当于硫喷妥钠 0.25g)，置 500mL 量瓶中，加水稀释至刻度，摇匀，量取此溶液，用 0.4% 氢氧化钠液定量稀释制成每 1mL 中约含 5μg 的溶液；另取硫喷妥钠对照品，精密称定，加 0.4% 氢氧化钠溶液溶解并定量稀释制释制成每 1mL 中约含 5μg 的溶液。在 304nm 的波长处分别测定吸光度，根据每支的平均装量计算。每 1mg 的硫喷妥相当于 1.091mg$C_{11}H_{17}N_2NaO_2S$。

(五) HPLC 法

HPLC 法多用于制剂及体液中巴比妥类药物的含量测定。目前，临床上为了提高巴比妥类药物的疗效，减少毒副反应，为超剂量中毒诊断治疗提供依据，需要进行血药浓度检测，而 HPLC 是最常用的监测方法之一。

第二节　芳酸类药物的分析

芳酸类药物包括水杨酸及其酯类、苯甲酸及其酯类，以及其他一些含有芳环的羧酸及其酯类药物。

水杨酸及其酯类药物的典型代表有阿司匹林和对氨基水杨酸钠；苯甲酸及其酯类的典型药物如苯甲酸钠和丙磺舒。

本节以上述典型药物的分析为例，介绍芳酸类药物质量控制的方法与特点。

一、阿司匹林及其制剂的分析

(一) 阿司匹林

阿司匹林是临床常用的解热镇痛药，为水杨酸与醋酸所成的酯。其在水中微溶，在乙醇中易溶，遇湿气即缓缓水解。阿司匹林结构中有羧基，具有酸性，可采用酸碱滴定法测定含量。

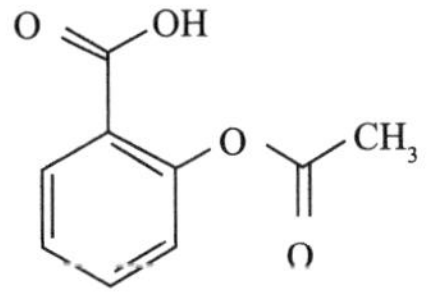

阿司匹林

1. 鉴别

阿司匹林属水杨酸类药物。水杨酸类药物包括水杨酸酯类、盐类，或另有取代的水杨酸类，该类药物可采用药典四部“一般鉴别试验”项下水杨酸盐的反应鉴别。

(1)与三氯化铁试液反应。阿司匹林结构中的酯键受热水解为水杨酸，水杨酸具酚性羟基，在中性或弱酸性(pH 为 4 ~6)条件下，与三氯化铁试液反应，生成紫堇色配合物。

方法：取供试品 0. 1g，加水 10mL，煮沸，放冷，加三氯化铁试液 1 滴，即显紫堇色。

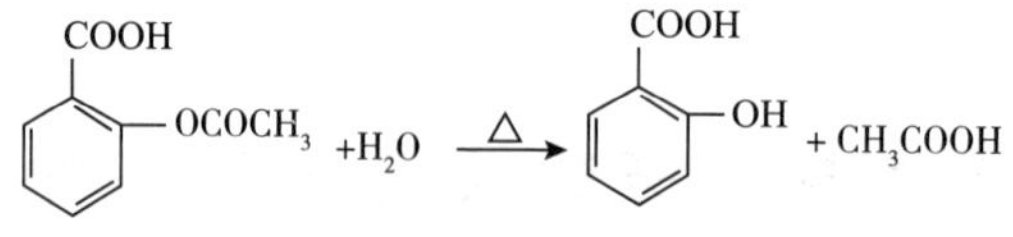

阿司匹林　　　　水杨酸

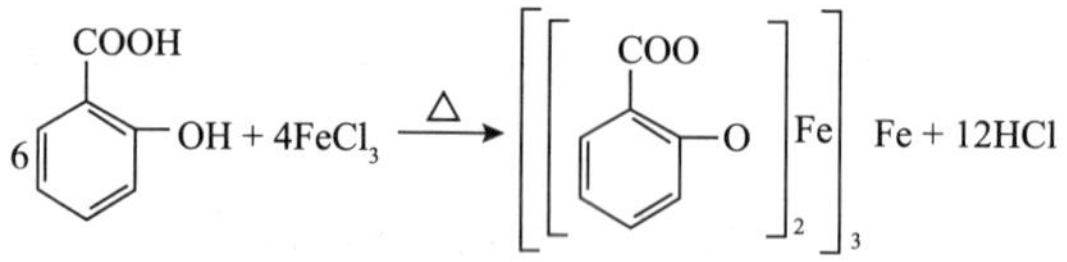

(2)水解反应。阿司匹林结构中的酯键与碳酸钠试液加热水解，生成水杨酸钠及醋酸钠，加过量稀硫酸酸化后，水杨酸白色沉淀析出，并产生醋酸的臭气。

方法：取供试品 0. 5g，加碳酸钠试液 10mL，煮沸 2min，放冷，加过量的稀硫酸，即析出白色沉淀，并发生醋酸的臭气。

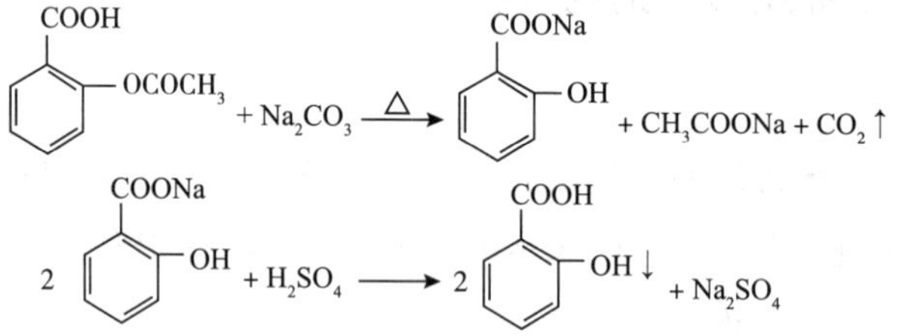

$$2CH_3COONa + H_2SO_4 \longrightarrow 2CH_3COOH + Na_2SO_4$$

(3)红外吸收光谱。红外吸收光谱由于具有较强的专属性，被多国药典用作药物的鉴别。《美国药典》一般采用标准品对照法，而《中国药典》(2015 版)则采用标准图谱对照法，即待测药物的红外吸收光谱应与标准图谱一致。《中国药典》(2015 版)阿司匹林鉴别亦采用了红外吸收光谱。阿司匹林红外图谱及主要特征蜂归属如图 7-6 所示。

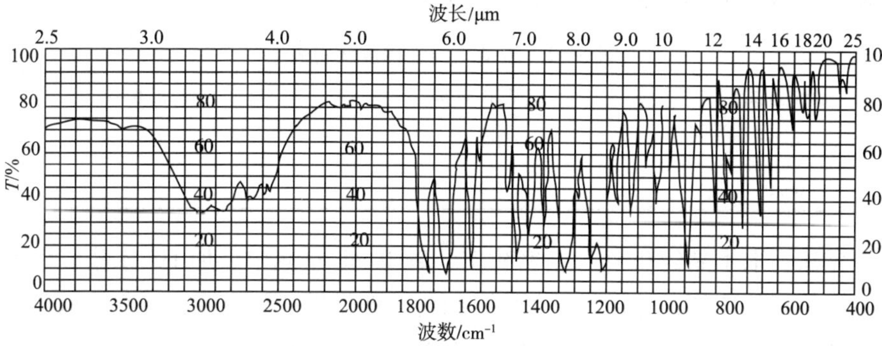

图 7-6　阿司匹林红外吸收图谱

波数/cm^{-1}	归属
2300～3300	ν_{O-H}（羟基）
1760，1695	$\nu_{C=O}$（羰基）
1610，1580	ν_{Ar}
1310，1190	ν_{C-O}（酯基）
750	δ_{C-H}（邻位取代苯环）

2. 检查

阿司匹林的检查除包括炽灼残渣、重金属和干燥失重等一般检查项目外，还包括溶液澄清度、游离水杨酸、易炭化物及有关物质等检查项目。

(1)有关物质。有关物质包括阿司匹林制备工艺(如下式所示)中可能含有未完全反应的原料、中间体及副产物，在贮藏过程中还可能产生水解产物等。

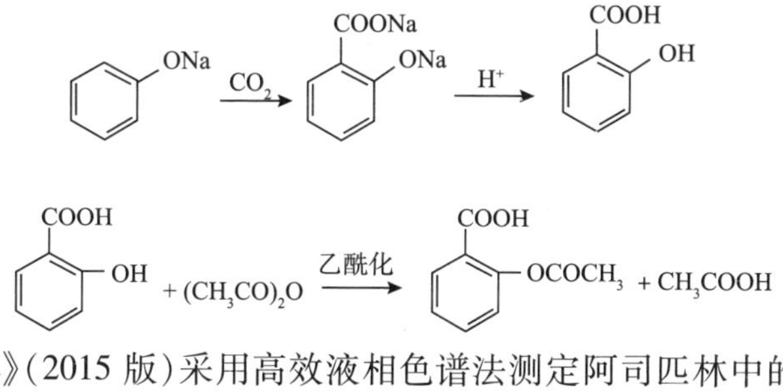

《中国药典》(2015 版)采用高效液相色谱法测定阿司匹林中的有关物质。方法如下：用十八烷基硅烷键合硅胶为固定相，以乙腈 - 四氢呋喃 - 冰醋酸 - 水(20∶5∶5∶70)为流动相 A，乙腈为流动相 B，按表 7-2 所示进行线性梯度洗脱；检测波长为 276nm。阿司匹林峰的保留时间约为 8min，理论板数按阿司匹林峰计算不低于5000，阿司匹林峰与水杨酸峰分离度应符合要求。

表7-2　流动相线性梯度洗脱表

时间/min	流动相A/%	流动相B/%
0.0	100	0
60.0	20	80

测定法：取本品约0.1g，精密称定，置10mL量瓶中，加1%冰醋酸甲醇溶液适量，振摇使溶解，并稀释至刻度，摇匀，即得供试品溶液；精密量取供试品溶液1mL，置200 mL量瓶中，用1%冰醋酸甲醇溶液稀释至刻度，摇匀，即得对照溶液；精密量取对照溶液1mL置10mL中，用1%冰醋酸甲醇溶液稀释至刻度，摇匀，即得灵敏度试验溶液。分别精密量取供试品溶液、对照溶液、灵敏度试验溶液及水杨酸检查项下的水杨酸对照品溶液各10μL，注入液相色谱仪，记录色谱图。供试品溶液色谱图中如显杂质峰，除小于灵敏度试验溶液中阿司匹林主峰面积的单个杂质峰、溶剂峰及水杨酸峰不计外，其余各杂质峰面积的和不得大于对照溶液主峰峰面积(0.5%)。

(2)游离水杨酸。阿司匹林生产过程中乙酰化不完全或贮藏过程中水解均产生水杨酸，且易被空气氧化成一系列红棕甚至深棕色醌型有色物质，使阿司匹林成品变色，因此须加以控制。

《中国药典》(2015版)采用高效液相色谱法测定游离水杨酸。方法如下：用十八烷基硅烷键合硅胶为固定相；以乙腈-四氢呋喃-冰醋酸-水(20:5:5:70)为流动相；检测波长为303nm，理论板数按水杨酸峰计算不低于5000，阿司匹林主峰与水杨酸主峰分离度应符合要求。

供试品溶液的制备：取本品约100mg，精密称定，置10mL量瓶中，加1%冰醋酸甲醇溶液适量，振摇使溶解，并稀释至刻度；摇匀，即得(临用前新配)。

对照品溶液的制备：取水杨酸对照品约10mg，精密称定，置100mL量瓶中，加1%冰醋酸甲醇溶液适量使溶解，并稀释至刻度，摇匀；精密量取5mL，置50mL量瓶中，用1%冰醋酸甲醇溶液稀释至刻度，摇匀，即得。

测定法：立即精密量取供试品溶液、对照品溶液各10μL，分别注入液相色谱仪，记录色谱图。供试品溶液色谱图中如显水杨酸色谱峰，按外标法以峰面积计算供试品中水杨酸含量，含水杨酸不得过0.1%。

(3)易炭化物。此项检查适用于能被硫酸炭化呈色的低分子有机杂质。取规定量供试品炭化后如显色，与对照液比较，不得更深。

取内径一致的比色管两支：甲管加比色用氯化钴液 0.25mL、比色用重铬酸钾液 0.25mL、比色用硫酸铜液 0.4mL，加水使成 5mL 作为对照；乙管中加硫酸［含 $H_2SO_4$94.5% ~95.5% ］5mL 后，分次缓缓加入供试品 0.5g，振摇使溶解。静置 15min 后，将甲乙两管同置白色背景前，平视观察，乙管中所显颜色不得较甲管更深。

3. 含量测定

阿司匹林结构中含羧基，具有酸性，《中国药典》(2015 版)采用酸碱滴定法测定阿司匹林含量。

(1)方法。取本品约 0.4g，精密称定，加中性乙醇(对酚酞指示液显中性)20mL 溶解后加酚酞指示液 3 滴，用氢氧化钠滴定液(0.1mol/L)滴定。每 1mL 的氢氧化钠滴定液(0.1mo/L)相当于 18.02mg 的 $C_9H_8O_4$。

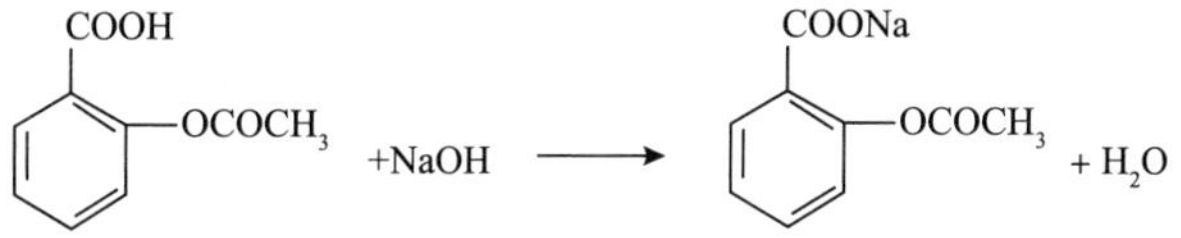

(2)讨论。为了防止阿司匹林水解，致使测定结果偏高，故不用水为溶剂，而用中性乙醇溶液溶解样品进行滴定。阿司匹林是弱酸，用强碱滴定时，化学计量点偏碱性，故指示剂选用在碱性区变色的酚酞。滴定时应在不断振摇下稍快地进行，以防止局部碱度过大而促使其水解。

(二)阿司匹林片剂

《中国药典》(2015 版)收载的阿司匹林制剂包括片剂、肠溶片、肠溶胶囊和泡腾片。片剂需检查溶出度，肠溶片与肠溶胶囊需检查释放度。由于阿司匹林在制剂生产中可能水解产生水杨酸，故上述制剂均须检查水杨酸。片剂中水杨酸的限量为 0.3% ，肠溶片为 1.5% ，泡腾片中水杨酸的限量则为 3.0% 。

1. 游离水杨酸

片剂中游离水杨酸采用高效液相色谱法测定，色谱条件与原料药中水杨酸测定条件相同。供试品溶液的制备需取片粉适量，用 1% 冰醋酸的甲醇溶液振摇溶解并稀释，经有机相滤膜(孔径 0.45μm)滤过进行分析。方法如下：

色谱条件与系统适用性试验：用十八烷基硅烷键合硅胶为固定相，以乙腈 - 四氢呋喃 - 冰醋酸 - 水(20∶5∶5∶70)为流动相；检测波长为 303nm。理论板数按水杨酸峰计算不低于 3000，阿司匹林峰与水杨酸峰分离度应符合要求。

测定法：精密称取本品细粉适量(约相当于阿司匹林 0.5g)，置 100mL 量瓶中，用 1% 冰醋酸的甲醇溶液振摇溶解，并稀释至刻度，摇匀，用有机相滤膜

（孔径0.45μm）滤过，立即精密量取续滤液10μL，注入液相色谱仪，记录色谱图；另取水杨酸对照品约15mg，精密称定，置50mL量瓶中，用1%冰醋酸的甲醇溶液溶解，并稀释至刻度，摇匀；精密量取5mL，置100mL量瓶中，用1%冰醋酸的甲醇溶液稀释至刻度，摇匀，同法测定。按外标法以峰面积计算，含游离水杨酸不得超过阿司匹林标示量的0.3%。

2. 溶出度

《中国药典》（2015版）采用高效液相色谱法测定片剂溶出度，所涉及阿司匹林片剂的规格有每片50mg、0.3g、0.5g。溶出度测定方法为：

取稀盐酸24mL加水至1000mL，制得盐酸溶液。取本品，以盐酸溶液500mL（50mg规格）或1000mL（0.3g、0.5g规格）为溶出介质，转速为每100r/min，依法操作，经30min时，取溶液10mL滤过，取续滤液作为供试品溶液。另取阿司匹林对照品，精密称定，加1%冰醋酸的甲醇溶液溶解并稀释制成每1mL中含0.08mg（50mg规格）、0.24mg（0.3g规格）或0.4mg（0.5g规格）的溶液，作为阿司匹林对照品溶液：取水杨酸对照品，精密称定，加1%冰醋酸的甲醇溶液溶解并稀释制成每1mL中含0.01mg（50mg规格）、0.03mg（0.3g规格）或0.05mg（0.5g规格）的溶液，作为水杨酸对照品溶液。照含量测定项下的色谱条件，精密量取供试品溶液、阿司匹林对照品溶液与水杨酸对照品溶液各10μL，分别注入液相色谱仪，记录色谱图。按外标法以峰面积分别计算每片中的阿司匹林与水杨酸含量，将水杨酸含量乘以1.304后，与阿司匹林含量相加即得每片溶出量，应符合≥标示量80%的限度要求（阿司匹林相对分子质量为180.16，水杨酸相对分子质量为138.12，校正因子为1.304）。

讨论：

上式中系数1.304是阿司匹林的相对分子质量与水杨酸相对分子质量之比（180.16/138.12），即将所测得的水杨酸的量折算为阿司匹林的量。

片剂的溶出度系指药物在规定溶剂中从片剂或胶囊剂等固体制剂溶出的速度和程度。测定时将供试制剂置于溶出仪的吊篮中，在37℃±0.5℃恒温下，在规定的转速、介质中依法检查，在规定的时间内测定其溶出的量。

片剂溶出度的测定主要用于一些难溶性的药物，它是观察生物利用度的一种简易的体外试验法。溶出度试验不一定和体内的生物利用度结果都有相关性，但对控制处方和生产过程中的各因素的变化是一种有效的方法，同时，它与药物在体内药效的真实情况仍有一定的平行关系。

3. 含量测定

(1)两步滴定法。阿司匹林片和阿司匹林肠溶片中除了加入少量酒石酸或枸橼酸稳定剂外，制剂工艺过程中也可能有水解产物(水杨酸、醋酸)产生，因此不能采用直接滴定法，而采用先中和与供试品共存的酸，再将阿司匹林在碱性条件下水解后测定。由于测定分两步进行，故称为两步滴定法。《中国药典》(2005版)曾采用两步滴定法测定片剂含量。

①中和。方法：取本品10片，精密称定，研细，精密称取适量(约相当于阿司匹林0.3g)，置锥形瓶中，加入中性乙醇(对酚酞指示液显中性)20mL，振摇使阿司匹林溶解，加酚酞指示液3滴，滴加氢氧化钠滴定液(0.1mol/L)至溶液显粉红色。

在此过程中，中和了与阿司匹林共存的游离酸，阿司匹林也同时成为钠盐，如下列反应式所示

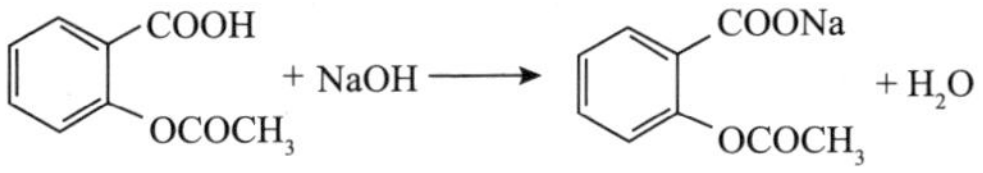

②水解与测定。于上述溶液中，再精密加氢氧化钠滴定液(0.1mol/L)40mL，置水浴上加热15min并时时振摇，迅速放冷到室温，用硫酸滴定液(0.05mol/L)滴定，并将滴定的结果用空白试验校正。每1mL的氢氧化钠滴定液(0.1mol/L)相当于18.02mg的$C_9H_8O_4$。

在此过程中，阿司匹林中酯结构水解而消耗碱，而共存酸不干扰测定，供试品中阿司匹林的含量，由水解时消耗的碱量计算。如下反应式所示：

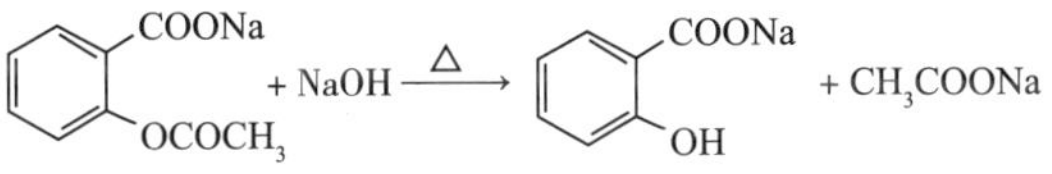

$$2NaOH + H_2SO_4 \longrightarrow Na_2SO_4 + 2H_2O$$

③讨论。该滴定为剩余滴定法，从空白溶液所消耗碱的量中，减去供试液消耗碱的量，即为阿司匹林中酯结构水解而消耗碱的量，由于氢氧化钠1mol与硫酸0.5mol、阿司匹林1mol相当，故1mL氢氧化钠滴定液(0.1mol/L)或1mL硫酸滴定液(0.05mol/L)相当于阿司匹林的量为：

$$\text{滴定度}\quad T = \frac{1}{1} \times 0.1 \times 180.2 = 18.02。$$

(2)高效液相色谱法。《中国药典》(2015版)采用高效液相色谱法测定片剂含量。高效液相色谱法可使混合物中各组分相互分离，而后逐个分析，因而是分

析混合物的有力手段。此法具有灵敏度高、选择性好、分析速度快等优点，因而被各国药典广泛用作复杂体系中各组分的含量测定。

色谱条件与系统适用性试验：用十八烷基硅烷键合硅胶为固定相，以乙腈－四氢呋喃－冰醋酸－水（20∶5∶5∶70）为流动相；检测波长为276nm。理论板数按阿司匹林峰计算不低于3000，阿司匹林峰与水杨酸峰分离度应符合要求。

测定法：取本品20片，精密称定，充分研细，精密称取细粉适量（约相当于阿司匹林10mg），置100mL量瓶中，用1%冰醋酸的甲醇溶液强烈振摇使溶解，并用1%冰醋酸的甲醇溶液稀释至刻度，摇匀，用有机相滤膜（孔径0.45μm）滤过，精密量取续滤液10μL注入液相色谱仪，记录色谱图；另取阿司匹林对照品，精密称定，加1%冰醋酸的甲醇溶液强烈振摇使溶解并定量稀释制成每1mL中约含0.1mg的溶液，同法测定。按外标法以峰面积计算，即得。

讨论：

本法为外标法。外标法是按各品种项下的规定，精密称（量）取对照品和供试品，配制成溶液，分别精密取一定量，注入仪器，记录色谱图。测量对照品溶液和供试品溶液中待测杂质的峰面积（或峰高），按外标法计算含量。

二、对氨基水杨酸钠的分析

对氨基水杨酸钠是抗结核药，为4－氨基－2－羟基苯甲酸钠盐二水合物。其结构如下：

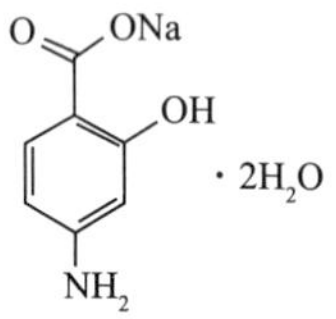

对氨基水杨酸钠为白色或类白色的结晶或结晶性粉末；无臭，味甜带咸；在水中易溶，在乙醇中略溶，在乙醚中不溶。

（一）鉴别

1. 与三氯化铁试液反应

取本品约10mg，加水10mL溶解后，加稀盐酸2滴使呈酸性，加三氯化铁试液1滴，应显紫红色；放置3h，不得发生沉淀（与5－氨基水杨酸钠的区别）。

2. 红外吸收光谱

《中国药典》（2015版）采用红外吸收光谱法进行对氨基水杨酸钠的鉴别。按照药典《药品红外光谱集》所规定的制备方法制备样品，测定供试品的红外光谱，规定供试品的红外吸收图谱应与对照的图谱一致。

（二）检查

对氨基水杨酸钠的检查项目有溶液的澄清度与颜色、氯化物、硫酸盐、间氨基酚、硫化物、干燥失重、重金属和砷盐等，若供注射用，还需检查热原与无菌。

对氨基水杨酸钠的合成方法有多种，以间氨基酚为原料的生产路线较为普遍，因此，在成品中可能有未反应完全的间氨基酚。对氨基水杨酸钠又很不稳定，在潮湿的空气中，置日光中或遇热受潮时，失去二氧化碳，生成间氨基酚，色渐变深，并被氧化成二苯醌型化合物（见下列反应式）。此化合物的氨基容易被羟基取代而生成3,5,3',5'-四羟基联苯醌，呈明显的红棕色，间氨基酚的存在不仅导致变色，且有毒性，因此在检查项下进行限量控制。

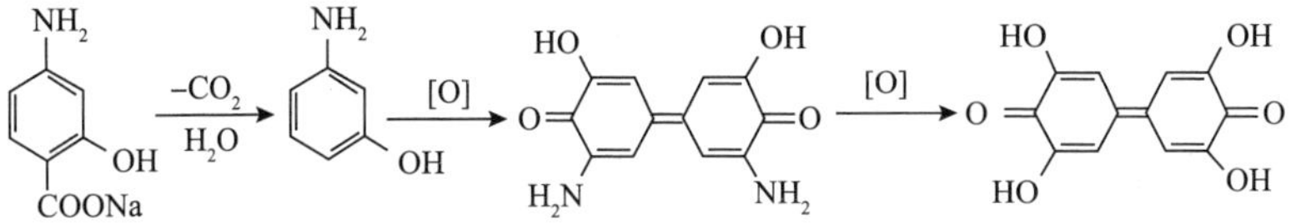

有关物质测定法：避光操作；临用新制；取本品适量，精密称定，加流动相溶解并定量稀释制成每1mL中约含1mg的溶液，作为供试品溶液；精密量取供试品溶液适量，用流动相稀释制成每1mL中含1μg的溶液，作为对照溶液；另取间氨基酚对照品适量，精密称定，加流动相溶解并定量稀释制成每1mL中含1μg的溶液，作为对照品溶液。用十八烷基硅烷键合硅胶为填充剂；以乙腈-10%四丁基氢氧化铵溶液-0.05mol/L磷酸二氢钠（100∶2∶900）为流动相；检测波长为220nm。分别取间氨基酚、5-氨基水杨酸（美沙拉嗪）和对氨基水杨酸钠对照品各适量，加流动相溶解制成每1mL中含间氨基酚和5-氨基水杨酸各5μg、对氨基水杨酸钠10μg的混合溶液作为系统适用性溶液，取系统适用性溶液20μL，注入液相色谱仪，记录色谱图，出峰顺序依次为间氨基酚、5-氨基水杨酸与对氨基水杨酸钠，相邻各色谱峰之间的分离度均应符合要求。精密量取供试品溶液、对照溶液与对照品溶液各20μL，分别注入液相色谱仪，记录色谱图至主成分峰保留时间的3.5倍。供试品溶液的色谱图中如有与对照品溶液主峰保留时间一致的峰，按外标法以峰面积计算，不得过0.1%，其他单个杂质峰面积不得大于对照溶液主峰面积（0.1%），各杂质峰面积的和不得大于对照溶液主峰面积的5倍（0.5%）。供试品溶液色谱图中任何小于对照溶液主峰面积0.1倍（0.01%）的峰忽略不计。

（三）含量测定

1. 亚硝酸钠滴定法

《中国药典》（2015 版）采用亚硝酸钠滴定法进行对氨基水杨酸钠原料的含量测定。

测定的原理是对氨基水杨酸钠具有芳伯氨基，能在盐酸存在下与亚硝酸钠定量地发生重氮化反应，生成重氮盐，因此药典采用亚硝酸钠滴定法和永停指示终点法测定对氨基水杨酸钠及其制剂的含量。

方法：取本品约 0.15g，精密称定，加水 20mL 溶解后，加 50% 溴化钠溶液 10mL 与冰醋酸 25mL，照电位滴定法（通则 0701），快速加入亚硝酸钠滴定液（0.1mol/L）5mL 后，继续用该滴定液滴定至终点。每 1mL 亚硝酸钠滴定液（0.1mol/L）相当于 17.52mg 的 $C_7H_6NNaO_3$。

2. 高效液相色谱法

《中国药典》（2015 版）采用高效液相色谱法测定对氨基水杨酸钠肠溶片含量。

依照高效液相色谱法（通则 0512）测定。

色谱条件与系统适用性试验：用十八烷基硅烷键合硅胶为填充剂；以乙腈 - 10% 四丁基氢氧化铵溶液 - 0.05mol/L 磷酸二氢钠（100∶2∶900）为流动相；检测波长为 265nm。分别取间氨基酚、5 - 氨基水杨酸（美沙拉嗪）和对氨基水杨酸钠对照品各适量，加流动相溶解制成每 1mL 中含间氨基酚和 5 - 氨基水杨酸各 5μg、对氨基水杨酸钠 10μg 的混合溶液作为系统适用性溶液，取系统适用性溶液 20μL，注入液相色谱仪，记录色谱图，出峰顺序依次为间氨基酚、5 - 氨基水杨酸、对氨基水杨酸钠，相邻各色谱峰之间的分离度均应符合要求。

测定法：取本品 10 片，除去包衣，精密称定，研细，精密称取细粉适量（约相当于对氨基水杨酸钠 100mg），置 100mL 量瓶中，加流动相使对氨基水杨酸钠溶解并稀释至刻度，摇匀，滤过，精密量取续滤液 5mL，置 100mL 量瓶中，用流动相稀释至刻度，摇匀，作为供试品溶液，精密量取 20μL 注入液相色谱仪，记录色谱图；另取对氨基水杨酸钠对照品，精密称定，同法测定。按外标法以峰面积计算，即得。

三、苯甲酸钠的分析

苯甲酸钠以及丙磺舒属于苯甲酸类药物，苯甲酸钠系消毒防腐药，丙磺舒为抗痛风药，它们的结构如下：

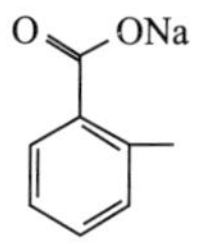

苯甲酸钠
(Sodium Benzoate)

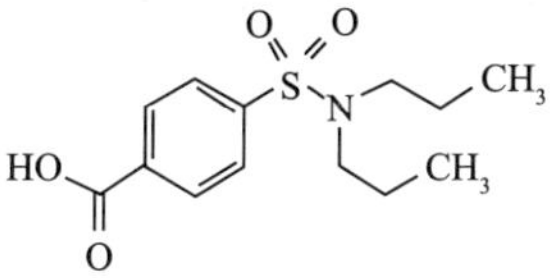

丙磺舒
(Probenecid)

苯甲酸钠为白色颗粒、粉末或结晶性粉末；无臭或微带臭气，味微甜带咸；其在水中易溶，在乙醇中略溶。

苯甲酸为白色有丝光的鳞片或针状结晶或结晶性粉末；质轻；无臭或微臭；在热空气中微有挥发性。

(一)鉴别

苯甲酸钠为苯甲酸的钠盐，显钠盐的鉴别反应；另外药典还采用红外吸收光谱法鉴别。

(1)钠盐的焰色反应。取本品约 0.5g，加水 10mL 溶解后，溶液作为供试品。取铂丝，用盐酸湿润后，蘸取供试品，在无色火焰中燃烧，火焰即显鲜黄色。

(2)本品的红外光吸收图谱应与对照的图谱(光谱集 234 图)一致(通则 0402)。

(二)检查

苯甲酸钠的检查项包括酸碱度、溶液的澄清度、溶液颜色、干燥失重、重金属和砷盐等一般检查项目。

酸碱度检查方法如下：取本品 1.0g，加水 20mL 溶解后，加酚酞指示液 2 滴；如显淡红色，加硫酸滴定液(0.05mol/L)0.25mL，淡红色应消失；如无色，加氢氧化钠滴定液(0.1mol/L)0.25mL 应显淡红色。

溶液的澄清度与颜色检查方法如下：取本品 1.0g，加水 10mL 使溶解，依法检查(通则 0901 与通则 0902)，溶液应澄清无色。

(三)含量测定

(1)采用双相滴定法，可以测定苯甲酸钠的含量。

原理：苯甲酸钠为芳酸碱金属盐，易溶于水，其水溶液呈碱性，用盐酸滴定液滴定时，析出不溶于水的游离酸，并且使滴定终点的 pH 突跃不明显，不利于终点的正确判断。因此，利用苯甲酸能溶于有机溶剂的性质，在水相中加入与水不相混溶的有机溶剂(乙醚)，并置于分液漏斗中进行滴定反应，将滴定过程中产生的苯甲酸不断萃取入有机溶剂层中，减少苯甲酸在水中的浓度，使滴定反应完全，终点清晰，同时可降低苯甲酸的离解，滴定反应原理如下：

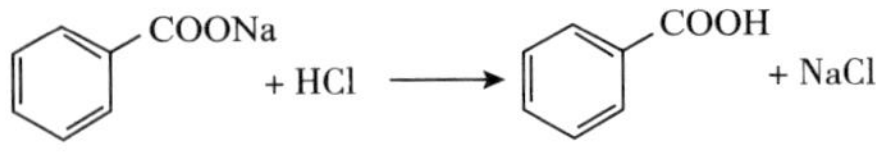

方法：取供试品约1.5g，精密称定，置分液漏斗中，加水25mL、加乙醚50mL及甲基橙指示液2滴，用盐酸滴定液(0.5mol/L)滴定，边滴边振摇，至水层显橙红色；分取水层，置具塞锥形瓶中，乙醚层用水5mL洗涤，洗液并入锥形瓶中，加乙醚20mL，继续用盐酸滴定液(0.5mol/L)滴定，随滴随振摇，至水层显持续的橙红色。每1mL的盐酸滴定液（0.5mol/L）相当于72.06mg的$C_7H_5NaO_2$

讨论：①滴定中不断振摇，可使滴定中生成的苯甲酸不断地萃取入乙醚，同时降低苯甲酸的解离。

②为使滴定完全，最后将醚层分出用水洗涤，使混溶于醚中的盐洗出，洗液并入水层，继续滴定。

③滴定反应终点偏酸性，故不能选酚酞为指示剂，需选择在酸性条件下变色的指示剂甲基橙。

(2)非水溶液滴定法。《中国药典》(2015版)采用非水溶液滴定法测定苯甲酸钠的含量：本品经105℃干燥至恒重，取约0.12g，精密称定，加冰醋酸20mL使溶解，加结晶紫指示液1滴，用高氯酸滴定液(0.1mol/L)滴定至溶液显绿色，并将滴定的结果用空白试验校正。每1mL高氯酸滴定液（0.1mol/L）相当于14.41mg的$C_7H_5NaO_2$。

第三节　胺类药物的分析

胺类药物范围较广，临床上常用的药物较多。根据药物的化学结构，可分为芳胺类、芳烃胺类、脂肪胺类、季铵盐类等。本节选择芳胺类、苯乙胺类药物予以介绍。

一、芳胺类药物的分析

芳胺类药物的基本结构有两类；一类为对氨基苯甲酸酯类，另一类则为芳酰胺类药物。

（一）典型药物结构及性质

1. 对氨基苯甲酸酯类药物

对氨基苯甲酸酯类药物多为局部麻醉药，它们的分子结构中含有对氨基苯甲酸酯的基本结构：

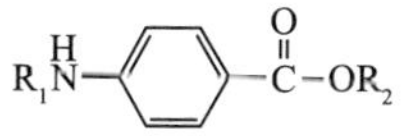

典型药物有盐酸普鲁卡因、苯佐卡因和盐酸丁卡因，它们的结构为：

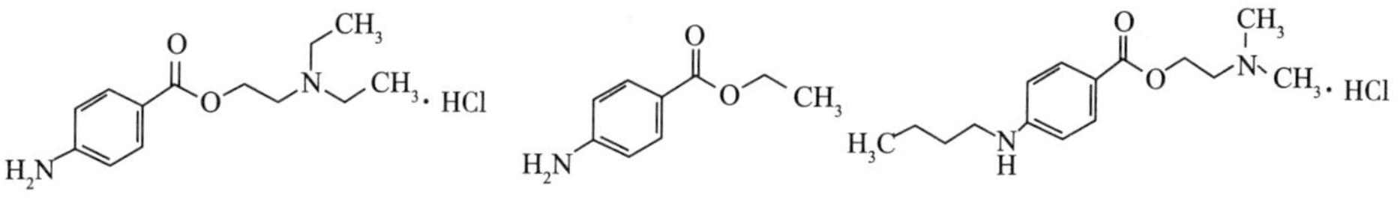

盐酸普鲁卡因（Procaine hydrochloride）　苯佐卡因（Benzocaine）　盐酸丁卡因（Teteacaine hydrochloride）

对氨基苯甲酸酯类药物的游离碱多为碱性油状液体或熔点低固体，难溶于水，可溶于有机溶剂；它们的盐酸盐多为白色结晶性粉末，易溶于水和乙醇，难溶于有机溶剂。如普鲁卡因和丁卡因，临床多用其盐酸盐。苯佐卡因为白色结晶性粉末；遇光色渐变黄；在乙醇、氯仿或乙醚中易溶，在水中极微溶解，在稀酸中溶解。

本类药物中部分品种由于侧链具有脂肪族氮原子，呈一定的碱性，能与酸成盐，可采用非水溶液滴定法测定含量，并能与生物碱沉淀剂发生沉淀反应。

分子中具有芳伯氨基的对氨基苯甲酸酯类药物，可进行重氮化—偶合反应（芳香第一胺类反应）；可与芳醛缩合成席夫氏碱（Schiff 碱）。同时芳伯氨基对光及氧较敏感，易被氧化，所以盐酸普鲁卡因和盐酸丁卡因等需遮光、密闭保存。此外，本类药物分子结构中有酯键，容易水解，水解受酸、碱、高温等条件的影响。例如盐酸丁卡因在20℃时，pH 为3.5～5.5 时稳定性好，而其溶液加入氢氧化钠会加速水解；同时常温下储存 1 个月含量下降约 4%，冰箱放置 1 年，含量仅下降 2.1%。

2. 芳酰胺类药物

芳酰胺类药物均为苯胺的酰基衍生物，分子中具有芳酰氨基的基本结构：

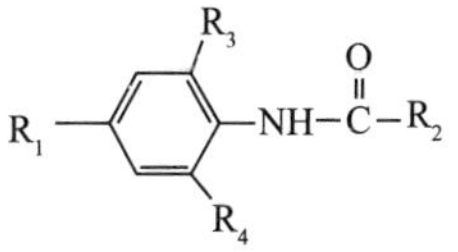

典型药物有对乙酰氨基酚(解热镇痛药)、盐酸妥卡尼(抗心律失常药)及盐酸利多卡因、盐酸布比卡因等局部麻醉药，它们的结构如下：

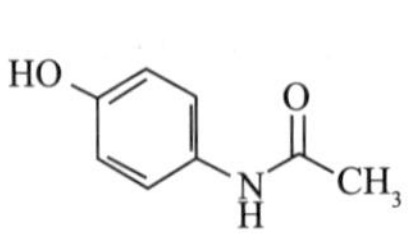

对乙酰氨基酚
(Paracetamol acetaminophen)

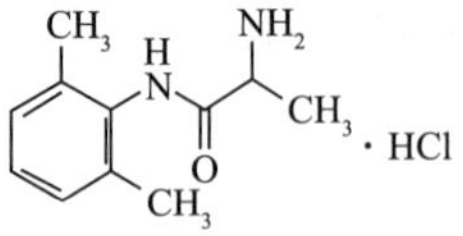

盐酸妥卡尼
(Tocainide hydrochloride)

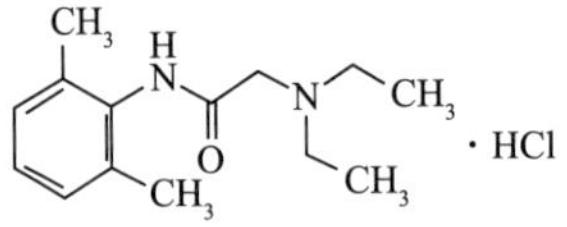

盐酸利多卡因
(Lidocaine hydrochloride)

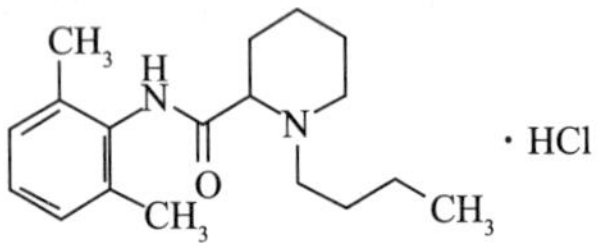

盐酸布比卡因
(Bupivacaine hydrochloride)

本类药物多为白色结晶或结晶性粉末；药物的游离碱在水中溶解性不好，它们的盐酸盐可溶于水、乙醇。如盐酸布比卡因为白色结晶性粉末，在乙醇中易溶，在水中溶解，在氯仿中微溶，在乙醚中几乎不溶。

本类药物为芳香胺的酰基衍生物，分子结构中具有潜在芳伯氨基，在酸性溶液中易水解得到具有芳伯氨基的产物，可发生重氮化或重氮化-偶合反应，用于鉴别及含量测定。对乙酰氨基酚的水解反应速率相对较快；盐酸利多卡因和盐酸布比卡因酰氨键的两个邻位均有甲基，由于空间位阻的影响，其水溶液不易水解，比较稳定。

盐酸利多卡因和盐酸布比卡因的脂烃胺侧链上有叔胺氮原子，显碱性，可以成盐，可与生物碱沉淀剂发生沉淀反应，可在水溶液中与铜离子或钴离子络合呈色。

此外，对乙酰氨基酚具有酚羟基，可与三氯化铁作用呈色，借此可与盐酸布比卡因等芳酰胺类药物区别。

(二)鉴别试验

1. 重氮化-偶合反应

凡分子结构中具有游离芳伯氨基的药物，如苯佐卡因和盐酸普鲁卡因，均可在盐酸溶液中，直接与亚硝酸钠进行重氮化反应，生成的重氮盐再与碱性β-萘酚偶合，生成有色的偶氮化合物。此反应收载于《中国药典》(2015版)四部“一般鉴别试验”项下，用于芳香第一胺类的鉴别。

《中国药典》(2015版)对盐酸普鲁卡因的鉴别方法为：取供试品约50mg，加稀盐酸 1mL，必要时缓缓煮沸使溶解，放冷，加 0.1mol/L 亚硝酸钠溶液数滴，再加碱性 β－萘酚试液数滴，生成猩红色沉淀。

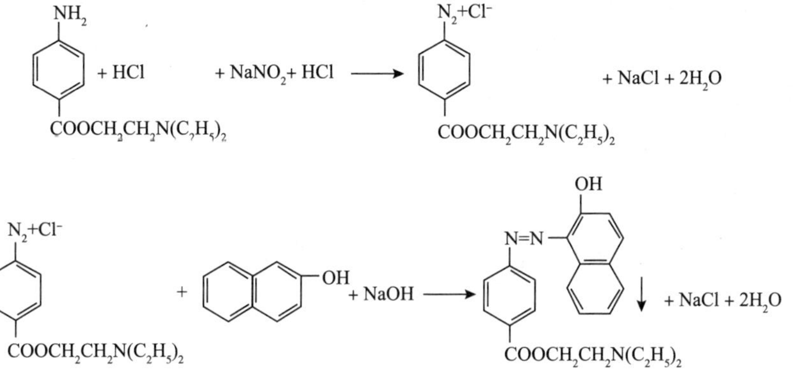

具潜在芳伯氨基的药物，经适当方法处理后，若能游离出芳伯氨基，也可发生重氮化－偶合反应。例如对乙酰氨基酚具有酰胺结构，在酸性溶液中受热水解，生成对氨基酚，该化合物与亚硝酸钠及碱性 β－苯酚试液作用，产生红色的偶氮化合物。

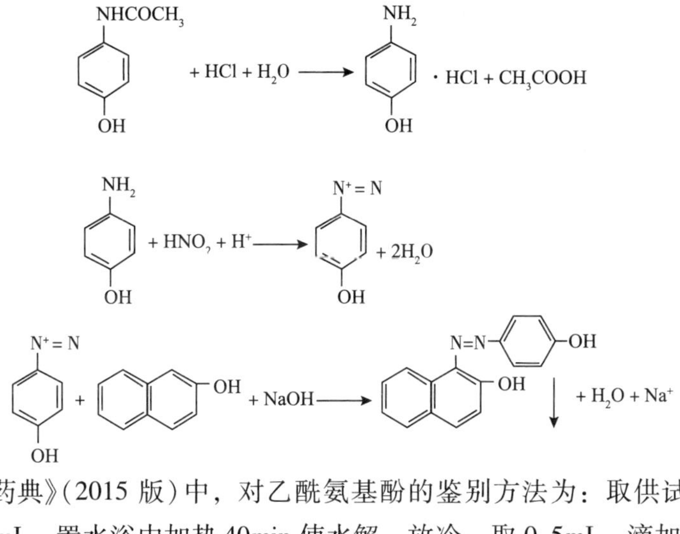

《中国药典》(2015 版)中，对乙酰氨基酚的鉴别方法为：取供试品约 0.1g，加稀盐酸 5mL，置水浴中加热 40min 使水解，放冷；取 0.5mL，滴加亚硝酸钠试液 5 滴，摇匀，加水 3mL 后，加碱性 β－萘酚试液 2mL，振摇，即显红色。

2. 水解及水解产物反应

分子结构中有酯键(或酰氨键)的药物，容易水解，其水解受酸、碱、高温等条件的影响。利用水解反应及水解产物的性质，可以对化合物进行鉴别。

如盐酸普鲁卡因具有对氨基苯甲酸酯的结构，向其水溶液加 10% 氢氧化钠溶液后，盐酸普鲁卡因转化为游离普鲁卡因，由于其水溶性小，析出白色沉淀。初热时，游离的普鲁卡因呈油状物；继续加热，则酯键水解释放出二乙氨基乙醇和对氨基苯甲酸钠(二乙氨基乙醇为碱性蒸气，能使润湿的红色石蕊试纸变为蓝色)；热至油状物消失，普鲁卡因完全水解后，放冷，加盐酸酸化，即析出对氨基苯甲酸的白色沉淀。

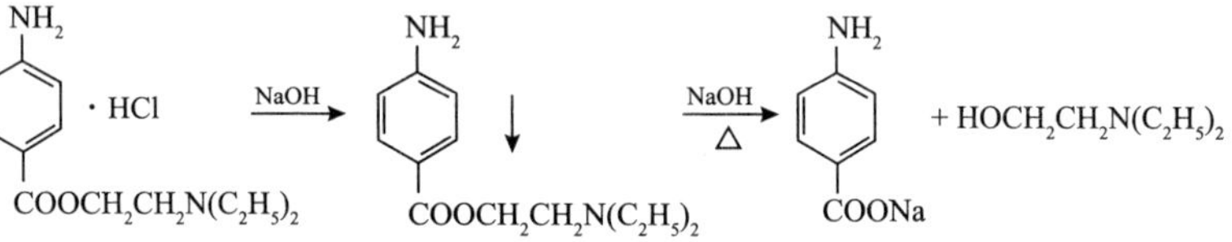

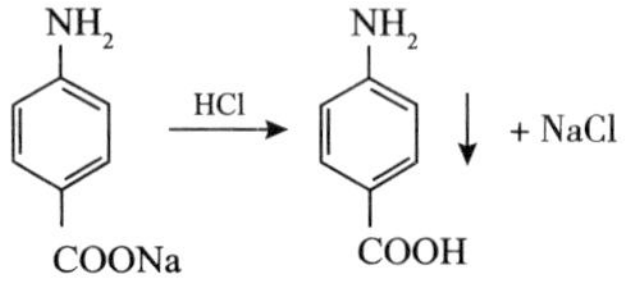

苯佐卡因与强碱液共沸，发生水解反应，生成乙醇及对氨基苯甲酸盐。乙醇可进一步与碘试液在加热条件下发生碘仿反应，生成碘仿的黄色沉淀，并有碘仿的臭气。

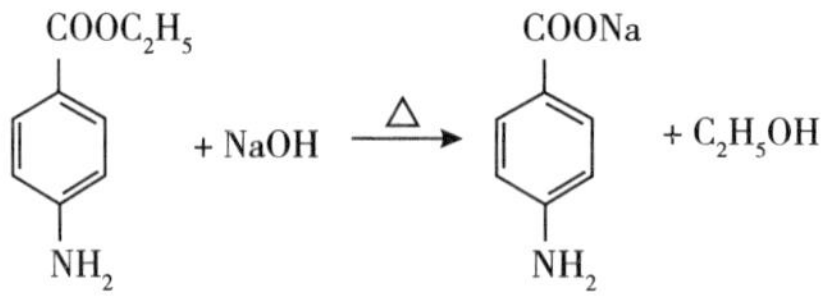

$$C_2H_5OH + 4I_2 + 6NaOH \xrightarrow{\triangle} \underset{\text{碘仿}}{CHI_3}\downarrow + 5NaI + 5H_2O + HCOONa$$

3. 与重金属离子反应

盐酸利多卡因分子结构中具有芳酰胺，在碳酸钠碱性条件下，可与硫酸铜反应生成蓝紫色配位化合物；加入氯仿适量，振摇后放置，有色物转溶入氯仿而使氯仿层显黄色，可用于盐酸利多卡因的鉴别。《中国药典》(2015 版)中盐酸利多卡因鉴别方法为：取本品 0. 2g，加水 20mL 溶解后，取溶液 2mL，加硫酸铜试液 0. 2mL 与碳酸钠试液 1mL，即显蓝紫色；加三氯甲烷 2mL，振摇后放置，三氯甲烷层显黄色。

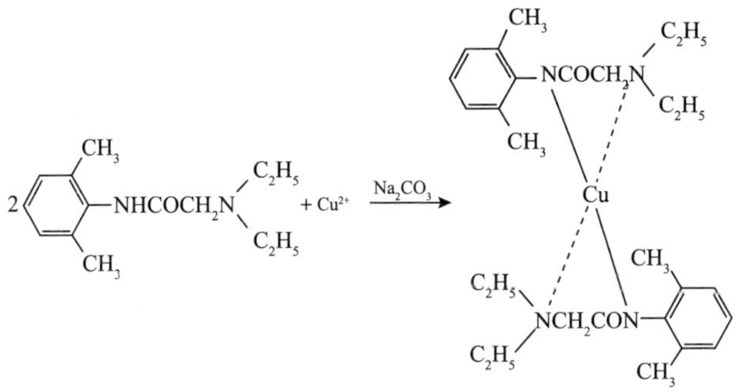

4. 与三氯化铁反应

对乙酰氨基酚具有酚羟基，向其水溶液加三氯化铁试液，酚羟基可与三氯化铁发生呈色反应，而使溶液呈蓝紫色。

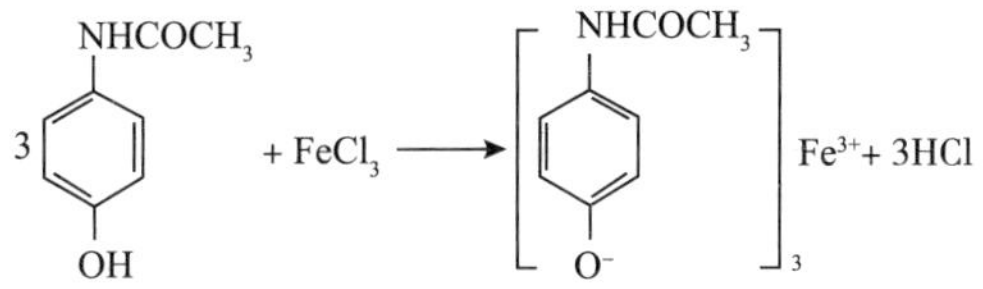

5. 氯化物的鉴别反应

盐酸普鲁卡因、盐酸丁卡因、盐酸利多卡因等药物均为有机碱的盐酸盐，应显氯化物的鉴别反应。根据《中国药典》(2015 版) 四部收载的“一般鉴别试验”项下氯化物的鉴别反应，可以对它们进行鉴别。

(1) 取供试品溶液，加入适量的硝酸使呈酸性，加入硝酸银试液，即生成白色凝乳状沉淀；分离，沉淀加氨试液即溶解，再加硝酸，沉淀复生成。如供试品为有机碱的盐酸盐，需先加氨试液使呈碱性，将析出的沉淀滤过除去，取滤液进行试验。

$$Cl^- + Ag^+ \longrightarrow AgCl\downarrow$$

此沉淀需分离后再加氨试液溶解，这是由于氯化银是在酸性溶液中析出的，溶液酸度很强，如不分离直接加氨试液，则所需量很大。

$$AgCl + 2NH_3 \cdot H_2O \longrightarrow Ag(NH_3)_2^+ + Cl^- + 2H_2O$$

$$Ag(NH_3)_2^+ + Cl^- + 2H^+ \longrightarrow AgCl\downarrow + 2NH_4^+$$

(2) 取供试品少量，置试管中，加等量的二氧化锰，混匀，加硫酸湿润，缓缓加热，发生的氯气能使湿润的碘化钾淀粉试纸显蓝色。

6. 紫外吸收光谱

本类药物分子结构中均具有苯环，在紫外光区有特征吸收，可用于鉴别。

7. 红外吸收光谱

用红外吸收光谱法鉴别化合物，方法特征性强、专属性好。因此，国内外药典均把红外吸收光谱作为药物鉴别的重要指标。本类药物同样可以采用红外吸收光谱法加以鉴别。

（三）杂质检查

1. 对乙酰氨基酚的杂质检查

（1）合成工艺及杂质来源。对乙酰氨基酚的合成工艺是以对硝基氯苯为原料，水解后制得对硝基酚，经还原生成对氨基酚；也有工艺是以酚为原料，经亚硝化及还原反应制得对氨基酚。制得的对氨基酚再经乙酰化处理后可得对乙酰氨基酚。

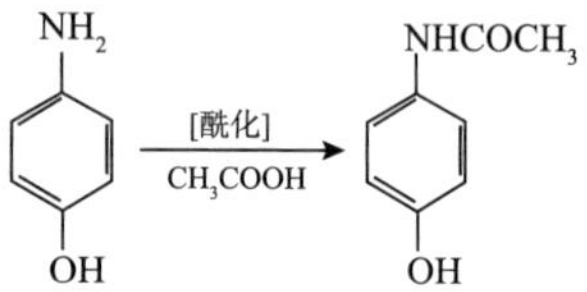

由于对乙酰氨基酚的生产工艺路线较多，不同的工艺路线所带入的杂质也有所不同，如以对硝基氯苯为原料，则可能引入对氯乙酰苯胺。此外，对乙酰氨基酚若暴露在潮湿条件下可水解成对氨基酚。

因此，本药物中可能有的特殊杂质包括中间体、副产物及分解产物，如对氨基酚、O－乙酰基对乙酰氨基酚、对氯乙酰苯胺、氧化偶氮苯、偶氮苯、醌亚胺和苯醌等。国内外药典均规定对乙酰氨基酚除需检查酸度、氯化物、硫酸盐等一般杂质外，还需检查药物中的特殊杂质，以控制药物的纯度。

（2）对氨基酚。对乙酰氨基酚的制备与贮存过程均可能引入对氨基酚。对氨基酚的毒性较大，应予检查，严格控制其存在的量。

《中国药典》（2015 版）关于对乙酰氨基酚片中对氨基酚的检查方法为高效液相色谱法：用辛烷基硅烷键合硅胶为填充剂；以磷酸盐缓冲液（取磷酸氢二钠 8.95g，磷酸二氢钠 3.9g，加水溶解至 1000mL，加 10% 四丁基氢氧化铵溶液 12mL）－甲醇（90∶10）为流动相；检测波长为 245nm；柱温为 40℃；理论板数按对乙酰氨基酚峰计算不低于2000，对氨基酚峰与对乙酰氨基酚峰的分离度应符合要求。

测定法：临用新制。取本品细粉，约相当于对乙酰氨基酚 0.2g，精密称定，置 10mL 量瓶中，加溶剂［甲醇－水（4∶6）］适量，振摇使对乙酰氨基酚溶解，加溶剂稀释至刻度，摇匀，滤过，取续滤液，作为供试品溶液；另取对氨基酚对照品和对乙酰氨基酚对照品适量，精密称定，加上述溶剂溶解并制成每 1mL 中各约含 20μg 的混合溶液，作为对照品溶液。取对照品溶液 20μL，注入液相色谱仪，调节检测灵敏度，使对氨基酚色谱峰的峰高约为满量程的 10%，供试品溶液的色谱图中如有与对照品溶液中对氨基酚保留时间一致的色谱峰，按外标法以峰面积计算，含对氨基酚不得超过标示量的 0. 1%。

(3)乙醇溶液的澄清度与颜色。《中国药典》(2015 版)中收载的检查方法为：取供试品 1. 0g，加乙醇 10mL 溶解后，溶液应澄清，无色；如显浑浊，与 1 号浊度标准溶液比较，不得更浓；如显色，与棕红色 2 号或橙红色 2 号标准比色液比较，不得更深。

2. 盐酸普鲁卡因注射液中对氨基苯甲酸的检查

盐酸普鲁卡因分子中含酯键，其水溶液稳定性较差，因此注射液在制备过程中，由于灭菌温度过高或时间过长，溶液的 pH 过高或过低，贮藏时间过久以及受光线和注射液中金属离子等因素的影响，可发生水解作用，生成对氨基苯甲酸。

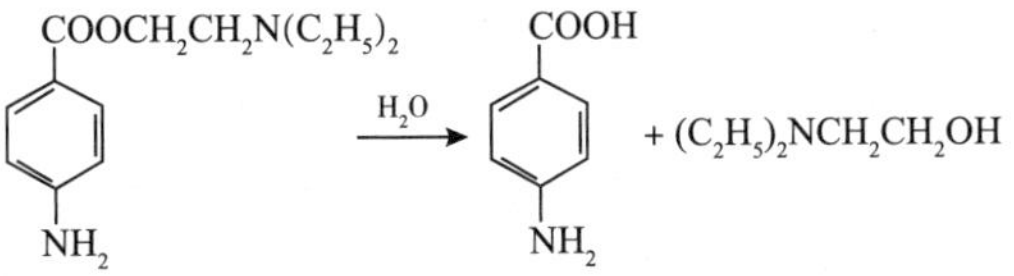

经长久贮藏或高温加热，对氨基苯甲酸还可进一步脱羧转化为苯胺，苯胺又可被氧化为有色物质，使注射液变黄。已变黄的注射液疗效下降，毒性增加。

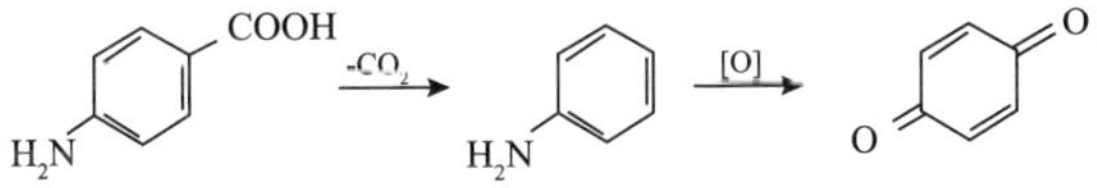

因此，《中国药典》(2005 版)在盐酸普鲁卡因注射液中，增加了“对氨基苯甲酸”项目的检查，自 2010 年版起，《中国药典》在原料药检查中也增加了此项检查。检查的方法为高效液相色谱法中的杂质对照品法，其中，原料药中对氨基苯甲酸限度为不得超过标示量的 1. 2%，注射剂为不得超过标示量的 0. 5%。

(四)含量测定

1. 亚硝酸钠滴定法(重氮化滴定法)

分子结构中具有芳伯氨基的药物(如盐酸普鲁卡因、苯佐卡因)以及水解后具有芳伯氨基的药物(如对乙酰氨基酚)，在酸性溶液中可与亚硝酸钠反应，因而可用亚硝酸钠滴定法测定含量。亚硝酸钠滴定法为具有芳伯氨基以及水解后具有芳伯氨基结构的药物含量测定的通用方法。

2. 非水溶液滴定法

盐酸丁卡因、盐酸利多卡因、盐酸布比卡因与盐酸妥卡尼侧链上的氮原子具有碱性，可采用非水溶液滴定法测定含量。由于药物均为盐酸盐，用高氯酸滴定时有氢卤酸生成，故在滴定前加入醋酸汞溶液，使成为氯化汞，以除去氢卤酸的干扰。以盐酸布比卡因为例，其滴定反应如下：

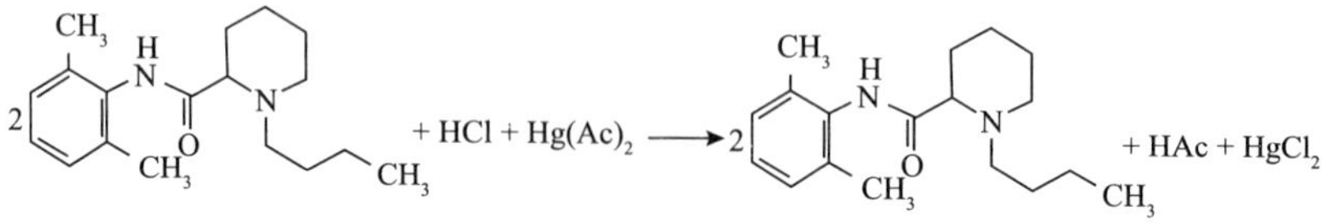

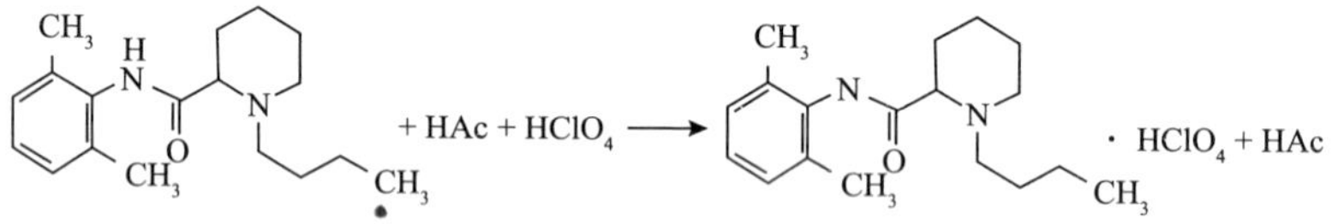

在滴定盐酸丁卡因时，因其在冰醋酸中显较弱的碱性，因此加入适量醋酐。醋酐解离生成的醋酐合乙酰氧离子比醋酸合质子的酸性还强，有利于丁卡因碱性增强，使滴定突跃敏锐。

$$2(CH_3CO)_2O \longrightarrow (CH_2CO)_3O^- + CH_3COO^-$$

但加入醋酐应注意防止氨基被乙酰化，乙酰化物碱性很弱，以结晶紫为指示剂时不能被滴定，为此，醋酐应按需要量加入。此外，低温可防止乙酰化，因此加冰醋酸溶解样品后，应放冷后再加醋酐。

本法灵敏准确，一般采用半微量法，应用10mL的滴定管，与其他容量分析法相比，取样量较小。

3. 提取中和法

非水碱量法主要用于原料的含量测定。片剂中含有较多的赋形剂，若赋形剂中含有硬脂酸镁、滑石粉、碳酸钙或明胶，均能与高氯酸作用而干扰测定，所以不能直接测定，而需经过适当的方法处理后再用本法分析。

提取中和法利用有机碱类药物在游离和成盐时在有机相和水相溶解性差异大，而辅料等干扰物质在酸性、碱性条件下溶解性差异小的特点，将制剂中有机碱类药物提取分离后酸碱测定。基于此原理，盐酸妥卡尼片的含量测定采用了有机碱盐常用的提取中和法。

如盐酸妥卡尼片的含量测定方法：取供试品20片，除去糖衣后，精密称定，研细，精密称取细粉适量（约相当于盐酸妥卡尼0.8g），置50mL量瓶中，加水约40mL，充分振摇，加水稀释至刻度，摇匀，滤过；精密量取续滤液25mL，置分液漏斗中，加氨试液5mL使呈碱性，用二氯甲烷振摇提取4次，每次20mL，合并二氯甲烷液，置40～50℃水浴中加热蒸干，再用冷风吹干，精密加入硫酸滴定液(0.05mol/L)25mL，加甲基红-溴甲酚绿混合指示液数滴，用氢氧化钠滴定液(0.1mol/L)滴定至绿色。每1mL硫酸滴定液(0.05mol/L)相当于22.87mg的$C_{11}H_{16}N_2O \cdot HCl$。

由于盐酸妥卡尼片中的赋形剂采用了磷酸氢钙，在含量测定时，用非水溶液滴定法直接滴定，终点不明显，故采用提取中和法。盐酸妥卡尼溶解后，加氨试液碱化，妥卡尼便游离出来，用二氯甲烷提取分离；蒸去二氯甲烷，残渣就是妥卡尼游离碱。因游离碱在水溶液中溶解度极小，故不能以酸直接滴定。可先精密加入过量的酸液使成盐溶解，然后以标准碱液滴定剩余的酸。

提取中和法应用范围广，可适用于多数有机盐类药物的含量测定，但提取手续繁多，应严格进行提取操作，否则易导致损失而影响测定结果。

4. 紫外分光光度法

本类药物均有紫外吸收，在适宜的溶剂及浓度下，可用紫外分光光度法进行含量测定。如对乙酰氨基酚在0.4%氢氧化钠溶液中，于257nm波长处有最大吸收，此紫外吸收特征可用于定量分析。该法较亚硝酸钠滴定法灵敏度高，操作简便。《中国药典》(2015版)利用百分吸收系数($E_{1cm}^{1\%}$)法，测定对乙酰氨基酚原料、片剂、栓剂及胶囊剂的含量。

对乙酰氨基酚片的含量测定方法：取供试品10片，精密称定，研细，精密称取细粉适量(约相当于对乙酰氨基酚40mg)，置250mL量瓶中，加0.4%氢氧化钠溶液50mL与水50mL，振摇15min，加水稀释至刻度，摇匀，滤过；精密量取续滤液5mL，置100mL量瓶中，加0.4%氢氧化钠溶液10mL，加水稀释至刻度，摇匀，在257nm的波长处测定吸光度，按$C_8H_9NO_2$的吸收系数($E_{1cm}^{1\%}$)为715计算。

5. 高效液相色谱法

制剂产品一般比较复杂，往往含有多种成分和辅料等添加剂，通常要分离后再作定量分析。高效液相色谱法是一种专属性的分离分析方法，在制剂的含量分析中得到了广泛的应用。《中国药典》(2015版)和很多其他国外药典都采用高效液相色谱法对盐酸利多卡因注射液、对乙酰氨基酚泡腾片等制剂进行含量测定。

例如《中国药典》(2015版)对乙酰氨基酚泡腾片的含量测定方法如下：

色谱条件与系统适用性试验：用十八烷基硅烷键合硅胶为填充剂；磷酸盐缓冲液(pH4.5)－甲醇(80∶20)为流动相；检测波长为254nm。理论板数按对乙酰氨基酚峰计算应不低于5000，对乙酰氨基酚峰与对氨基酚峰的分离度应符合要求。

测定法：取本品10片，精密称定，研细，精密称取适量(约相当于对乙酰氨基酚25mg)，置50mL量瓶中，加流动相稀释至刻度，摇匀，滤过；精密量取续滤液10mL，置50mL量瓶中，用流动相稀释至刻度，摇匀，作为供试品溶液，精密量取供试品溶液10μL注入液相色谱仪，记录色谱图；另取对乙酰氨基酚对照品适量，精密称定，加流动相溶解并稀释制成每1mL中含0.1mg的溶液，同法测定。按外标法以峰面积计算，即得。

二、苯乙胺类药物的分析

(一)典型药物的结构及性质

本类药物分子结构中具有苯乙胺的基本结构：

$$R_1 \longrightarrow \underset{\displaystyle OH}{\underset{|}{CH}} \longrightarrow \underset{\displaystyle R_3}{\underset{|}{CH}} \longrightarrow NH \longrightarrow R_2$$

《中国药典》(2015版)中收载的本类原料药物近20种，现仅以肾上腺素类药物为例进行讨论，它们的结构如下：

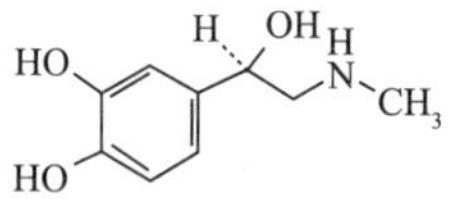

肾上腺素
(Adrenaline，Epinephrine)

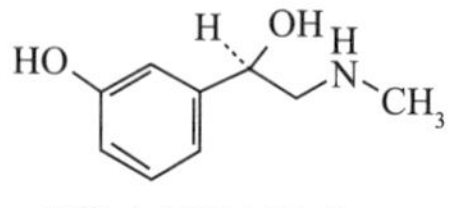

盐酸去氧肾上腺素
(Phenylephrine Hydrochloride)

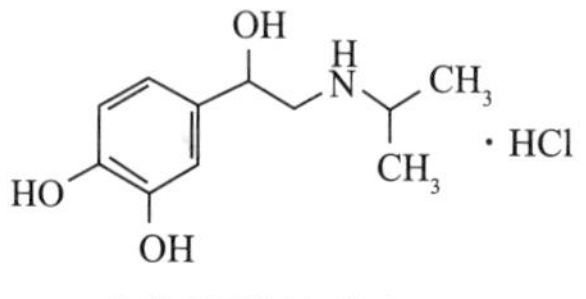

盐酸异丙肾上腺素
(Isoprenaline Hydrochloride)

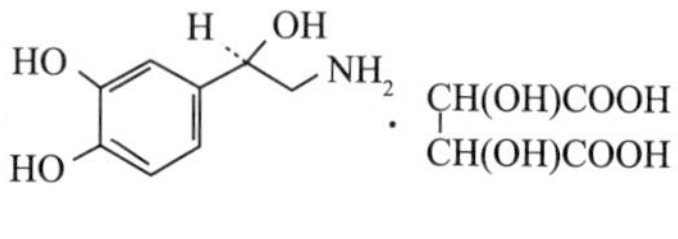

重酒石酸去甲肾上腺素
(Noradrenaline Bitartrate)

苯乙胺类药物分子结构中具有脂烃胺基侧链，显弱碱性，其游离碱难溶于水，在氯仿、乙醚等有机溶剂中溶解性较好，与酸成盐后在水中溶解性好；部分药物如肾上腺素等分子中具有酚羟基结构，可与重金属离子络合显色，同时其酚羟基易受空气中的氧、日光、热等影响而氧化变质，色渐变深，在碱性溶液中更易变色。此外，本类药物中多数具有手性碳原子，从而显示旋光性，可利用其旋光性进行鉴别或定量测定。药物中各官能团的性质及光谱特性均可用于鉴别、检查与含量测定。

（二）鉴别试验

1. 三氯化铁反应

肾上腺素和盐酸去氧肾上腺素等药物的分子结构中具有邻苯二酚（或苯酚）结构，在适宜的酸性条件下，可与 Fe^{3+} 络合显色；加入碱性溶液，随即被高铁离子氧化而显紫色或紫红色。不同肾上腺素类药物的颜色变化情况各不相同，可供区别。

如肾上腺素 2mg 加盐酸溶液（9→1000）2～3mL 溶解后，加入水 2mL 与三氯化铁试液 1 滴，即显翠绿色；再加氨试液 1 滴，即变紫色，最后变成紫红色。盐酸去氧肾上腺素与三氯化铁反应后，即显紫色。而盐酸异丙肾上腺素与三氯化铁反应后，显深绿色，滴加新制 5% 碳酸氢钠溶液，即变蓝色，然后变成红色。

2. 氧化反应

本类药物分子结构中多数具有酚羟基，易被氧化剂氧化。如肾上腺素在酸性条件下，被过氧化氢氧化后，溶液显血红色；盐酸异丙肾上腺素的水溶液加盐酸液（0.1mol/L），再加碘液放置 5min，异丙肾上腺素被碘氧化成异丙肾上腺素红，加入硫代硫酸钠溶液使碘液的棕色消退，溶液显淡红色。

除过氧化氢外，铁氰化钾也常被用作此类化合物的氧化剂。

（三）特殊杂质的检查

1. 酮体的检查

上述肾上腺素等四种药物在生产中均由其酮体氢化还原制得，故药物中易引入未被还原的酮体杂质。酮体的羰基和苯环共轭，而其还原加氢后羰基变为羟基，共轭结构减小，所以酮体在紫外光区的 310nm 波长处有最大吸收，而药物本身在此波长处几乎无吸收，可利用它们紫外吸收光谱的差异进行检查。

2. 有关物质的检查

《中国药典》（2015 版）规定盐酸去氧肾上腺素需进行此项检查，其方法为：取供试品，加甲醇制成 20mg/mL 的溶液，作为供试品溶液；精密量取该溶液适量，加甲醇稀释制成 100μg/mL 的溶液，作为对照溶液。吸取上述两种溶液各 10μL，分别点于同一硅胶 G 薄层板上，以异丙醇－氯仿－浓氨溶液（80∶5∶15）为展开剂，展开后，晾干，喷以重氮苯磺酸试液使显色。供试品溶液如显杂质斑点，与对照溶液的主斑点比较不得更深（0.5%）。该操作过程应避光进行。

本法为薄层色谱法（通则 0502）中的主成分自身对照法，当杂质的结构不能确定或无杂质的对照品时，可采用此法。本法虽不如杂质对照品法理想，但不需要杂质的对照品，比较简单易行。当供试品中杂质较多时，还可配成几种限量的对照溶液，即采用高低浓度对比法控制杂质存在的量。

（四）含量测定

1. 非水溶液滴定法

肾上腺素、重酒石酸去甲肾上腺素和盐酸异丙肾上腺素等苯乙胺类药物分子结构中具有脂烃胺基侧链，水溶液显弱碱性，在冰醋酸中碱性加强，它们的原料药均可采用非水溶液滴定法测定含量。常用的测定条件为：冰醋酸为溶剂，高氯酸为滴定剂，结晶紫指示剂指示终点。为消除氢卤酸的干扰，盐酸盐类药物滴定前加入醋酸汞试液。

2. 比色法

本类药物结构中含有苯环，都具有比较强烈的紫外吸收，为避免辅料等对直接紫外分光光度法的干扰，可利用本类药物与金属离子络合显色后，采用比色法测定含量。

3. 高效液相色谱法

高效液相色谱法具有样品用量少、分离效能高的优点，因而被各国药典采用。现以《中国药典》(2015 版）中盐酸肾上腺素注射液的含量测定为例，介绍这一方法的应用。

色谱条件与系统适用性试验：用十八烷基硅烷键合硅胶为填充剂；以0.14%庚烷磺酸钠溶液 - 甲醇(65:35)（用磷酸调节 pH 至 3.0 ±0.1）作为流动相；检测波长为280nm。理论板数按肾上腺素峰计算应不低于3000。

方法：精密量取供试品适量（约相当于肾上腺素 3mg)，置于25mL 量瓶中，加醋酸溶液（1→25）稀释至刻度，摇匀，取 20μL 进样，记录色谱图；另取肾上腺素对照品适量，精密称定，加醋酸溶液（1→25）稀释至刻度制成 120μg/mL 的溶液，同法测定。按外标法以峰面积计算，即得。

讨论：本法采用了反相离子对色谱法，操作时将一种（或数种）与样品离子电荷(A^+)相反的离子(B^-，称为反离子）加入到色谱系统的流动相中，使其与样品离子结合生成弱极性的离子对。

当分离碱性物质时，常用的反离子有烷基磺酸盐，如戊烷磺酸钠与庚烷磺酸钠等。本色谱体系中，流动相为酸性，肾上腺素分子中的碱性氮原子质子化后带有正电荷，可与流动相中的反离子庚烷磺酸负离子形成疏水性的离子对，从而实现 HPLC 的有效分离。

第四节　杂环类药物的分析

杂环类化合物为环状结构中含有非碳原子的有机化合物。参与成环的非碳原子称为杂原子，一般为氮、氧和硫等。杂环类化合物种类繁多，数量庞大，在自然界广泛分布。不少的杂环类化合物具有生理活性，如生物碱；杂环类化合物在化学合成药中也占有较大的比例，已成为现代药物中品种最多、应用较广的一大类药物。

根据杂原子的种类与数目、环的元数与环数不同，可以将杂环类药物分成不同的类别，如吡啶类、喹啉类、托烷类、吩噻嗪类、苯并二氮杂草类、他汀类、二氢吡啶类等，而各类杂环化合物又可根据环上取代基的类型、数目、位置的不同，衍生出数目众多的同系列药物，本节重点讨论吡啶类、吩噻嗪类、苯并二氮杂草类药物。

一、吡啶类药物的分析

吡啶类药物的分子结构中均含有吡啶环，常用且具有代表性的药物有异烟肼(Isoniazid)、尼可刹米(Nikethamide)和托吡卡胺(Tropicamide)，异烟肼为抗结核病药，尼可刹米为中枢兴奋药，托吡卡胺为散瞳药。

(一)化学结构与性质

1. 化学结构

基本结构：

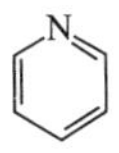

代表药物：

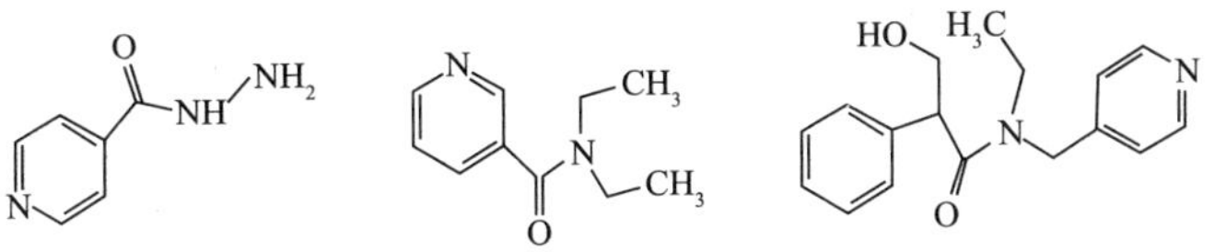

异烟肼　　尼可刹米　　托吡卡胺

2. 性质

(1)性状。异烟肼为无色结晶，白色或类白色的结晶性粉末，无臭，味微甜后苦；遇光渐变质。尼可刹米为无色至淡黄色的澄清油状液体，放置冷处，即成结晶，有轻微的特臭，味苦，有引湿性。托吡卡胺为白色结晶性粉末，无臭。

(2)溶解性。异烟肼在水中易溶，在乙醇中微溶，在乙醚中极微溶解。尼可刹米能与水、乙醇、三氯甲烷或乙醚任意混合。托吡卡胺在乙醇或三氯甲烷中易溶，在水中微溶；在稀盐酸或稀硫酸中易溶。

(3)吡啶环的特性。本类药物分子结构中含有 β 或 γ 位被烷基或羧基衍生物取代的吡啶环，可发生开环反应。异烟肼和尼可刹米结构中的吡啶环是 β 或 γ 位被羧基衍生物所取代，托吡卡胺是 γ 位被烷基衍生物所取代。

(4)弱碱性。本类药物含有吡啶环，吡啶环在水中的 pK_b 值为 8.8，所以本类药物具有弱碱性。尼可刹米分子中，除了吡啶环上氮原子外，吡啶环 β 位被酰胺基取代，酰胺基遇碱水解后释放具有碱性的乙二胺，可用于鉴别。

(5)还原性。异烟肼的分子结构中，吡啶环 γ 位被酰肼取代，酰肼基具有较强的还原性，可被不同的氧化剂氧化，也可与某些含羰基的化合物发生缩合反应。

(6)紫外吸收特性。本类药物的分子结构中均含有芳杂环，在紫外光区有特征吸收，可用于鉴别。

(二)鉴别试验

1. 吡啶环的开环反应

本反应适用于吡啶环的 β 或 γ 位被羧基衍生物取代的尼可刹米和异烟肼。

(1)戊烯二醛反应(köning 反应)。

①原理：戊烯二醛反应是指溴化氰作用于吡啶环，使环上氮原子由三价态转变为五价态，吡啶环发生水解反应生成戊烯二醛，再与芳伯胺缩合生成有色的戊烯二醛衍生物。其颜色随所用芳伯胺的不同有所差异，如与苯胺缩合呈黄色至黄棕色，与联苯胺则是粉红色至红色。《中国药典》(2015 版)只用于尼可刹米注射液的鉴别，所用芳伯胺为苯胺。鉴别反应如下：

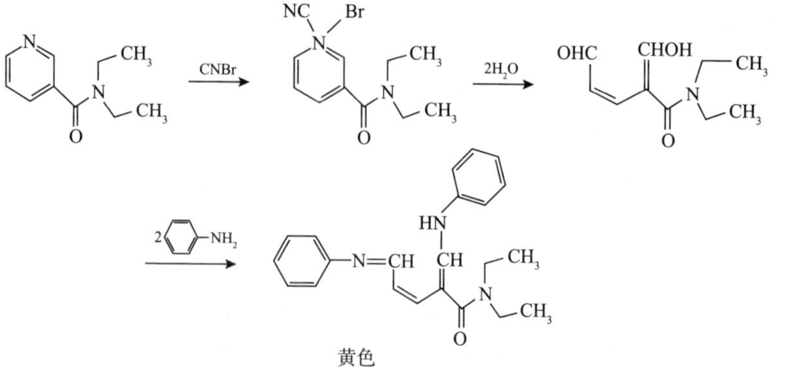

黄色

②方法：取尼可刹米 1 滴，加水 50mL，摇匀，分取 2mL，加溴化氰试液 2mL 与 2.5% 苯胺溶液 3mL，摇匀，溶液渐显黄色。

（2）二硝基氯苯反应（Vongerichten 反应）。

①原理：在无水条件下，将吡啶及其某些衍生物与 2，4－二硝基氯苯混合，共热或使其热至熔融，冷却后，加醇制氢氧化钾溶液将残渣溶解，溶液呈紫红色。《中国药典》（2015 版）将其用于托吡卡胺的鉴别，鉴别反应如下：

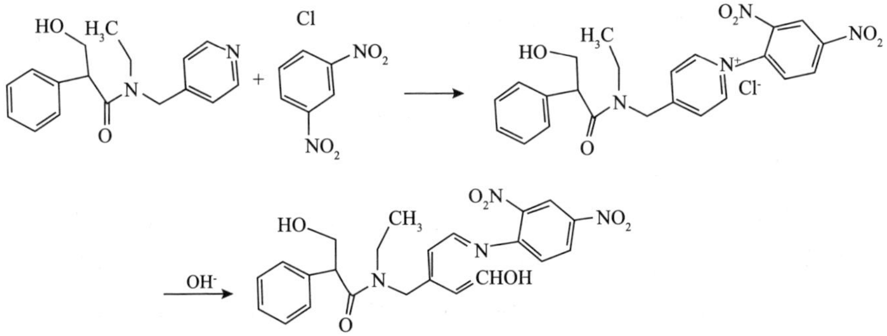

利用本法鉴别异烟肼和尼可刹米时，需经适当处理，即将酰肼氧化成羧基或将酰胺水解为羧基后才有此反应。

②方法：取托吡卡胺约 5mg，加乙醇 1mL 溶解后，加 2，4－二硝基氯苯 0.1g，置水浴上加热 5min，放冷，加氢氧化钠－乙醇溶液（1→100）1mL，溶液即显紫红色。

2. 酰肼基的反应

（1）还原反应。

①原理：异烟肼具有酰肼基，酰肼基的还原性较强，当与氨制硝酸银试液作用时，即被氧化成异烟酸铵，并生成金属银黑色浑浊和气泡（氮气），在玻璃试管壁上产生银镜。《中国药典》（2015 版）将其用于异烟肼片的鉴别，鉴别反应如下：

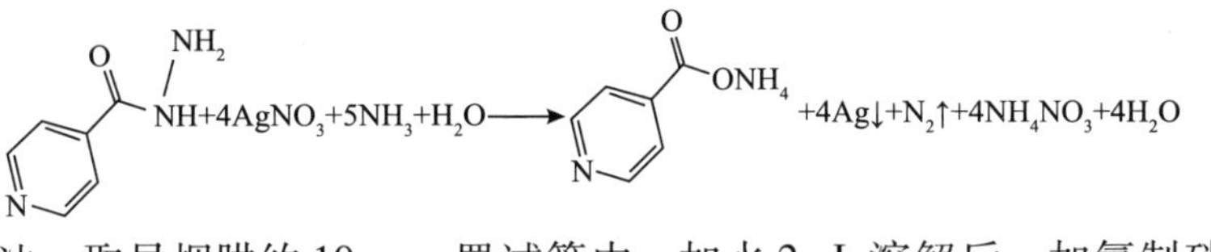

②方法：取异烟肼约 10mg，置试管中，加水 2mL 溶解后，加氨制硝酸银试液 1mL，即产生气泡与黑色浑浊，并在试管壁上生成银镜。

（2）缩合反应。

①原理：异烟肼末端具有酰肼基，可与芳醛进行缩合反应生成腙，析出晶

体，可测定其熔点用于鉴别。最常用的芳醛为香草醛，其次是对二甲氨基苯甲醛、水杨醛等。鉴别反应如下：

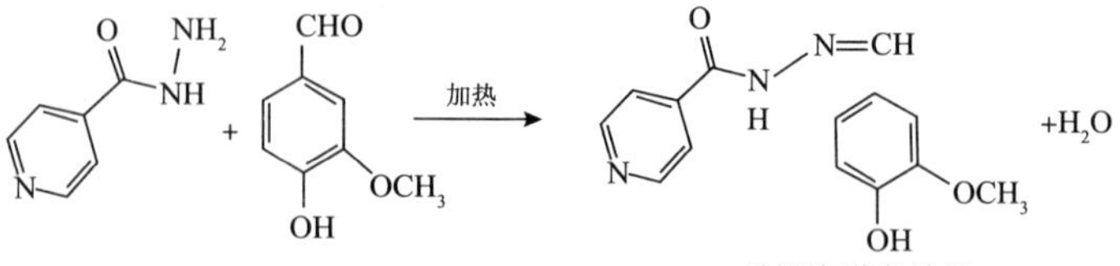

异烟腙(黄色结晶)

②方法：取本品约 0.1g，加水 5mL 溶解后，加 10% 香草醛的乙醇溶液 1mL，摇匀，微热，放冷，即析出黄色晶体；滤过，用稀乙醇重结晶，在 105℃ 干燥后，测定熔点，其熔点为 228～231℃，熔融时同时分解。

3. 沉淀反应

原理：本类药物具有吡啶环结构，吡啶环上的氮原子可与重金属盐类(如氯化汞、硫酸铜、碘化铋钾)及苦味酸等形成沉淀。《中国药典》(2015 版)通过尼可刹米与硫酸铜及硫氰酸铵作用生成草绿色配位化合物沉淀进行鉴别尼可刹米注射液，鉴别反应如下：

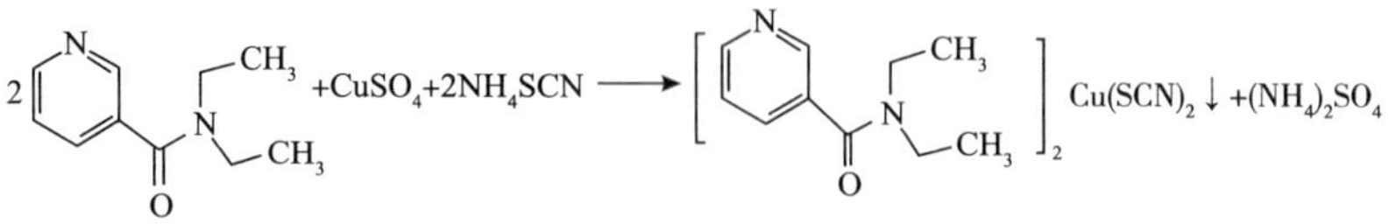

4. 分解产物的反应

(1)与氢氧化钠试液共热。

①原理：尼可刹米与氢氧化钠试液加热，酰胺键水解，即可有二乙胺臭味逸出，能使湿润的红色石蕊试纸变蓝。《中国药典》(2015 版)采用此方法鉴别尼可刹米注射液。

②方法：取尼可刹米 10 滴，加氢氧化钠试液 3mL，加热，即发生二乙胺的臭气，能使湿润的红色石蕊试纸变蓝色。

(2)与无水碳酸钠或氢氧化钙共热。异烟肼、尼可刹米等与无水碳酸钠或氢氧化钙共热，可发生脱羧降解，并有吡啶臭味逸出。

5. 紫外－可见分光光度法与红外分光光度法

本类药物的分子结构中均含有芳杂环，在紫外光区有特征吸收，利用其最大吸收波长及百分吸收系数可进行鉴别。典型吡啶类药物的紫外吸收特性见表 7-3。

表 7-3　典型吡啶类药物的紫外吸收特征

药物	溶剂	λ_{max}/nm	$E_{1cm}^{1\%}$
异烟肼	HCl(0.01mol/L)	265	约 420
	H_2O	266	378
尼可刹米	HCl(0.01mol/L)	263	285
	NaOH(0.1mol/L)	255/260	840/960

《中国药典》(2015 版)利用紫外-可见分光光度法对托吡卡胺进行鉴别，方法为：取本品，加 0.1mol/L 硫酸溶液制成每 1mL 中约含 25μg 的溶液，依照紫外-可见分光光度法测定，在波长 220～350nm 范围内，仅在 254nm 的波长处有最大吸收。

红外吸收光谱特征性强，能专属性地反映分子结构中的官能团信息，常用于原料药的鉴别。《中国药典》(2015 版)对异烟肼、尼可刹米等吡啶类药物均用红外分光光度法进行鉴别，利用供试品的红外吸收图谱与对照品的图谱一致进行鉴别。

6. 高效液相色谱法

高效液相色谱法具有高压、高速、高效、高灵敏性等优点，适用于分析含有较多有关物质的杂环类药物。《中国药典》(2015 版)利用该方法对异烟肼进行鉴别。规定：在含量测定项下记录的色谱图中，供试品溶液主峰的保留时间与对照品溶液主峰的保留时间一致。

(三)特殊杂质检查

1. 异烟肼的杂质检查项目和方法

异烟肼不太稳定，游离肼是其主要有关物质，可在制备时由原料引入，也可在异烟肼原料及制剂的贮藏过程中发生降解产生。肼是一种诱变剂和致癌物质，《中国药典》(2015 版)对异烟肼中游离肼和有关物质检查均作了规定。

(1)异烟肼中游离肼的检查。

①原理：《中国药典》(2015 版)对异烟肼中游离肼的检查采用薄层色谱法，利用薄层色谱法分离肼后，对二甲氨基苯甲醛与肼反应生成腙显色，进行比较检查。

②方法：取本品，加丙酮-水(1∶1)溶解并稀释制成每 1mL 中约含 100mg 的溶液，作为供试品溶液；另取硫酸肼对照品，加丙酮-水(1∶1)溶解并稀释制成每 1mg 中约占 0.08mg(相当于游离肼 20g)的溶液，作为对照品溶液；取异烟肼

与硫酸肼各适量，加丙酮－水（1∶1）溶解并稀释制成每1mL中分别含异烟肼100mg及硫酸肼0.08mg的混合溶液，作为系统适用性试验溶液。依照薄层色谱法试验，吸取上述三种溶液各5μL分别点于同一硅胶G薄层板上，以异丙醇－丙酮(2∶3)为展开剂，展开，晾干，喷以乙醇制对二甲氨基苯甲醛试液，15min后检视。系统适用性试验溶液所显游离肼与异烟肼的斑点应完全分离，游离肼的R_f值约为0.75，异烟肼的R_f值约为0.56。在供试品溶液主斑点前方与对照品溶液主斑点相应的位置上，不得显黄色斑点。

（2）异烟肼中有关物质检查。

取本品加水溶解并稀释制成每1mL中约含0.5mg的溶液，作为供试品溶液；精密量取1mL，置100mL量瓶中，用水稀释至刻度，摇匀，作为对照溶液。依照含量测定项下的色谱条件，取对照溶液10μL注入液相色谱仪，调节检测灵敏度，使主成分色谱峰的峰高约为满量程的20%；再精密量取供试品溶液和对照溶液各10μL，分别注入液相色谱仪，记录色谱图至主成分峰保留时间的3.5倍。供试品溶液的色谱图中如有杂质峰，单个杂质峰面积不得大于对照溶液主峰面积的0.35倍（0.35%），各杂质峰面积的和不得大于对照溶液主峰面积（1.0%）。

2. 尼可刹米中有关物质检查

取本品适量，用水稀释制成每1mL中约含4mg的溶液，作为供试品溶液；精密量取1mL，置100mL量瓶中，用水稀释至刻度，摇匀，作为对照溶液。照高效液相色谱法试验，用十八烷基硅烷键合硅胶为填充剂，以甲醇－水（30∶70）为流动相，检测波长为263nm。理论板数按尼可刹米峰计算不低于2000，尼可刹米峰与其相邻杂质峰的分离度应符合要求。取对照溶液10μL注入液相色谱仪，调节检测灵敏度，使主成分色谱峰的峰高约为满量程的20%；再精密量取供试品溶液和对照溶液各10μL，分别注入液相色谱仪，记录色谱图至主成分峰保留时间的2倍，供试品溶液中各杂质峰面积的和不得大于对照溶液主峰面积的0.5倍（0.5%）。

（四）含量测定

1. 氧化还原滴定法

（1）原理。异烟肼含有酰肼基，具有较强的还原性，可采用氧化还原滴定法测定其含量。《中国药典》（2010版）中的注射用异烟肼采用溴酸钾法测定其含量，以甲基橙为指示剂指示终点的到达。《中国药典》（2015版）对注射用异烟肼采用高效液相色谱法测定其含量。

异烟肼的滴定反应为：

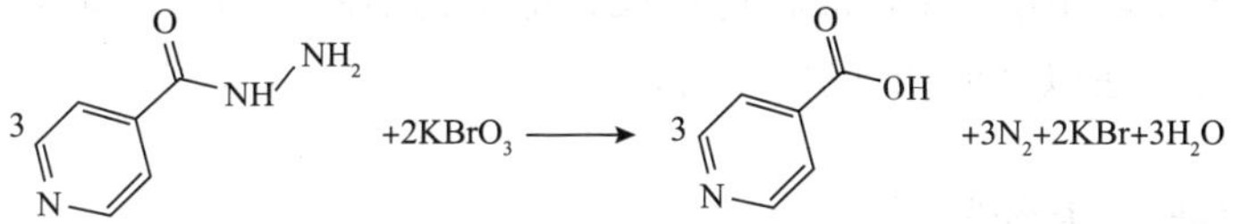

(2)方法。注射用异烟肼的氧化还原测定方法：取装量差异项下的内容物，混合均匀，精密称取约 0.2g，置 100mL 量瓶中，加水使溶解并稀释至刻度，摇匀；精密量取 25mL，加水 50mL、盐酸 20mL 与甲基橙指示液 1 滴，用溴酸钾滴定液(0.01667mol/L)缓缓滴定(温度保持在 18 ~ 25℃)至粉红色消失。每 1mL 溴酸钾滴定液(0.01667mol/L)相当于 3.429mg$C_6H_7N_3O$。

2. 非水溶液滴定法

(1)原理。吡啶类药物含有吡啶环，具有碱性，可在非水溶剂中与高氯酸定量生成高氯酸盐，从而通过非水溶液滴定法测定其含量。滴定剂为高氯酸的冰醋酸溶液，非水介质为冰醋酸，指示剂为结晶紫。

(2)方法。尼可刹米含量测定方法：取本品约 0.15g，精密称定，加冰醋酸 10mL 与结晶紫指示液 1 滴，用高氯酸滴定液(0.1mol/L)滴定至溶液显蓝绿色，并将滴定的结果用空白试验校正。每 1mL 高氯酸滴定液(0.1mol/L)相当于 17.82mg 的 $C_{10}H_{14}N_2O$。

3. 紫外 - 可见分光光度法

(1)原理。吡啶类药物含有吡啶环，具有特征的紫外吸收特性，测其最大吸收波长处的吸光度，再利用此波长处的百分吸光系数 $E_{1cm}^{1\%}$ 计算其含量。《中国药典》(2015 版)采用紫外 - 可见分光光度法对尼可刹米注射液的含量进行测定。

(2)方法。尼可刹米注射液的含量测定：用移液管精密量取本品 2mL，置 200mL 量瓶中，用 0.5% 硫酸溶液分次洗涤移液管内壁，洗液并入量瓶中，加 0.5% 硫酸溶液稀释至刻度，摇匀；精密量取适量，加 0.5% 硫酸溶液定量稀释成每 1mL 中约含尼可刹米 20μg 的溶液，照紫外 - 可见分光光度法，在 263nm 的波长处测定吸光度，按 $C_{10}H_{14}N_2O$ 的吸收系数($E_{1cm}^{1\%}$)为 292 计算，即得。

4. 高效液相色谱法

(1)原理。《中国药典》(2015 版)采用高效液相色谱法对异烟肼片和注射用异烟肼的含量进行测定。

(2)方法。色谱条件与系统适用性试验：用十八烷基硅烷键合硅胶为填充剂；以 0.02mol/L 磷酸氢二钠溶液(用磷酸调 pH 值至 6.0) - 甲醇(85:15)为流动相，检测波长为 262nm，理论板数按异烟肼峰计算不低于 4000。

测定法：取本品，精密称定，加水溶解并定量稀释制成每 1mL 中约含 0.1mg

的溶液，精密量取10μL注入液相色谱仪，记录色谱图；另取异烟肼对照品，同法测定。按外标法以峰面积计算，即得。

二、吩噻嗪类药物的分析

吩噻嗪类药物的分子结构中含有硫氮杂蒽母核，属于吩噻嗪类的衍生物。吩噻嗪类代表性药物有：抗精神病药物如盐酸氯丙嗪、奋乃静、癸氟奋乃静、盐酸氟奋乃静、盐酸三氟拉嗪、盐酸硫利达嗪等和抗组胺药盐酸异丙嗪。

（一）化学结构与性质

1. 基本结构

本类药物结构上的区别，主要体现在母核2位和10位的取代基不同，2位上的取代基通常为—H、—Cl、$—CF_3$、$—COCH_3$、$—SCH_3$等，10位上的取代基通常为具有两个或三个碳链的二甲或二乙氨基，或为含氮杂环，如哌嗪和哌啶的衍生基团等。

2. 性质

（1）性状和溶解性。典型吩噻嗪类药物的性状和溶解性如表7-4所示。

表7-4　典型吩噻嗪类药物的性状和溶解性

药物	性状	溶解性
盐酸氯丙嗪	白色或乳白色结晶性粉末；有微臭，味极苦；有引湿性，遇光渐变色；水溶液显酸性反应	在水、乙醇或三氯甲烷中易溶，在乙醚或苯中不溶
盐酸异丙嗪	白色或类白色的粉末或颗粒；几乎无臭，味苦；在空气中日久变色，显蓝色	在水中极易溶解，在乙醇或三氯甲烷中易溶，在丙酮或乙醚中几乎不溶
奋乃静	白色至淡黄色的结晶性粉末；几乎无臭，味微苦	在三氯甲烷中极易溶解，在甲醇中易溶，在乙醇中溶解，在水中几乎不溶；在稀盐酸中溶解
癸氟奋乃静	淡黄色至黄棕色黏稠液体；遇光，色渐变深	在甲醇、乙醇、三氯甲烷、无水乙醚或植物油中极易溶解，在水中不溶
盐酸氟奋乃静	白色或类白色的结晶性粉末；无臭，味微苦；遇光易变色	在水中易溶，在乙醇中略溶，在丙酮中极微溶，在乙醚中不溶

续表

药物	性状	溶解性
盐酸三氟拉嗪	白色至微黄色的结晶性粉末；无臭或几乎无臭，味苦；微有引湿性；遇光渐变色	在水中易溶，在乙醇中溶解，在三氯甲烷中微溶，在乙醚中不溶
盐酸硫利达嗪	白色或类白色的结晶性粉末；微臭	在三氯甲烷中易溶，在乙醇或水中溶解，在乙醚中几乎不溶

(2)碱性。本类药物含有硫氮杂蒽母核，母核上氮原子由于与芳香环共轭，碱性较弱；但10位上的取代基多为脂肪烃氨基，碱性较强，可用于鉴别和含量测定。

(3)强还原性。硫氮杂蒽母核上的硫原子具有还原性，遇硫酸、硝酸、过氧化氢、三氯化铁试液等氧化剂时易被氧化成砜、亚砜等不同产物。当取代基不同时，氧化产物会呈现不同颜色，可用于本类药物的鉴别。由于本类药物见光易氧化变色，应避光贮存。

(4)与金属离子络合呈色。硫氮杂蒽母核上的硫原子具有孤对电子，可与金属离子如钯离子形成有色络合物，而氧化产物亚砜和砜无此反应，所以本法专属性强，可排除氧化产物干扰，用于鉴别和含量测定。

(5)紫外吸收特性。硫氮杂蒽母核是含S、N的三环共轭体系，在205nm、254nm和300nm波长处有最大紫外吸收。通常在254nm波长处的紫外吸收最强。由于2位和10位取代基不同，可使最大吸收峰的峰位和峰强发生变化。如2位有卤素取代时，可使吸收峰红移5～10nm，同时会使250～265nm区段的吸收峰强度增大。利用本类药物的紫外吸收特性可进行鉴别和含量测定。

(6)红外光吸收特性。吩噻嗪类药物红外光吸收图谱随硫氮杂蒽母核上的取代基的不同而不同，可用于鉴别。

(二)鉴别试验

1. 氧化显色反应

(1)原理。吩噻嗪类药物遇硫酸、硝酸、过氧化氢、三氯化铁试液等氧化剂时，根据药物取代基及氧化剂的不同，反应产物会呈现不同颜色，见表7－5。《中国药典》(2015版)对盐酸氯丙嗪原料药及制剂、盐酸异丙嗪原料药及制剂、奋乃静原料药及制剂、盐酸氟奋乃静原料药及制剂、盐酸三氟拉嗪及制剂、盐酸硫利达嗪原料药及制剂等均采用氧化显色反应进行鉴别。

表 7-5　典型吩噻嗪类药物的氧化显色反应

药物	硝酸	硫酸	过氧化氢
盐酸氯丙嗪	显红色，渐变淡黄色	—	—
盐酸异丙嗪	生成红色沉淀；加热，沉淀即溶解，溶液由红色变为橙黄色	显樱桃红色；放置后，色渐变深	—
奋乃静	—	—	显深红色；放置后，红色渐褪去
盐酸氟奋乃静	—	显淡红色；温热后变成红褐色	—
盐酸三氟拉嗪	生成微带红色的白色沉淀；放置后，红色变深，加热后变为黄色	与重铬酸钾的硫酸溶液共热，产生类似油垢物	—
盐酸硫利达嗪	—	溶液显蓝色	—

(2)方法。盐酸异丙嗪的鉴别：取本品约 5mg，加硫酸 5mL 溶解后，溶液显樱桃红色；放置后，色渐变深。或者取本品约 0. 1g，加水 3mL 溶解后，加硝酸 1mL，即生成红色沉淀；加热，沉淀即溶解，溶液由红色变为橙黄色。

盐酸三氟拉嗪的鉴别：取本品约 20mg，加水 5mL 溶解后，加稀硝酸 1mL，生成微带红色的白色沉淀；放置后，红色变深，加热后变为黄色。或者取重铬酸钾的硫酸溶液(1→100)约 1mL，置小试管中，转动试管，溶液应能均匀涂于管壁；然后加本品的细粉约数毫克，微热，转动试管，溶液应不能再均匀涂于管壁，而类似油垢存于管壁。

2. 与钯离子络合显色反应

(1)原理：硫氮杂蒽母核所含的二价硫可与金属钯离子络合形成有色(红色)化合物。该显色反应不受氧化产物亚砜和砜的干扰，专属性强。该方法用于癸氟奋乃静及其注射液的鉴别。

(2)方法：癸氟奋乃静鉴别法：取本品约 50mg，加甲醇 2mL 溶解后，加 0. 1% 氯化钯溶液 3mL，即有沉淀产生，并显红色，再加过量的氯化钯溶液，颜色变深。

3. 氯化物的鉴别反应

盐酸氯丙嗪、盐酸异丙嗪、盐酸三氟拉嗪、盐酸硫利达嗪等为盐酸盐，应显氯化物的鉴别反应。《中国药典》(2015 版)要求对吩噻嗪类盐酸盐药物及其制剂进行氯化物鉴别。规定：供试品的水溶液显氯化物的鉴别反应。

4. 紫外－可见分光光度法

(1)原理。吩噻嗪类药物具有共轭体系，在205nm、254nm和300nm有最大紫外吸收。国内外药典根据本类药物紫外吸收光谱中的最大吸收波长、一定浓度的溶液在最大吸收波长处的吸光度、多个最大吸收波长处吸光度的比值、最大吸收波长处的吸收系数对本类药物及其制剂进行鉴别。本类药物在光照条件下易被氧化，使其紫外吸收光谱发生改变，应避光操作。

(2)方法。盐酸氯丙嗪的UV鉴别：取本品，加盐酸溶液(9→1000)制成每1mL中含5μg的溶液，依照紫外－可见分光光度法测定，在254nm与306nm的波长处有最大吸收，在254nm的波长处吸光度约为0.46。

奋乃静的UV鉴别：取本品，加甲醇溶解并稀释制成每1mL中含10μg的溶液，照紫外-可见分光光度法测定，在258nm与313nm的波长处有最大吸收，在313nm与258nm处的吸光度比值应为0.12～0.13。

癸氟奋乃静的UV鉴别：取本品，加乙醇制成每1mL含10μg的溶液，依照紫外-可见分光光度法测定，在260nm的波长处有最大吸收。

盐酸硫利达嗪的UV鉴别：取本品，加乙醇制成每1mL含8μg的溶液，依照紫外-可见分光光度法测定，在264nm与315nm的波长处有最大吸收。

5. 红外分光光度法

(1)原理。吩噻嗪类药物由于2位和10位取代基不同，可通过红外光谱法对原料药进行鉴别。本类药物的制剂可通过提取分离后再进行红外分光光度法鉴别。

(2)方法。盐酸异丙嗪的IR鉴别：本品的红外吸收图谱应与对照的图谱一致。

盐酸异丙嗪片的IR鉴别：取本品细粉适量(约相当于盐酸异丙嗪100mg)，加三氯甲烷10mL，研磨溶解，滤过，滤液水浴蒸干，残渣经减压干燥，依法测定。本品的红外光吸收图谱应与对照的图谱一致。

6. 薄层色谱法

(1)原理。薄层色谱法具有操作方便、设备简单、分离速度快、显色容易等特点，《中国药典》曾对盐酸异丙嗪片及注射液采用薄层色谱法进行鉴别。

(2)方法。盐酸异丙嗪片的TLC鉴别方法：取本品5片(50mg规格)或10片(25mg规格)或20片(12.5mg规格)，除去包衣，置研钵中研细，加甲醇-二乙胺(95∶5)适量使盐酸异丙嗪溶解，并转移至25mL量瓶中，再用上述溶剂稀释至刻度，摇匀，滤过，取滤液作为供试品溶液；另取盐酸异丙嗪对照品，加上述溶剂溶解并稀释制成每 1mL 中含 10mg 的溶液，作为对照品溶液。依照薄层色谱法试验，吸取上述两种溶液各 10μg 分别点于同一硅胶 GF_{254} 薄层板上，以乙烷-丙酮-二乙胺(8.5∶1∶0.5)为展开剂，展开，晾干，置紫外光灯(254nm)下检视。供试品溶液所显主斑点位置和颜色应与对照品溶液的主斑点相同。

7. 高效液相色谱法

《中国药典》(2015 版)利用高效液相色谱法对盐酸异丙嗪片及注射液进行鉴别。规定：在含量测定项下记录的色谱图中，供试品溶液主峰的保留时间应与对照品溶液主峰的保留时间一致。

(三)有关物质检查

吩噻嗪类药物的有关物质主要包括：氧化产物、在合成过程中的残留原料、中间产物和副产物。现以盐酸氯丙嗪及其制剂为例介绍有关物质检查。

《中国药典》(2015 版)规定，盐酸氯丙嗪原料药及其片剂、注射剂均需检查有关物质。

盐酸氯丙嗪原料药的有关物质检查：避光操作。取本品 20mg，置 50mL 量瓶中，加流动相溶解并稀释至刻度，摇匀，作为供试品溶液；精密量取适量，用流动相定量稀释制成每 1mL 中含 2μg 的溶液，作为对照溶液。依照高效液相色谱法试验，用辛烷基硅烷键合硅胶作为填充剂：以乙腈－0.5%三氟醋酸(用四甲基乙二胺调节 pH 值至 5.3)(50∶50)为流动相；检测波长为 254nm。取对照溶液 10μL 注入液相色谱仪，调节检测灵敏度，使主成分色谱峰的峰高约为满量程的 20%。精密量取供试品和对照溶液各 10μL，分别注入液相色谱仪，记录色谱图至主成分峰保留时间的 4 倍。供试品溶液的色谱图中如有杂质峰，单个杂质峰面积不得大于对照溶液主峰面积(0.5%)，单个杂质峰面积不得大于对照溶液主峰面积(0.5%)，各杂质峰面积的和不得大于对照溶液主峰面积的 2 倍(1.0%)。

盐酸氯丙嗪片的有关物质检查：避光操作。取本品细粉适量(约相当于盐酸氯丙嗪 20mg)，置 50mL 量瓶中，加流动相使盐酸氯丙嗪溶解并稀释至刻度，摇匀，滤过，取续滤液作为供试品溶液；精密量取适量，用流动相定量稀释制成每 1mL 含 2μg 的溶液，作为对照溶液。照盐酸氯丙嗪有关物质项下的方法测定，供试品溶液的色谱图中如有杂质峰，单个杂质峰面积不得大于对照溶液主峰面积(0.5%)。

盐酸氯丙嗪注射液的有关物质检查：避光操作。精密量取本品适量，用流动相稀释制成每 1mL 中含盐酸氯丙嗪 0.4mg 的溶液，作为供试品溶液；精密量取适量，用流动相定量稀释制成每1mL含2μg的溶液，作为对照溶液。照盐酸氯丙嗪有关物质项下的方法测定，供试品溶液的色谱图中如有杂质峰，大于对照溶液主峰面积(0.5%)且小于对照溶液主峰面积10倍(5%)的杂质峰不得多于一个。其他单个杂质峰面积均不得大于对照溶液主峰面积(0.5%)。

(四)含量测定

1. *酸碱溶液滴定法*

(1)非水溶液滴定法。

①原理。吩噻嗪类原料药母核上氮原子碱性极弱，滴定突跃范围小，不能在水溶液中直接滴定。由于10位的含氯取代基有碱性，可以在非水介质中，以高氯酸作为滴定剂进行滴定。非水介质可以是酸性溶剂如冰醋酸、酸酐等；也可以是中性或近中性溶剂如丙酮、三氯甲烷、乙腈等。非水溶液滴定法的终点确定，常用电位滴定法和指示剂法，常用的指示剂有结晶紫、橙黄Ⅳ等。吩噻嗪类药物的片剂或注射液由于其赋形剂与稳定剂或助溶剂的干扰，一般通过碱化、有机溶剂提取游离吩噻嗪类药物后再用本法进行滴定。

②方法。盐酸氯丙嗪含量测定：取本品约0.2g，精密称定，加冰醋酸10mL与醋酐30mL溶解后，照电位滴定法，用高氯酸滴定液(0.1mol/L)滴定，并将滴定的结果用空白试验校正。每1mL高氯酸滴定液(0.1mol/L)相当于35.53mg的$C_{17}H_{19}ClN_2S\cdot HCl$。

③实例解析：盐酸氯丙嗪含量测定。

精密称取本品0.2092g，加冰醋酸10mL与醋酐30mL溶解后，照电位滴定法，用0.09960mol/L高氯酸滴定液滴定，消耗高氯酸滴定液6.02mL，另取冰醋酸10mL与醋酐30mL，同法测定，消耗高氯酸滴定液0.06mL，试计算盐酸氯丙嗪的含量。每1mL高氯酸滴定液(0.1mol/L)相当于35.53mg的$C_{17}H_{19}ClN_2S\cdot HCl$。

解析：

$$含量\% = \frac{(V_s - V_o)\times F\times T}{W}\times 100\%$$

$$= \frac{(6.02-0.06)\times\frac{0.09960}{0.1}\times 35.53}{0.2092\times 10^{-3}}\times 100\%$$

$$= 100.8\%$$

(2)乙醇-水溶液中的氢氧化钠滴定法。

①原理。吩噻嗪类药物盐酸盐的水溶液显酸性，可以在乙醇-水溶液介质中，

用氢氧化钠作为滴定剂测定其含量。在水中，吩噻嗪类药物的盐酸盐与氢氧化钠发生中和反应，生成的吩噻嗪类药物溶于乙醇，反应可定量进行。《中国药典》(2015版)利用此方法对盐酸异丙嗪进行含量测定。在反应体系中加入适量的盐酸，利用电位法指示终点。根据滴定曲线上两个等当点间相应的氢氧化钠滴定液的体积计算盐酸异丙嗪的含量。

②方法。盐酸异丙嗪含量测定：取本品约0.25g，精密称定，加0.01mol/L盐酸溶液5mL与乙醇50mL使溶解。照电位滴定法，用氢氧化钠滴定液(0.1mol/L)，出现第一个突跃点时记下消耗的毫升数 V_1，继续滴定至出现第二个突跃点时记下消耗的毫升数 V_2，V_2 与 V_1 之差即为本品消耗滴定液的体积。每1mL氢氧化钠滴定液(0.1mol/L)相当于32.09mg的 $C_{17}H_{19}ClN_2S \cdot HCl$。

2. 紫外－可见分光光度法

(1)原理。吩噻嗪类药物的硫氮杂蒽环具有共轭体系，产生特征的紫外吸收光谱，可测定其最大吸收波长处的吸光度，利用百分吸光系数($E_{1cm}^{1\%}$)计算含量；或与对照品同时测定，采用对照品比较法计算含量；当多组分共存，相互干扰，不能直接测定时，可利用双波长分光光度法进行含量测定。《中国药典》(2015版)对盐酸氯丙嗪片采用紫外-可见分光光度法测定含量。由于该类药物在光照条件下易被氧化，进含量测定时应避光操作。

(2)方法。盐酸氯丙嗪片的含量测定：避光操作。取本品10片，除去包衣后，精密称定，研磨，精密称取适量(约相当于盐酸氯丙嗪10mg)，置100mL量瓶中，加溶剂[盐酸溶液(9→1000)]70mL，振摇使盐酸氯丙嗪溶解，用溶剂稀释至刻度，摇匀，滤过，精密量取续滤液5mL，置100mL量瓶中，加溶剂稀释至刻度，摇匀，照紫外－可见分光光度法，在254nm的波长处测定吸光度，按 $C_{17}H_{19}ClN_2S \cdot HCl$ 的吸收系数($E_{1cm}^{1\%}$)为915计算，即得。

3. 高效液相色谱法

(1)原理。可利用高效液相色谱法测定吩噻嗪类药物含量。由于吩噻嗪类药物的游离碱具有弱碱性，可采用反相高效液相色谱和离子对色谱进行分离；又由于该类化合物具有紫外吸收特性，常利用紫外检测器进行检测。《中国药典》(2015版)应用该方法对盐酸异丙嗪片和注射液、癸氟奋乃静注射液、盐酸氟奋乃静原料药及片剂和注射液、盐酸硫利达嗪片等进行含量测定。

(2)方法。盐酸氟奋乃静含量测定方法：照高效液相色谱法测定。

色谱条件与系统适用性试验：用十八烷基硅烷键合硅胶为填充剂；以

0. 01mol/L 磷酸二氢钾溶液(用磷酸调 pH 值至 2. 5)-甲醇-乙腈(52∶28∶20)为流动相 A；以甲醇-乙腈(58∶42)为流动相 B，按表 7-6 进行梯度洗脱；检测波长为 259nm；理论板数按盐酸氟奋乃静峰计算不低于 3000。

表 7-6　高效液相色谱法测定盐酸氟奋乃静含量时的色谱梯度洗脱条件

时间/min	流动相 A/%	流动相 B/%
0	100	0
36	100	0
60	70	30
61	100	0
70	100	0

测定法：取本品约 20mg，精密称定，置 50mL 量瓶中，加流动相 A 溶解并稀释至刻度，摇匀，精密量取 10mL，置 50mL 量瓶中，用流动相 A 稀释至刻度，摇匀，精密量取 20μL 注入液相色谱仪，记录色谱图；另取盐酸氟奋乃静对照品，同法测定，按外标法以峰面积计算。

三、苯并二氮杂䓬类药物的分析

苯并二氮杂䓬类药物是苯环和七元含氮杂环稠合而成的有机药物，其中 1，4-苯并二氮杂䓬类药物是目前应用最广泛的抗焦虑、抗惊厥药。1，4-苯并二氮杂䓬类代表性药物有：地西泮(Diazepam)、奥沙西泮(Oxazepam)、劳拉西泮(Lorazepam)、氯硝西泮(Clonazepam)、氯氮䓬(Chlordiazepoxide)、三唑仑(Triazolam)、阿普唑仑(Alprazolam)等。

(一)化学结构与性质

1. 基本结构与代表药物

基本结构：

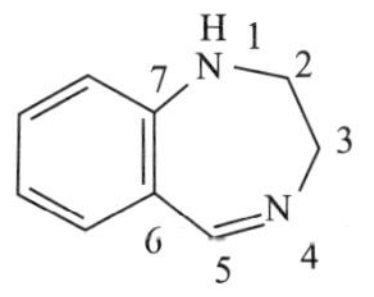

代表药物：

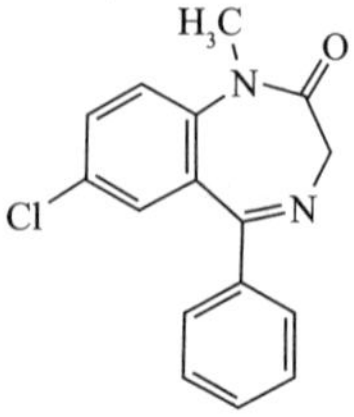

地西泮

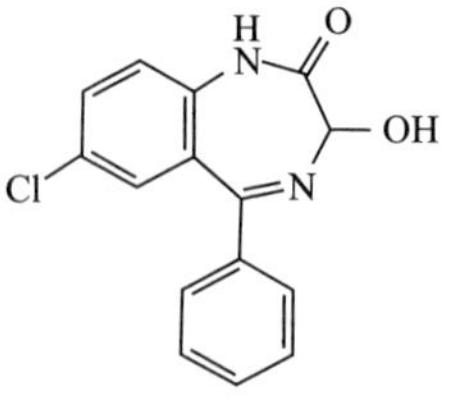

奥沙西泮

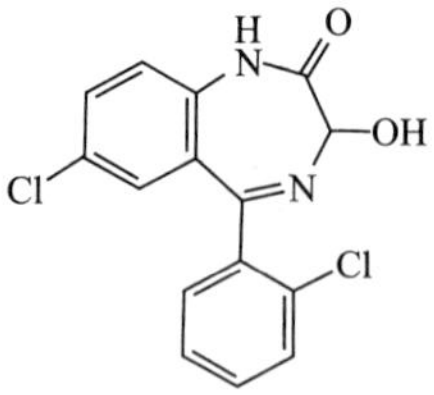

劳拉西泮

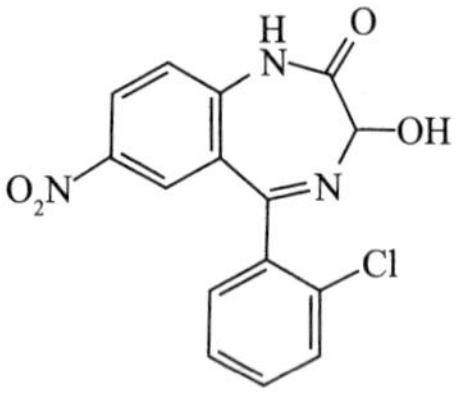

氯硝西泮

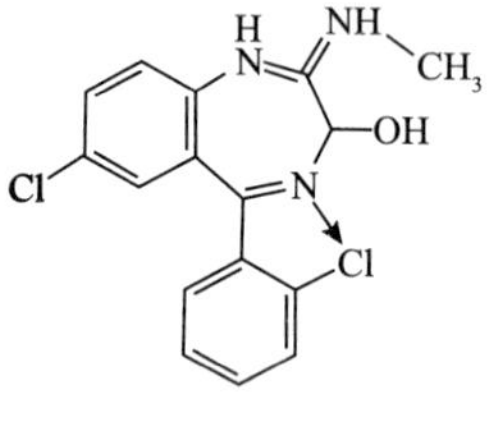

氯氮䓬

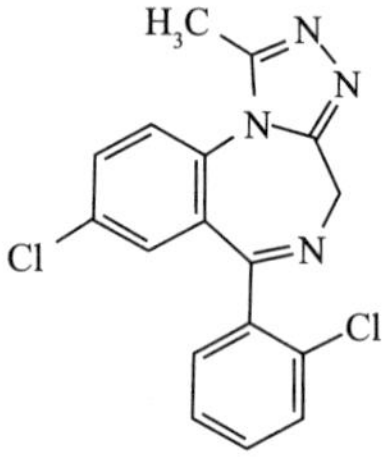

三唑仑

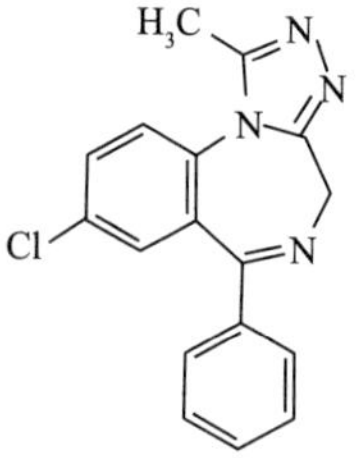

阿普唑仑

2. 性质

(1)性状和溶解性。苯并二氮杂䓬类药物的性状和溶解性如表 7-7 所示。

表 7-7　苯并二氮杂䓬类药物的性状和溶解性

药物	性状	溶解性
地西泮	白色或类白色的结晶性粉末；无臭	在丙酮或三氯甲烷中易溶，在乙醇中溶解，在水中几乎不溶
奥沙西泮	白色或类白色的结晶性粉末；几乎无臭	在乙醇、三氯甲烷或丙酮中微溶，在乙醚中极微溶，在水中几乎不溶
劳拉西泮	白色或类白色的结晶性粉末；无臭	在乙醇中略溶，在水中几乎不溶
氯硝西泮	微黄色至淡黄色结晶性粉末；几乎无臭	在丙酮或三氯甲烷中略溶，在甲醇或乙醇中微溶，在水中几乎不溶
氯氮䓬	淡黄色结晶性粉末；无臭	在乙醚、三氯甲烷或二氯甲烷中溶解，在水中几乎不溶
三唑仑	白色或类白色的结晶性粉末；无臭	在冰醋酸或三氯甲烷中易溶，在甲醇中略溶，在乙醇或丙酮中微溶，在水中几乎不溶
阿普唑仑	白色或类白色的结晶性粉末	在三氯甲烷中易溶，在乙醇或丙酮中略溶，在水中或乙醚中几乎不溶

(2)弱碱性。苯并二氮杂䓬类药物是 1，4－二氮杂䓬七元环和苯环并合结构的药物，1，4－二氮杂䓬七元环上的氮原子具有碱性，与苯环并合后使碱性降

低。氯氮䓬的二氮杂䓬七元环具有烯胺基，可与酸形成质子化分子。奥沙西泮、劳拉西泮、氯硝西泮等药物的二氮杂䓬七元环具有仲酰胺结构，在不同的 pH 介质中，可以形成不同的分子形式：质子化分子（H_2A^+）、中性分子（HA）或去质子化分子（A^-），从而影响其紫外可见吸收光谱性质。

（3）水解性。地西泮、奥沙西泮、劳拉西泮、氯硝西泮、氯氮䓬等苯并二氮杂䓬类药物，由于具有酰胺基或烯胺基，在强酸性溶液中可水解，生成相应的二苯甲酮衍生物。利用其水解产物的某些特性，可进行本类药物的鉴别和含量测定。

（4）紫外吸收特性。苯并二氮杂䓬类药物具有较大的共轭体系，具有特征的紫外吸收，可用于该类药物的鉴别和含量测定。10μg/mL 地西泮的 0.5% 的甲醇溶液在 284nm 波长处具有最大吸收，对应的百分吸光系数（$E_{1cm}^{1\%}$）为 440～468。5μg/mL 劳拉西泮的乙醇溶液在 230nm 波长处具有最大吸收，对应的百分吸光系数（$E_{1cm}^{1\%}$）为 1070～1170。15μg/mL 氯氮䓬的盐酸（9→1000）溶液在 308nm 波长处具有最大吸收，对应的百分吸光系数（$E_{1cm}^{1\%}$）为 309～329。

（二）鉴别试验

1. 沉淀反应

（1）原理。1，4-苯并二氮杂䓬类药物具有生物碱的性质，可以和一些生物碱沉淀试剂发生沉淀反应。地西泮注射液、氯硝西泮及注射液、氯氮䓬及片剂、阿普唑仑及片剂等均可采用沉淀反应进行鉴别。

（2）方法。地西泮注射液的鉴别：取本品 2mL，滴加稀碘化铋钾试液，即生成橙红色沉淀。

氯硝西泮的鉴别：取本品约 10mg，加稀盐酸 1mL 使溶解，滴加稀碘化铋钾试液，即生成橙红色沉淀，放置后，沉淀颜色变深。

阿普唑仑的鉴别：取本品约 5mg，加盐酸溶液（9→1000）2mL 溶解后，分为两份：一份加硅钨酸试液 1 滴，即生成白色沉淀；另一份加稀碘化铋钾试液，即生成橙红色沉淀。

2. 硫酸－荧光反应

（1）原理。1.4－苯并二氮杂䓬类药物溶于硫酸后，在紫外光（365nm）下呈现不同颜色的荧光。《中国药典》（2015 版）对地西泮及片剂采用硫酸-荧光法进行鉴别。

（2）方法。地西泮的硫酸－荧光反应鉴别：取地西泮约 10mg，加硫酸 3mL，振摇使溶解，在紫外灯（365nm）下检视，呈黄绿色荧光。

3. 氯化物的鉴别反应

（1）原理。1，4－苯并二氮杂䓬类药物大多为有机氯化合物，用氧瓶燃烧法破坏，生成氯化氢，以氢氧化钠试液吸收，加稀硝酸酸化，显氯化物反应。《中国药典》（2015 版）对地西泮采用氯化物反应进行鉴别。

（2）方法。地西泮的氧化物鉴别：取本品 20mg，用氧瓶燃烧法进行有机破坏，以 5% 氢氧化钠溶液 5mL 为吸收液，燃烧完全后，用稀硝酸酸化，并缓缓煮沸 2min，溶液显氯化物的鉴别反应。

4. 芳伯胺的反应

（1）原理。1，4－苯并二氮杂䓬类药物中 1 位上的氮原子属于中酰胺上或烯胺上的氮原子时，遇酸水解产生芳伯胺，溶液显芳伯胺的鉴别反应。《中国药典》（2015 版）对奥沙西泮及片剂、劳拉西泮、氯氮䓬等采用酸水解后的芳伯胺反应进行鉴别。如奥沙西泮的芳伯胺反应式为：

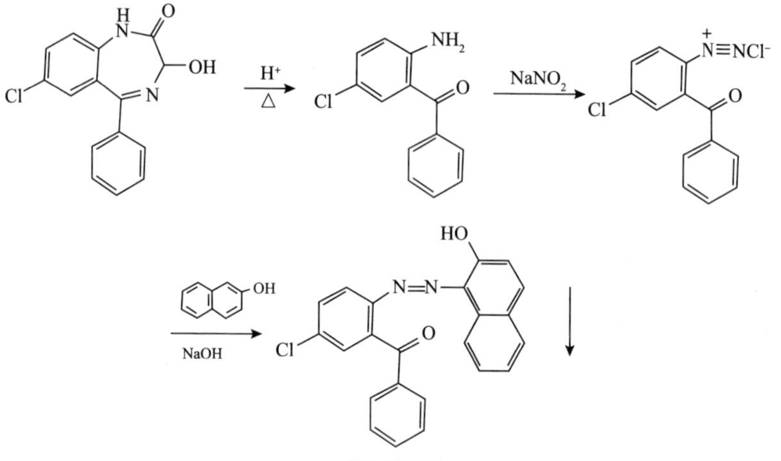

橙红色沉淀

地西泮的 1 位氮原子上有甲基取代，属于叔酰胺，水解产物无芳伯氨基，不能发生重氮化-偶合反应。

（2）方法。奥沙西泮的芳伯胺反应鉴别：取本品约 10mg，加盐酸溶液（1→2）15mL，缓缓煮沸，置冰水中冷却，加亚硝酸钠试液 4mL，用水稀释成 20mL，再置于冰浴中，10min 后，滴加碱性 β－萘酚试液，即产生橙红色沉淀，放置色渐变暗。

5. 紫外－可见分光光度法

（1）原理。苯并二氮杂䓬类药物含有较大的共轭体系，具有特征的紫外吸收特性，可以根据紫外最大吸收波长、以及最大吸收波长处的吸光度或吸光度比值进行鉴别。《中国药典》(2015 版) 对地西泮、奥沙西泮原料药及片剂、劳拉西泮片、氯硝西泮原料药及片剂和注射液、氯氮䓬、三唑仑等均采用紫外-可见分光光度法进行鉴别。

(2) 方法。地西泮的紫外-可见分光光度(UV)鉴别法：取本品，加 0.5% 硫酸的甲醇溶液制成每 1mL 中含 5μg 的溶液，照紫外－可见分光光度法测定，在 242nm、284nm 与 366nm 的波长处有最大吸收；在 242nm 波长处的吸光度约为 0.51，在 284nm 波长处的吸光度约为 0.23。

6. 红外分光光度法

红外分光光度法具有专属性强、重复性好、灵敏度高、试样用量少，适用于固态、液态、气态样品等优点，广泛用于药物的鉴别反应。《中国药典》(2015 版) 对地西泮、奥沙西泮、劳拉西泮、氯硝西泮、氯氮䓬、三唑仑、阿普唑仑等原料药均采用红外分光光度法进行鉴别。规定：供试品的红外吸收图谱应与对照的图谱一致。

7. 高效液相色谱法

《中国药典》(2015 版) 对地西泮片及注射液、劳拉西泮原料药及片剂、氯氮䓬片、阿普唑仑片、三唑仑原料药及片剂采用高效液相色谱法进行鉴别。规定：在含量测定项下记录的色谱图中，供试品溶液主峰的保留时间应与对照溶液主峰的保留时间一致。

(三) 有关物质检查

1. 原理

1，4－苯并二氮杂䓬类药物的有关物质来源于在制备过程和贮藏过程中产生的中间体、副产物和分解产物等有关物质。《中国药典》(2015 版) 主要采用高效液相色谱法对有关物质进行检查。

2. 方法

氯氮䓬的有关物质检查：避光操作，临用新制。取本品适量，精密称定，加流动相溶解并稀释制成每 1mL 中约含 0.2mg 的溶液，作为供试品溶液；另取 2－氨基－5－氯二苯甲酮对照品适量，精密称定，加流动相溶解并稀释制成每 1mL 中约含 20μg 的溶液，作为对照品溶液；精密量取供试品溶液 0.2mL 与对照品溶液 1mL，置同一 100mL 量瓶中，用流动相稀释至刻度，摇匀，作为对照溶液。照高效液相色谱法测定，用十八烷基硅烷键合硅胶为填充剂；以乙腈-水(50∶50)，为流动相；检测波长为 254nm。称取氯氮䓬对照品约 20mg，加流动相 5mL 振摇使溶解，加 1mol/L 盐酸溶液 5mL，室温放置约 20h，再用流动相稀释至 100mL，摇匀，作为系统适用性溶液，量取10μL注入液相色谱仪，记录色谱图。出峰顺序依次为7－氯－5－苯基－1，3－二氢－1，4－苯并二氮杂草－2－酮－4－氧化物与氯氮草，杂质7－氯－5－苯基－1，3－二氢－1，4－苯并二氮杂草－2－酮－4－氧化物的相对保留时间约为0.7，二者分离度应大于5.0。精密量取对照溶液与供试品溶液各10μL，分别注入液相色谱仪，记录色谱图至主成分峰保留时间的5倍。供试品溶液色谱图中如有与2－氨基－5－氯二苯甲酮保留时间一致的色谱峰，按外标法以峰面积计算，不得过0.1%，如有与7－氯－5－苯基－1，3－二氢－1，4－苯并二氮杂草－2－酮－4－氧化物的保留时间一致的色谱峰，其峰面积不得大于对照溶液中氯氮草峰面积(0.2%)，其他单个杂质峰面积不得大于对照溶液中氯氮草峰面积的0.5倍(0.1%)，各杂质峰面积的和不得大于对照溶液中氯氮草峰面积的2.5倍(0.5%)。供试品溶液色谱图中小于对照液中氯氮草峰面积0.25倍的色谱峰忽略不计。

氯氮草的酸性溶液的澄清度检查，主要控制中间体化合物，利用其在盐酸溶液(9→200)中的溶解性低的特征进行检查：取本品0.50g，加盐酸溶液(9→200)25mL，振摇使溶解，溶液应澄清；如发生浑浊，与对照液(取标准铅溶液10mL，加5%碳酸氢钠溶液1mL，混匀，再加水14mL)比较，不得更浓。

(四)含量测定

1. 非水溶液滴定法

(1)原理。苯并二氮杂草类药物多为弱碱性，不能在水溶液中用酸直接滴定，可以在非水介质中进行直接滴定。《中国药典》(2015版)对地西泮、奥沙西泮、氯硝西泮、氯氮草、阿普唑仑等均采用非水溶液滴定法测定含量，滴定剂是高氯酸的冰醋酸溶液，溶剂为冰醋酸、醋酐或冰醋酸和醋酐的混合溶剂等，以电位法或指示剂法指示终点。

(2)方法。地西泮的含量测定：取本品约0.20g，精密称定，加冰醋酸与醋酐各10mL使溶解，加结晶紫指示液1滴，用高氯酸滴定液(0.1mol/L)滴定至溶液显绿色。每1mL高氯酸滴定液(0.1mol/L)相当于28.47mg的$C_{16}H_{13}ClN_2O$。

2. 紫外－可见分光光度法

(1)原理。1，4－苯并二氮杂草类药物含有较大的共轭体系，具有特征的紫外吸收特性，在其最大吸收波长处测定吸光度，再利用百分吸光系数法或对照品比较法可以计算其含量。《中国药典》(2015版)对奥沙西泮片、氯硝西泮片及注射液、氯氮草片等采用紫外－可见分光光度法测定其含量。

(2)方法。奥沙西泮片的含量测定：取本品10片，分别置200mL量瓶中，加乙醇 150mL，超声使奥沙西泮溶解，放冷，用乙醇稀释至刻度，摇匀，滤过，精密量取续滤液 5mL，置 100mL 量瓶中，用乙醇稀释至刻度，摇匀，照紫外-可见分光光度法，在 229nm 的波长处测定吸光度；另取奥沙西泮对照品约 15mg，精密称定，置 200mL 量瓶中，加乙醇 150mL，超声使溶解，放冷，用乙醇稀释至刻度，摇匀，精密量取 5mL，置 100mL 量瓶中，用乙醇稀释至刻度，摇匀，同法测定。计算每片的含量，并求得 10 片的平均含量，即得。

3. 高效液相色谱法

(1)原理。《中国药典》(2015 版)对地西泮片和注射液、劳拉西泮原料药及片剂、氯硝西泮片及注射液、三唑仑原料药及片剂、阿普唑仑含片等采用高效液相色谱法测定其含量，按外标法以峰面积计算其含量。

(2)方法。劳拉西泮的 HPLC 含量测定：照高效液相色谱法测定。

色谱条件与系统适用性试验：用十八烷基硅烷键合硅胶为填充剂；以 0. 05mol/L 磷酸二氢铵溶液(含 0. 5% 三乙胺，用磷酸调节 pH 值至 2. 5) – 甲醇 – 乙腈(40∶35∶30)为流动相；检测波长为 230nm。取劳拉西泮对照品 10mg，置 50mL 量瓶中，加 30mL 流动相溶解，加磷酸 5 滴，置 80℃水浴中加热 1h，放冷，用流动相稀释至刻度，摇匀，作为含杂质 6 – 氯 –4 – (2 – 氯苯基)喹唑啉 –2 – 甲醛的系统适用性溶液，取 20μL 注入液相色谱仪，记录色谱图。杂质 2 – 氨基 –2，5 – 二氯 – 苯甲酮峰的相对保留时间约为 0. 8；杂质 6 – 氯 –4 – (2 – 氯苯基)喹唑啉 –2 – 甲醛峰与劳拉西泮峰的分离度应大于 4. 0。

测定法：取本品，精密称定，加 60% 乙腈溶解并定量稀释制成每 1mL 中含 20μg 的溶液，摇匀，作为供试品溶液，精密量取 10μL 注入液相色谱仪，记录色谱图；另取劳拉西泮对照品，同法测定。按外标法以峰面积计算，即得。

第五节　维生素类药物分析

一、维生素 A

维生素 A(vitaminA)并不是单一的化合物，而是一系列维生素 A 醇的衍生物，别称抗干眼病维生素。动物肝脏、鱼肝油中富含维生素 A，目前多用人工合成方法制取。植物性食品中不含维生素 A，但在深色蔬果中含有胡萝卜素，它在人体内可转变为维生素 A，故称为维生素 A 原。

（一）结构与性质

合成的维生素 A 和天然鱼肝油中的维生素 A 均为酯式结构，《美国药典》收载的是醋酸酯或棕榈酸酯，《中国药典》（2015 版）收载的则为醋酸酯。由于分子中含有一个共轭多烯侧链，维生素 A 因而具有多种异构体，其中全反式维生素 A 醇或醋酸酯的生物效价最高。

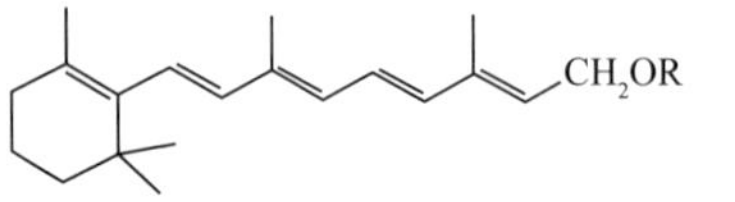

R□H(维生素A醇)
R□$COCH_3$(维生素A醋酸酯)

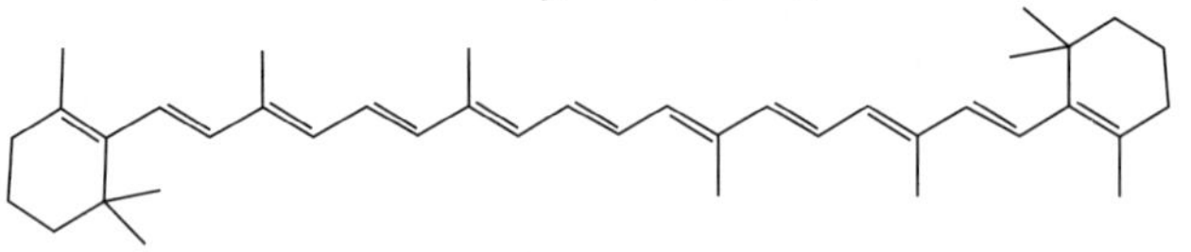

β-胡萝卜素

《中国药典》收载的维生素 A 为维生素 A 醋酸酯结晶加精制植物油制成的油溶液。其性状为淡黄色油溶液，或结晶与油的混合物（加热至 60℃ 应为澄明溶液）。其在空气中易氧化，遇光易变质。

维生素 A 能与三氯甲烷、乙醚、环己烷或石油醚任意混合，在乙醇中微溶，在水中不溶。

维生素 A 分子中具共轭多烯侧链结构，有紫外吸收，最大吸收位于 325 ~ 328nm。由于含有多个不饱和键，性质不稳定，可被空气中氧或氧化剂氧化，也能被紫外光分解，特别在加热和金属离子存在时，更易氧化变质，生成无生物活性的环氧化物、维生素 A 醛及维生素 A 酸等；加热和金属离子的存在也是导致维生素 A 分解的因素之一。

（二）鉴别

1. 三氯化锑反应（Carr – Price 反应）

维生素 A 在三氯甲烷中能与三氯化锑试剂作用，产生蓝色溶液，渐变为紫红色。《中国药典》（2015 版）、《美国药典》对收载的维生素 A 油溶液均采用三氯化锑反应鉴别。

方法：取供试品 1 滴，加三氯甲烷 10mL 振摇使溶解；取出 2 滴，加三氯甲烷 2mL 与 25% 三氯化锑的三氯甲烷溶液 0.5mL，即显蓝色，渐变成紫红色。

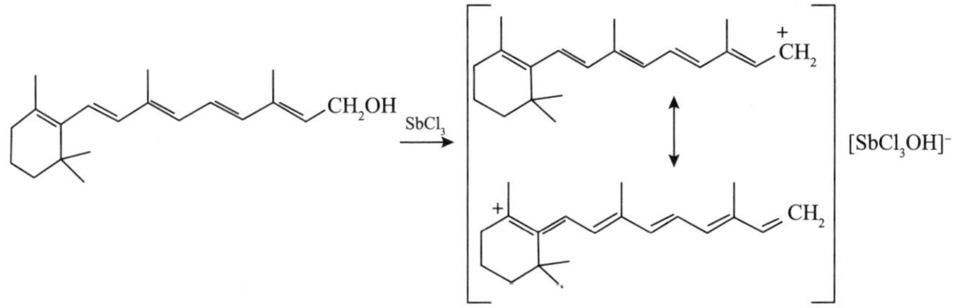

2\. 紫外吸收光谱

全反式维生素 A 醇溶于异丙醇中时，应在 325nm 处有最大吸收。

由于分子中含有 5 个共轭双键，维生素 A 的无水乙醇溶液在紫外光区有很强的吸收。在盐酸催化下加热时，维生素 A 还将脱水生成脱水维生素 A。脱水维生素 A 比维生素 A 多一个共轭双键，因此最大吸收峰向长波方向位移，并且在 350～390nm 波长范围内出现 3 个最大吸收峰，因此，可用于与维生素 A 相区分。

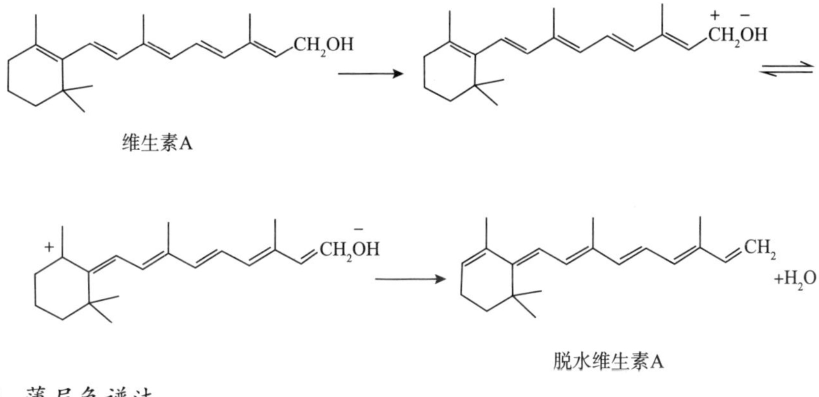

3\. 薄层色谱法

《美国药典》以硅胶 G 为吸附剂，环己烷－乙醚(4∶1)为展开剂，依据比移值来鉴别维生素 A。

方法：将一个《美国药典》参比标准的维生素 A 胶囊中的内容物溶解于 25.0mL 的三氯甲烷中，制成对照溶液。若维生素 A 供试品为液体形式，则溶解 15000 单位于 10mL 的三氯甲烷溶液中；若维生素 A 供试品为固体，则称量相当于 15000 单位的量，置于分液漏斗里，加 75mL 的水，剧烈振摇 1min，用 10mL 三氯甲烷振摇 1min 提取，离心后取上清液作为供试液。分别取对照品溶液和供试品溶液 15μL 和 10μL，点样，在上述条件下展开，展开剂上行 10cm 后，取出，空气中挥干，以磷钼酸为显色剂显色，比较供试品溶液和对照品溶液所显蓝绿色斑点位置，维生素 A 醇的 R_f 值约为 0.1，维生素 A 醋酸酯的 R_f 值约为 0.45，维生素 A 棕榈酸酯的 R_f 值约为0.7。

二、维生素 B_1

(一)结构与性质

维生素 B_1 是由氨基嘧啶环和噻唑环通过亚甲基连接而成的季铵化合物，噻唑环上季铵及嘧啶环上氨基为两个碱性基团，药物为它们的盐酸盐。

维生素 B_1 为白色结晶或结晶性粉末；有微弱的特臭，味苦，有引湿性，露置在空气中，易吸收水分，其在酸性溶液中很稳定，在碱性溶液中不稳定，易被氧化和受热破坏。

维生素 B_1 由于含有共轭体系，对紫外光有吸收，本品浓度约为12.5μg/mL的盐酸溶液(9→1000)，在246nm波长处的吸收系数($E_{1cm}^{1\%}$)为406～436。

维生素 B_1 在水中易溶，水溶液显酸性。在乙醇中微溶，在乙醚中不溶。

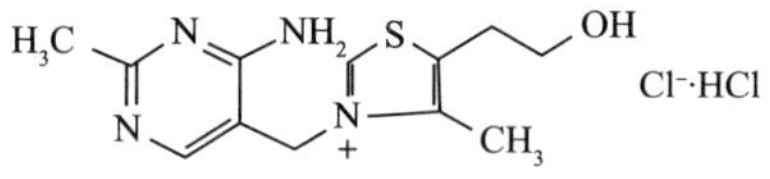

维生素B_1

(二)鉴别

1. 硫色素反应

维生素 B_1 在碱性溶液中，可被铁氰化钾氧化成硫色素。硫色素溶于正丁醇中，显蓝色荧光。

方法：取供试品约5mg，加氢氧化钠试液2.5mL溶解后，加铁氰化钾0.5mL与正丁醇5mL，强力振摇2min，放置使分层，上面的醇层显强烈的蓝色荧光。加酸使成酸性，荧光即消失。再加碱使成碱性，荧光又显出。反应式如下：

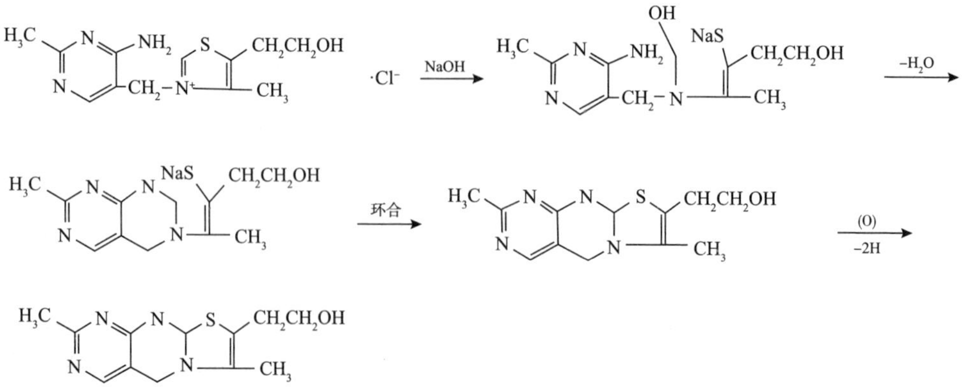

2. 氯离子的反应

本品的水溶液显氯化物的鉴别反应。

(1)取供试品溶液，加稀硝酸使成酸性后，滴加硝酸银试液，即生成白色凝乳状沉淀；分离，沉淀加氨试液即溶解，再加稀硝酸酸化后，沉淀复生成。

(2)取供试品少量，置试管中，加等量的二氧化锰，混匀，加硫酸湿润，缓缓加热，即产生氯气，能使湿润的碘化钾淀粉试纸显蓝色。

3. 吸收系数

在维生素 B_1 的性状项下，收载有吸收系数的测定。吸收系数是物质的物理常数，随浓度 c 单位的不同，吸收系数 E 有不同的意义和表示方法。当 c 用“g/100mL”为单位时，E 称为比吸收系数，用 $E_{1cm}^{1\%}$ 表示。在药品检验中使用比吸收系数($E_{1cm}^{1\%}$)，简称吸收系数，其物理意义是当吸光物质溶液浓度为 1%（1g/100mL)，液层厚度为 1cm 时，在一定条件(波长、溶剂、温度)下的吸光度。

方法为取本品，精密称定，加盐酸溶液(9→1000)溶解并定量稀释制成每 1mL 约含 12.5μg 的溶液，照分光光度法，在 246nm 的波长处测定吸光度，吸收系数($E_{1cm}^{1\%}$)为 406～436。

(三)检查

维生素 B_1 检查项下除一般杂质检查外，还包括硝酸盐总氯量、有关物质检查等。

1. 硝酸盐

维生素 B_1 在合成过程中需使用硝酸盐，所以对其检查，采用靛胭脂法检查。

取本品 1.0g，加水溶解成 100mL，取 1.0mL，加水 4.0mL 与 10% 氯化钠溶液 0.5mL，摇匀，精密加入稀靛胭脂试液 1mL，摇匀，沿管壁缓缓加硫酸 5.0mL，立即缓缓振摇 1min，放置 10min，与标准硝酸钾溶液(每 1mL 相当于 50μg 的 KNO_3)0.50mL 用同一方法制成的对照液比较，不得更浅(0.25%)。

2. 总氯量

本品为盐酸盐，需检查总氯量。《中国药典》(2015 版)采用银量法检查。

取本品约 0.2g，精密称定，加水 20mL 溶解后，加稀醋酸 2mL 与溴酚蓝指示液 8～10 滴，用硝酸银滴定液(0.1mol/L)滴定至显蓝紫色。每 1mL 硝酸银滴定液(0.1mol/L)相当于 3.54mg 的氯(Cl)。按干燥品计算，含总氯量应为 20.6%～21.2%。

3. 有关物质

《中国药典》(2015 版)有关物质的检查方法如下：精密称取本品约 10mg，加流动相稀释制成每1mL中含维生素$B_1$1mg的溶液，作为供试品溶液；精密量取1mL，置100mL量瓶中，加流动相稀释至刻度，摇匀作为对照溶液。依照高效液相色谱法测定，用十八烷基硅烷键合硅胶为填充剂；以甲醇－乙腈－0.02mol/L庚烷磺酸钠溶液（含1%三乙胺，用磷酸调pH至5.5）（9∶9∶82）为流动相，检测波长为254nm，理论板数按维生素B_1计算不低于2000，主峰与前后峰的分离度应符合要求。取对照溶液20μL注入液相色谱仪，调节检测灵敏度，使主成分色谱峰的峰高约为满量程的20%。精密量取供式品溶液与对照溶液各20μL，分别注入液相色谱仪，记录色谱图至主成分保留时间的3倍，供试品溶液色谱图如有杂质峰（扣除溶剂峰），各杂质峰面积的和不得大于对照溶液主峰面积1/2（0.5%）。

（四）含量测定

1. 维生素B_1

维生素B_1为有机碱盐酸盐，可采用非水溶液滴定法测定含量。非水溶液滴定法测定有机碱性药物的方法称为非水碱量法。非水溶液滴定法具有操作简便、结果准确的优点，故各国药典广泛用作原料药的测定方法，本法用于制剂的测定时，常需进行必要的前处理。

方法：取本品约0.15g，精密称定，加冰醋酸20mL微热使溶解，放冷至室温，加醋酸汞5mL与喹哪啶红－亚甲蓝混合指示液2滴，用高氯酸滴定液（0.1mol/L）滴定，并将滴定的结果用空白试验校正。每1mL高氯酸滴定液（0.1mol/L）相当于16.86mg的$C_{12}H_{17}ClN_4OS \cdot HCl$。

2. 维生素B_1片

《中国药典》（2015版）采用紫外－可见分光光度法测定维生素B_1片剂及注射液的含量。

维生素B_1分子中具有共轭双键结构，故在一定波长下可产生紫外吸收，测定一定浓度溶液的吸光度即可定量。

方法：取本品20片，精密称定，研细，精密称取适量（约相当于维生素B125mg），置100mL量瓶中，加盐酸溶液（9→1000）约70mL，振摇15min使维生素B_1溶解，加盐酸溶液（9→1000）稀释至刻度，摇匀，用干燥滤纸滤过，精密量取滤液5mL，置另一100mL量瓶中，再加盐酸溶液（9→1000）稀释至刻度，摇匀，照紫外－可见分光光度法，在246nm的波长处测定吸光度，按$C_{12}H_{17}ClN_4OS \cdot HCl$的吸收系数（$E_{1cm}^{1\%}$）为421计算。以下式计算标示量的百分含量：

$$标示量\% = \frac{A \times 100 \times 10^3 \times \overline{W}}{E_{1cm}^{1\%} \times 5 \times W \times 标示量} \times 100\% \quad (7-1)$$

式中　A——供试品溶液的吸光度；

$\overline{W}$——为平均片重，g/片；

W——片粉的称样量，g；

标示量的单位为mg/片。

3. 维生素B_1注射液

精密量取本品适量（约相当于维生素$B_1$50mg），置200mL量瓶中，加水稀释至刻度，摇匀，精密量取5mL，置100mL量瓶中，加盐酸溶液（9→1000）稀释至刻度，依照分光光度法，在246nm的波长处测定吸光度，按$C_{12}H_{17}ClN_4OS \cdot HCl$的吸收系数（$E_{1cm}^{1\%}$）为421计算。

$$标示量\% = \frac{A \times 200 \times 10^3}{E_{1cm}^{1\%} \times 5 \times V \times 标示量} \times 100\% \quad (7-2)$$

式中　A——供试品溶液的吸光度；

V——取样量，mL；

标示量的单位为mg/mL。《中国药典》（2015版）规定，维生素B_1注射液的含量应为标示量的93.0%～107.0%。

三、维生素C

维生素C（Vitamin C）是一种己糖醛基酸，有抗坏血病的作用，所以又称作L-抗坏血酸（ascorbic acid）。维生素C广泛存在于植物组织中，新鲜的水果、蔬菜，特别是枣、辣椒、苦瓜、柿子叶、猕猴桃、柑橘等食品中含量尤为丰富。

维生素C在化学结构上和糖类十分相似，它有4种光学异构体，其中以L-构型右旋体的生物活性最强。

（一）结构与性质

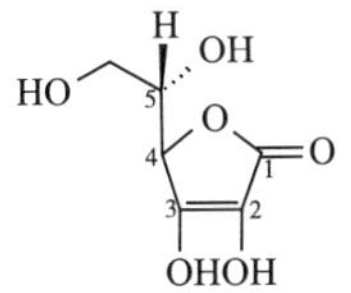

维生素C

维生素C在水中易溶，在乙醇中略溶，在三氯甲烷或乙醚中不溶。

维生素C结构中具有烯二醇基，因此具有酸性。由于受共轭效应的影响，

C_3-OH酸性较强（$pK_1=4.17$），而 $C_2—OH$ 的酸性极弱（$pK_2=11.57$），故维生素 C一般表现为一元酸，能与碳酸氢钠作用生成稳定的钠盐，但在强碱中，内酯环可水解，生成酮酸盐。

维生素 C 结构中二烯醇羟基具有较强的还原性，可以被多种氧化剂氧化。分子中的二烯醇基易被氧化为二酮基而成为去氢维生素 C，加氢又可还原为维生素 C。在碱性溶液或强酸性溶液中能进一步水解为二酮古罗糖酸。

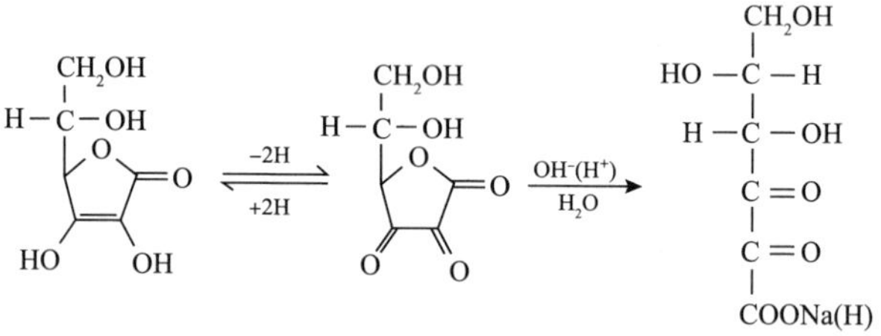

维生素 C 分子结构中具有两个手性碳原子（C_4、C_5），因此维生素 C 具有旋光性，本品的 0.10g/mL 水溶液的比旋度为 +20.5 ~ +21.5。

维生素 C 含有共轭双键，在稀盐酸溶液中，于 243nm 波长处有最大吸收；若在中性或碱性条件下，则红移至 265nm 处。

（二）鉴别

1. 与硝酸银试液反应

维生素 C 结构中烯二醇基具有较强的还原性，可被 Ag^+ 氧化为去氢抗坏血酸，同时产生黑色的单质银沉淀。《中国药典》（2015 版）采用该方法鉴别维生素 C。

方法：取供试品 0.2g，加水 10mL 溶解后，取该溶液 5mL，加硝酸银试液 0.5mL，即生成银的黑色沉淀。

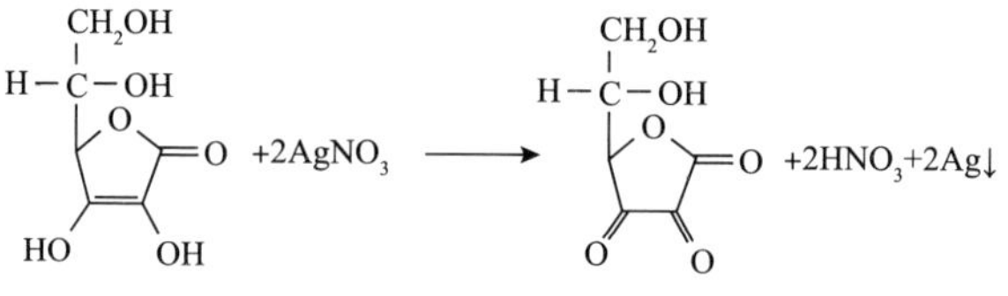

2. 与 2，6－二氯靛酚钠试液反应

2，6－二氯靛酚钠为一种染料，其氧化型在酸性介质中为玫瑰红色，在碱性介质中为蓝色，与维生素 C 作用后生成还原型的无色酚亚胺，颜色消失。

方法：取本品 0.2g，加水 10mL 溶解后，取溶液 5mL，加 2，6－二氯靛酚钠试液 1 ~ 2 滴，试液的颜色即消失。反应式如下。

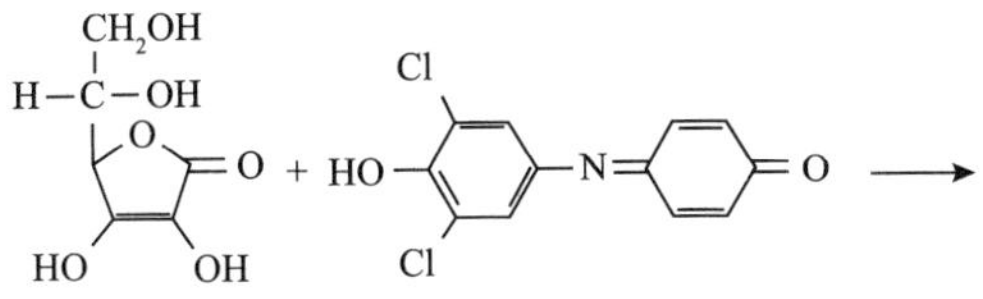

玫瑰红色

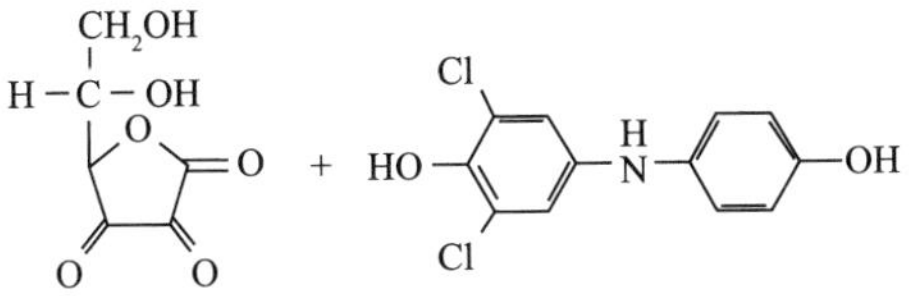

无色

3. 红外吸收光谱

《中国药典》(2015 版)采用红外吸收光谱法鉴别维生素 C。本品的红外吸收图谱应与对照图谱一致。其主要特征峰如图 7－7 所示。

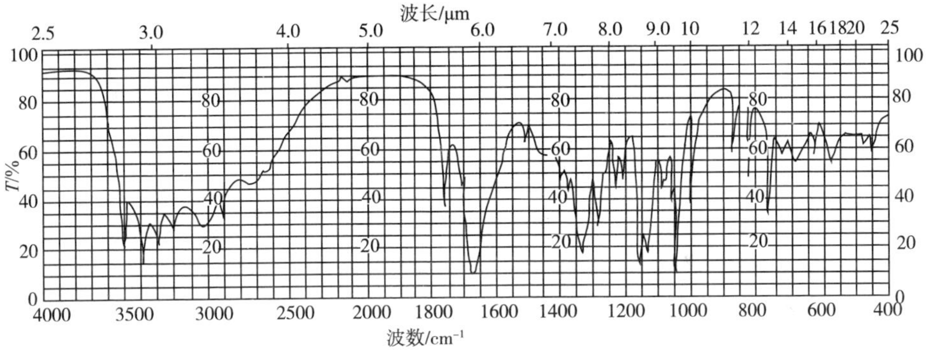

图 7－7　维生素 C 红外吸收图谱

波数/cm⁻¹	归属
3300～2300	ν_{O-H}（羟基）
1670	$\nu_{C=O}$（羰基）
1270，1320	ν_{C-O}（酯基）
1050，1140	ν_{C-H}（羟基）

4. 与其他氧化剂反应

维生素 C 还可被亚甲蓝、高锰酸钾、碱性酒石酸铜试液、磷钼酸、碘等氧化剂氧化为去氢维生素 C，同时，维生素 C 可使这些试剂褪色，产生沉淀或显色。

5. 利用糖类性质的反应

维生素 C 可在三氯醋酸或盐酸存在下水解、脱羧，生成戊糖，再失水，转变为糠醛，加入吡咯，加热至 50℃产生蓝色。

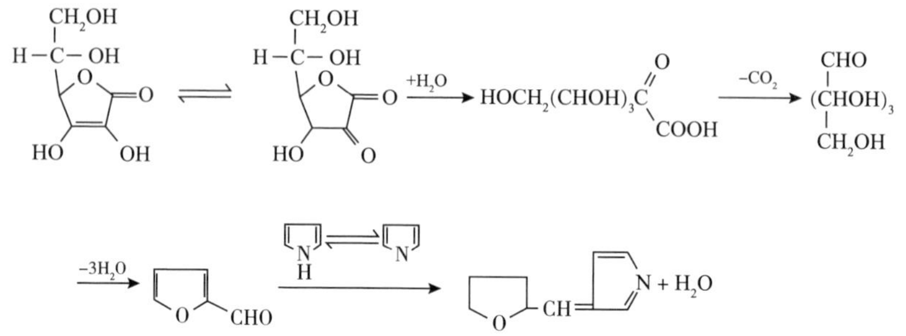

6. 紫外吸收光谱

维生素 C 在 0.01moL/L 盐酸液中，在 243nm 波长处有唯一的最大吸收，《英国药典》利用此特征进行鉴别，规定供试品溶液的吸收系数在 545～585 之间。

(三) 检查

维生素 C 检查项目包括铁和铜、溶液的澄清度和颜色、炽灼残渣、重金属、细菌内毒素等。

1. 溶液的澄清度与颜色

取本品 3.0g，加水 15mL，振摇使溶解，溶液应澄清无色；如显色，将溶液经 4 号垂熔玻璃漏斗滤过，取滤液，照分光光度法，在 420nm 的波长处测定吸光度，不得超过 0.03。

2. 铁和铜

由于微量的铁盐和铜盐会加速维生素 C 的氧化、分解，维生素 C 项下设立有铁盐和铜盐的检查项目，采用原子吸收分光光度法。

铁盐的测定在 248.3nm 的波长处，采用标准加入法检查，限量为百万分之二，应符合规定。

铜盐的测定在 324.8nm 的波长处，采用标准加入法检查，限量为百万分之五，应符合规定。

(四) 含量测定

维生素 C 具有还原性，《中国药典》(2015 版) 采用碘量法测定维生素 C 的含量。维生素 C 的制剂包括片剂、泡腾片、泡腾颗粒、颗粒剂、注射剂等，均采用碘量法测定含量。

1. 维生素 C 原料

当用碘滴定维生素 C 时，所滴定的碘被维生素 C 还原为碘离子。随着滴定过程中维生素 C 全被氧化，过量的碘将以碘分子形式出现。碘分子可以使含指示剂（淀粉）的溶液产生蓝色，即为滴定终点。

方法：取本品约 0.2g，精密称定，加新沸过的冷水 100mL 与稀醋酸 10mL 使溶解，加淀粉指示液 1mL，立即用碘滴定液（0.05mol/L）滴定，至溶液显蓝色并在 30s 中内不褪色。每 1mL 碘滴定液（0.05mol/L）相当于 8.806mg 的 $C_6H_8O_6$。

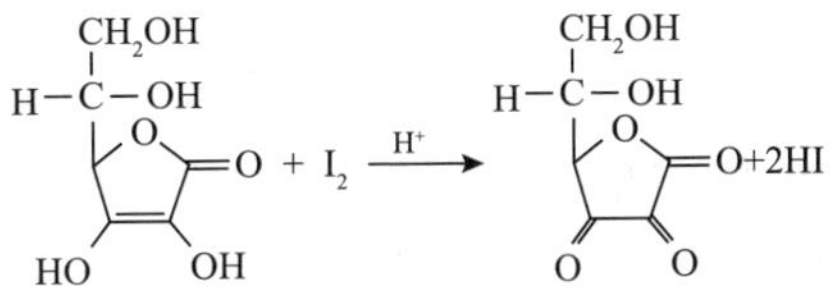

讨论：由上式可知，1mol 的 I_2 相当于 1mol 的维生素 C，维生素 C 的相对分子质量为 176.13，因此每 1mL 碘滴定液（0.05mol/L）相当于 8.806mg 的维生素 C（$C_6H_8O_6$）。

$$含量 = \frac{V \times T \times f \times 10^{-3}}{W} \times 100\% \qquad (7-3)$$

式中　V——消耗碘滴定液的体积，mL；

T——滴定度，即每 1mL 碘滴定液（0.05mol/L）相当于的维生素 C 的量；

f——浓度换算因素，$f = c/0.05$，其中 c 为碘滴定液的实际浓度，mol/L；

W——称样量，g。

滴定前加入稀醋酸可使滴定时维生素 C 受空气中氧的氧化作用减慢，但供试品溶解于稀酸后，仍需立即滴定。使用新沸过的冷水作为溶剂，是为了减少水中溶解的氧对测定的影响。

2. 维生素 C 片与注射液

采用碘量法测定维生素 C 制剂时，为了消除制剂中辅料对测定的干扰，滴定前要做些必要的处理。如片剂溶解后应滤过，取续滤液测定；注射液测定时要加 2mL 丙酮，以消除注射内含有的抗氧剂亚硫酸氢钠对测定的影响。

维生素 C 片的测定方法：取本品 20 片，精密称定，研细，精密称取适量（约相当于维生素 C0.2g），置 100mL 量瓶中，加新沸过的冷水 100mL 与稀醋酸 10mL 的混合液适量，振摇使维生素 C 溶解并稀释至刻度，摇匀，经干燥滤纸迅速滤过，精密量取续滤液 50mL，加淀粉指示液 1mL，用碘滴定液（0.05mol/L）滴定，至溶液显蓝色并持续 30s 不褪色。每 1mL 碘滴定液（0.05mol/L）相当于

8.806mg 的 $C_6H_8O_6$。

维生素 C 注射液测定时，先加丙酮 2mL，消除亚硫酸氢钠的影响(亚硫酸氢钠可以和丙酮发生加成作用)，然后用碘量法测定。

第六节　甾体激素类药物的分析

甾体激素类(steroid hormones)药物是一类具有环戊烷并多氢菲母核的激素类药物，包括天然激素类和人工合成品及其衍生物，目前临床应用的主要是后者。根据药理作用，甾体激素类药物可分为肾上腺皮质激素和性激素两大类，其中性激素又可分为雌激素、雄激素和同化激素、孕激素。

《中国药典》(2015 版)收载了该类药物的原料及制剂共 100 多个品种。其中肾上腺皮质激素代表药物有氢化可的松、地塞米松磷酸钠、醋酸去氧皮质酮、醋酸曲安奈德；孕激素有黄体酮、醋酸甲地孕酮、左炔诺孕酮、炔诺酮；雄激素和同化激素有睾酮(睾丸素)、甲睾酮、丙酸睾酮、十一酸睾酮；雌激素有雌二醇、雌酮、雌三醇，人工合成的炔雌醇、苯甲酸雌二醇等。

一、化学结构与性质

(一)化学结构

甾体激素药物的母核(甾烷)结构和碳原子编号如下所示，按 C_{10}、C_{13}、C_{17} 位上取代情况的不同，分为雌甾烷、雄甾烷和孕甾烷。

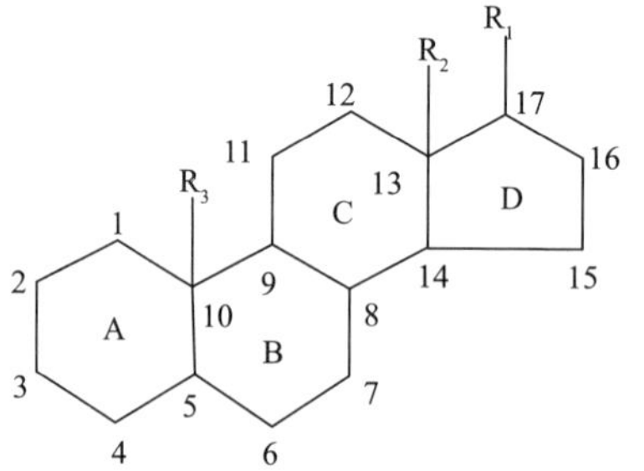

甾　烷	R_1=H	R_2=H	R_3=H
雌甾烷	R_1=H	R_2=CH_3	R_3=H
雄甾烷	R_1=H	R_2=CH_3	R_3=CH_3
孕甾烷	R_1=C_2H_5	R_2=CH_3	R_3=CH_3

1. 肾上腺皮质激素

肾上腺皮质激素肾(adrenocortical hormones)简称皮质激素，按其生理作用分为糖皮质激素和盐皮质激素，均具有孕甾烷母核，在临床上应用广泛。

本类药物具有以下结构特征。

①A 环有 Δ^4 -3-酮基，为共轭体系，在波长为 240nm 附近有紫外吸收。

②C_{17}位上为 α-醇酮基，具有还原性。多数药物有 C_{17}-羟基，如氢化可的松、地塞米松磷酸钠；部分药物 α-醇酮基上的醇羟基与酸成酯，如地塞米松磷酸钠、醋酸去氧皮质酮、醋酸曲安奈德。

③一些药物的 C_6 或 C_9 位有卤素取代，如丙酸倍氯米松（C_9-Cl）、地塞米松（C_9-F）、醋酸氟轻松（C_6-F，C_9-F），可与有机氟或氯化物反应。

④一些药物的 C_1 与 C_2 之间或 C_6 与 C_7 之间为双键；C_{11}位上有羟基或酮基。

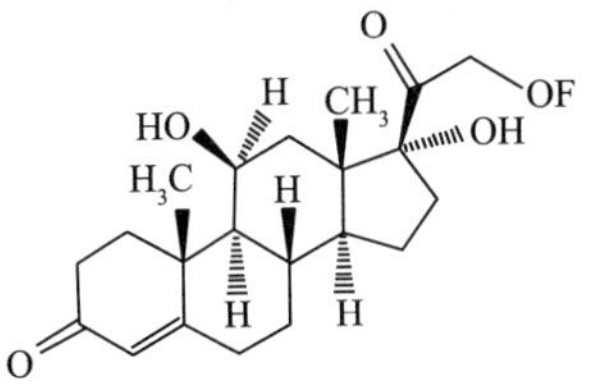

氢化可的松

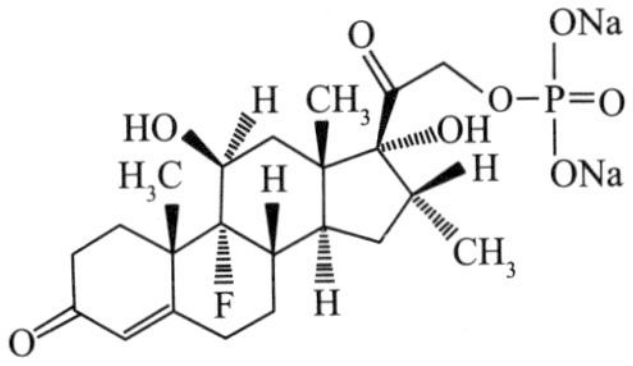

地塞米松磷酸钠

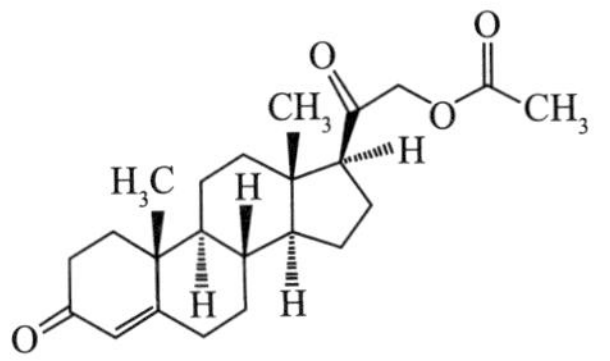

醋酸去氧皮质酮

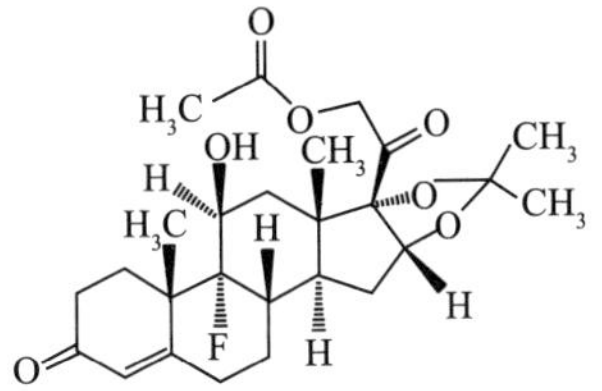

醋酸曲安奈德

2. 孕激素

孕激素类药物具有孕甾烷母核，是一类重要的口服避孕药。

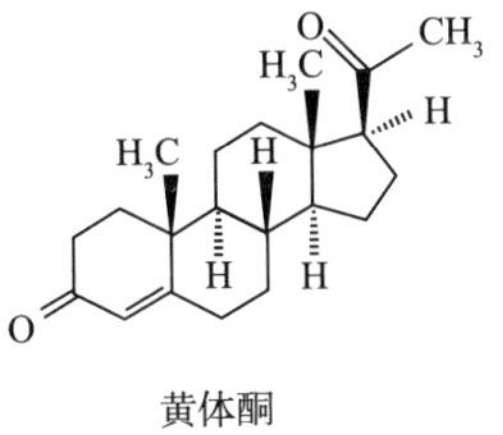

黄体酮

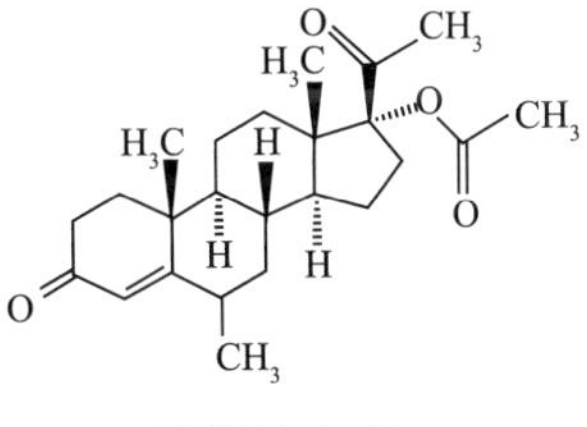

醋酸甲地孕酮

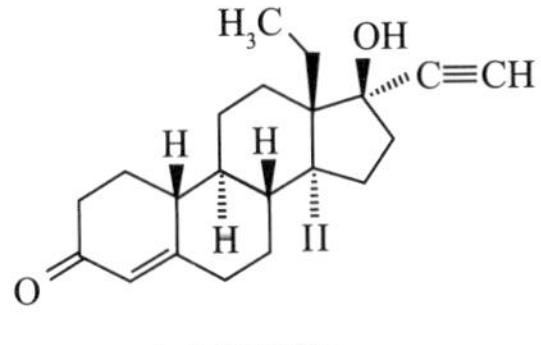

左炔诺孕酮

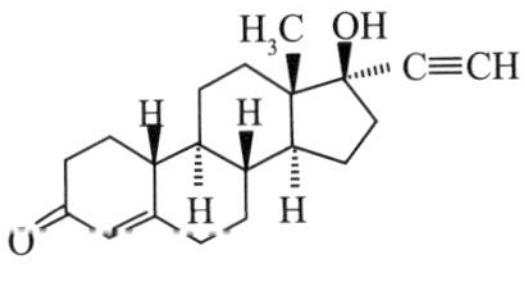

炔诺酮

本类药物具有以下结构特征。

①A 环有 Δ^4 –3 – 酮基。

②C_{17}位上有甲酮基（17a – 羟孕酮类，如黄体酮、醋酸甲地孕酮）或乙炔基（19 – 去甲睾丸酮类，如炔诺酮、左炔诺孕酮）。

③多数在 C_{17}位上有羟基，部分药物的羟基被酯化（如己酸羟孕酮）。

3. 雄激素与同化激素

雄激素具有雄甾烷母核，具有维持男性生理、促进蛋白质合成等广泛的活性。对雄激素结构改造，可以大大降低其雄性激素的作用，但保留或增强同化作用，成为同化激素类药物。

本类药物具有以下结构特征。

①A 环有 Δ^4 –3 – 酮基。

②C_{17}位上为羟基，部分药物的羟基被酯化。

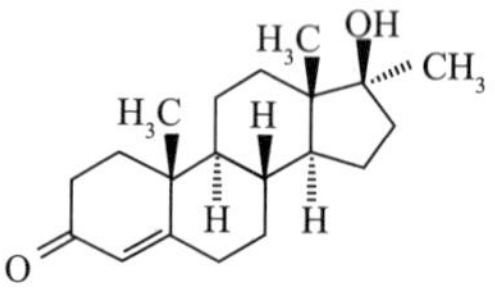

甲睾酮

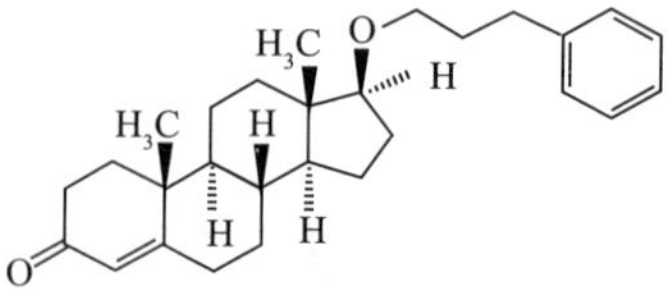

苯丙酸诺龙

4. 雌激素

雌激素类药物具有雌甾烷母核，具有促进女性身体发育、促使皮下脂肪富集、促使体内钠和水的潴留以及骨中钙的沉积等活性。

本类药物具有以下结构特征。

①A 环为苯环，C_3 位上有酚羟基，有的药物 C_3 位上的酚羟基成酯（如苯甲酸雌二醇）或成醚（如炔雌醚）。

②C_{17}位上有羟基，有些药物 C_{17}位上羟基变成了酯（如戊酸雌二醇）。

③有些药物在 C_{17}位上有乙炔基，构成 19 – 去甲孕甾烷母核，如炔雌醇、炔雌醚。

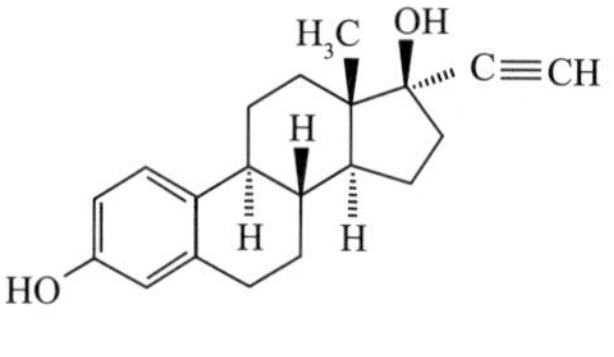

炔雌醇

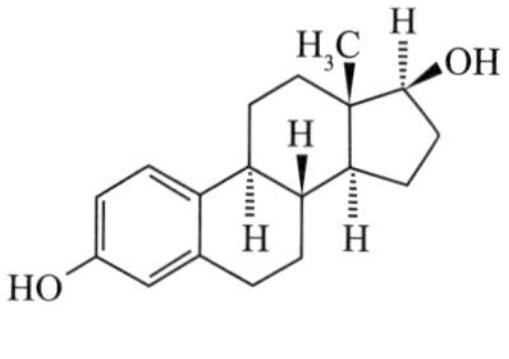

雌二醇

（二）性质

（1）性状：本类药物为白色至微黄色粉末或结晶性粉末。

（2）溶解性：甾体激素类药物多数在三氯甲烷中微溶至易溶，在甲醇或乙醇中微溶至溶解，在乙醚或植物油中极微溶解至略溶解，在水中不溶解或几乎不溶解。

（3）熔点：本类药物的熔点高低不等，肾上腺皮质激素类药物的熔点大多在200～270℃，熔融时同时分解；孕激素类药物的熔点多在200～240℃；雌激素类药物的熔点一般在100～200℃；雄激素类药物的熔点在60～170℃。

（4）比旋度：本类药物分子结构中有多个手性碳，具旋光性，在二氧六环、三氯甲烷或醇等溶剂中，多数药物显示右旋，左炔诺孕酮、炔诺酮和炔雌醇为左旋。

（5）紫外吸收特性：具 α，β - 不饱和酮基团（Δ^4 - 3 - 酮结构）的药物在波长为240nm附近有最大吸收；A环为苯环并具有酚羟基的雌激素类药物在波长为280nm附近有最大吸收；在乙醇或无水乙醇溶液中，皮质激素类药物的 $E_{1cm}^{1\%}$ 值多数在350～450；性激素类药物的 $E_{1cm}^{1\%}$ 值大多在500～650。

（6）与硫酸呈色：甾体激素类药物能与多种强酸（如硫酸、盐酸、高氯酸等）反应呈色，其中与硫酸的呈色反应是各国药典常用的鉴别方法。本法操作简便，反应灵敏，多数甾体激素药物与硫酸形成的颜色或荧光不同，可相互区别。

（7）C_{17} - α - 醇酮基的还原性：肾上腺皮质激素类药物的 C_{17} - α - 醇酮基具有还原性，可与四氮唑、碱性酒石酸铜、氨制硝酸银等试液反应呈色，广泛用于皮质激素类药物的鉴别试验。其中四氮唑显色反应还用于皮质激素类药物薄层色谱的斑点检出和比色含量测定。

（8）酮基与羰基试剂的呈色反应：皮质激素、孕激素、雄激素和同化激素类药物分子结构中含有 C_3 - 酮基和 C_{20} - 酮基，可与一些羰基试剂，如异烟肼、硫酸苯肼、2，4 - 二硝基苯肼等反应，形成黄色的腙。

（9）C_{17} - 甲酮基的呈色反应：甾体激素类药物分子结构中含有甲酮基以及活泼亚甲基时，能与亚硝基铁氰化钠、间二硝基苯等反应呈色。其中亚硝基铁氰化钠反应被认为是黄体酮的专属、灵敏的鉴别方法，在一定条件下，黄体酮显示蓝紫色，其他常用甾体激素均不显蓝紫色，而呈现淡橙色或不显色。

（10）酚羟基的呈色反应：雌激素 C_3 位上的酚羟基，可与重氮苯磺酸反应生成红色偶氮染料进行鉴别。

二、鉴别试验

（一）与硫酸的呈色反应

1. 原理

甾体化合物中的酮基在酸性条件下先质子化形成碳正离子，然后与 HSO_4^- 结合呈色。由于甾体中存在共轭 π 键等结构，此外，HSO_4^- 本身也存在 π 键并与碳正离子结合，使其对光有特征吸收，因此产生不同的颜色。加水后，由于水解作用，产物结构发生变化，光谱特征吸收波长发生了移动，因此颜色也随之改变。反应式如下：

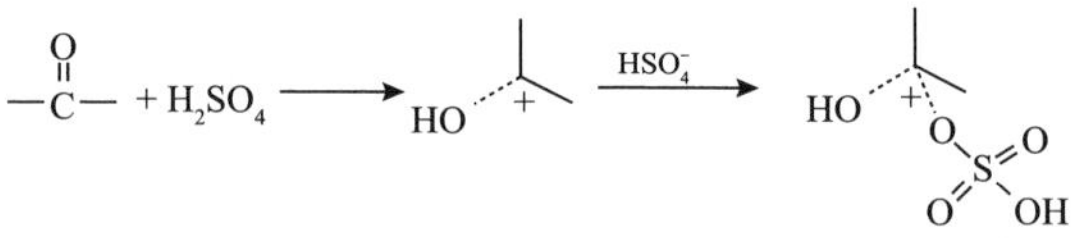

2. 方法

取氢化可的松 2mg，加硫酸 2mL 溶解，放置 5min，显棕黄至红色，并显绿色荧光，将此溶液倾入 10mL 水中，即变黄色至橙黄色，微带绿色荧光，同时有少量絮状沉淀生成。

3. 注意事项

试验操作过程中必须注意取样量，量大时，色泽太深，其变化不易观察。本法操作简便，反应灵敏，多数甾体激素类药物与硫酸形成的颜色或荧光不同，可相互区别。因此该方法是各国药典常用的甾体激素类药物的鉴别方法，见表 7-8。此外，还有部分甾体激素类药物采用硫酸－乙醇或硫酸－甲醇为显色剂进行鉴别，如甲睾酮、醋酸羟孕酮、十一酸睾酮等。

表 7-8　常见甾体激素类药物与硫酸的呈色反应

药品名称	加硫酸后颜色	加水稀释后颜色变化
地塞米松	淡红棕色	颜色消失
醋酸泼尼松	橙色	黄色，渐变成蓝绿色
醋酸可的松	黄色或微带橙色	颜色消失，溶液澄清
氢化可的松	棕黄至红色并显绿色荧光	黄至橙黄色，微带绿色荧光红色褪去，有灰色絮状沉淀
醋酸氢化可的松	黄色至棕黄色并带绿色荧光	颜色消失，有灰色絮状沉淀
泼尼松龙	深红色	交界面显蓝紫色
醋酸泼尼松龙	玫瑰红色	由绿变红，再变为红紫色并带蓝色荧光
醋酸甲羟孕酮	沿管壁加乙醇使成两液层	玫瑰红色絮状沉淀
己酸羟孕酮	微黄色	红色沉淀
炔雌醇	橙红色，反射光下显黄绿色荧光	蓝紫色
炔雌醚	橙红色，紫外光下显黄绿色荧光	淡橙色
尼尔雌醇	玫瑰红色	红色
苯甲酸雌二醇	黄绿色并显蓝色荧光	
雌二醇	黄绿色荧光，加三氯化铁后呈草绿色	

（二）与四氮唑的呈色反应

1. 原理

肾上腺皮质激素类药物的 C_{17}－α－醇酮基具有还原性，在碱性条件下可将四氮唑还原为有色的甲臜；常用的四氮唑盐有两种：氯化三苯四氮唑（TTC 或 RT）和二聚体蓝四氮唑（BT）。两种试剂均无色，它们在碱性条件下与 α－醇酮基发生氧化还原反应，α－醇酮基在该反应中失去 2 个电子，其 C_{21} 位上醇被氧化为醛，TTC 和 BT 的结构及还原产物如下。

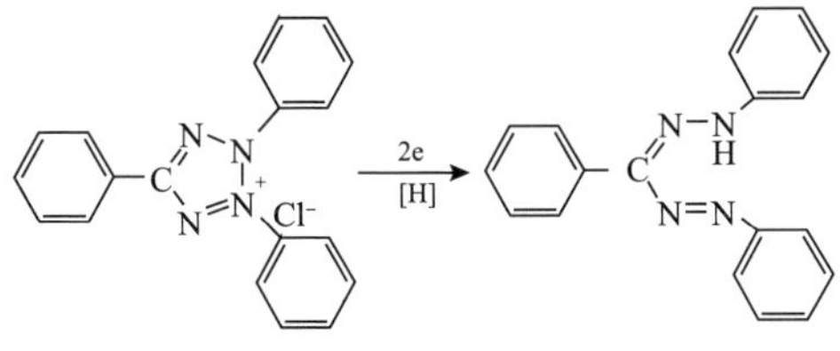

TTC　　甲臜（红色）

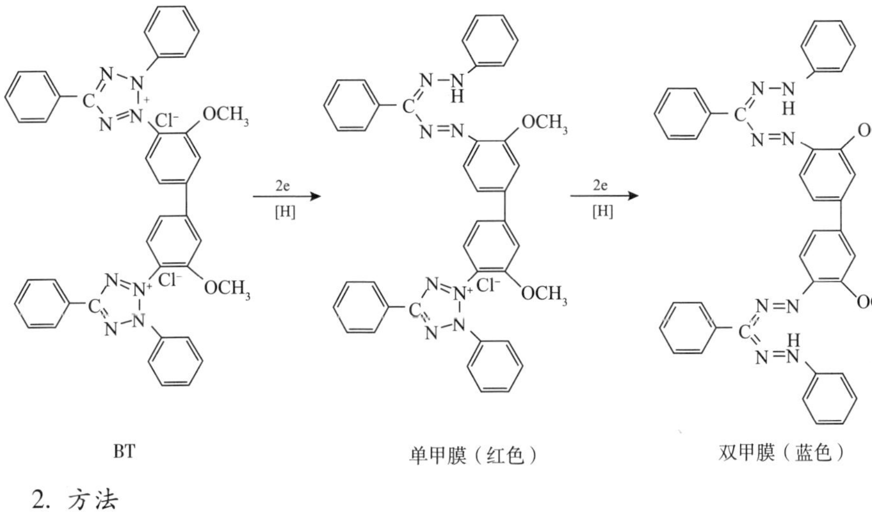

BT　　单甲臜（红色）　　双甲臜（蓝色）

2. 方法

取醋酸泼尼松约 1mg，加乙醇 2mL 使溶解，加 10% 氢氧化钠溶液 2 滴与氯化三苯四氮唑（TTC）试液 1mL，即显红色。

3. 注意事项

四氮唑试剂不仅用于 C_{17}－α－醇酮基的鉴别，也常用作皮质激素中"其他甾体"检查的显色剂，同时，四氮唑比色法也是该类药物含量测定的依据。另外，利用 C_{17}－α－醇酮基的还原性，肾上腺皮质激素类药物还可与碱性酒石酸铜、氨制硝酸银等试液反应呈色。最终碱性酒石酸铜还原为砖红色氧化亚铜；氨制硝酸银还原为黑色的金属银。这两种方法也被广泛用于皮质激素类药物的鉴别试验。

（三）酮基与羰基试剂的呈色反应

1. 原理

肾皮质激素、孕激素、雄激素和同化激素类药物分子结构中均含有 C_3 －酮基和 C_{20} －酮基，可与一些羰基试剂，如异烟肼、硫酸苯肼、2，4－二硝基苯肼等反应，形成黄色的腙类衍生物。其中硫酸苯肼法是 C_{17}，C_{21} －二羟基－C_{20} －酮基的专属反应，该法在强酸性条件下，反应式如下：

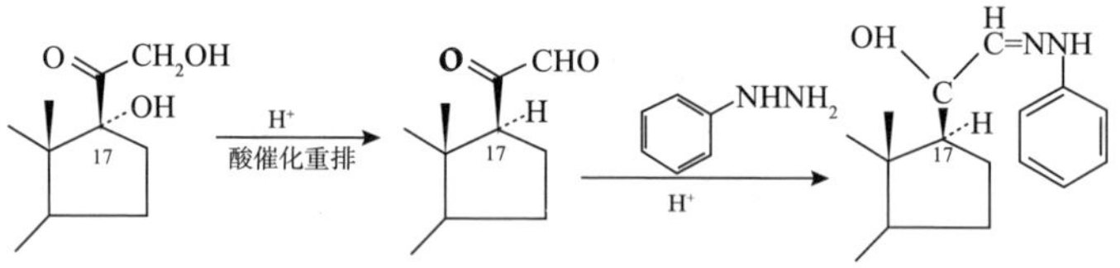

2. 方法

取氢化可的松约 0.1mg，加乙醇 1mL 溶解后，加临用新制的硫酸苯肼试液 8mL，在 70℃加热 15min，即显黄色。

3. 注意事项

该反应也可用于定量分析，异烟肼可选择性地作用于药物分子结构中的C_3 －酮基，用于比色法测定药物含量。

（四）C_{17} －甲酮基与亚硝基铁氰化钠的呈色反应

1. 原理

甾体激素类药物分子结构中含有甲酮基以及活泼亚甲基时，能与亚硝基铁氰化钠反应呈色。其反应式如下：

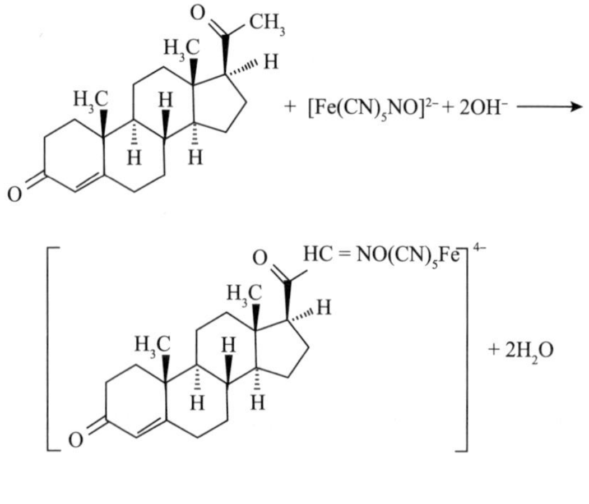

2. 方法

取黄体酮约5mg，置于小试管中，加甲醇0.2mL溶解后，加亚硝基铁氰化钠的细粉约3mg、碳酸钠及醋酸铵各约50mg，摇匀，放置10～30min，应显蓝紫色。

3. 注意事项

分子结构中含有甲酮基的甾体激素类药物，除能与亚硝基铁氰化钠反应外，还能与间二硝基苯、芳香醛等反应呈色。其中亚硝基铁氰化钠反应被认为是黄体酮专属、灵敏的鉴别方法，在一定条件下，黄体酮显示蓝紫色，其他常用甾体激素均不显蓝紫色，而呈现淡橙色或不显色。

（五）紫外分光光度法

1. 原理

甾体激素类药物的紫外特性是基于分子中的A环及B环，而C环和D环一般不发生影响。具4－3－酮结构的甾体激素类药物在波长240nm附近有最大吸收，C_1位引入第二个双键，对吸收带位置的影响不显著，但C_6位双键的引入，则使吸收带红移约40nm，并且增色效应显著。A环具有酚羟基的雌激素类药物在波长280mn附近有最大吸收。在强碱性溶液中，酚羟基电离，吸收带红移约20nm，且吸收强度增加；酚羟基成为烷氧基衍生物后吸收带裂分，但碱化时不发生吸收带位移。

2. 方法

取丙酸倍氯米松适量，精密称定，加乙醇溶解并定量稀释制成每毫升中约含20μg的溶液，按照紫外分光光度法测定，在239nm的波长处有最大吸收，吸光度为0.57～0.60；在239nm与263nm波长处的吸光度比值应为2.25～2.45，见图7－8。

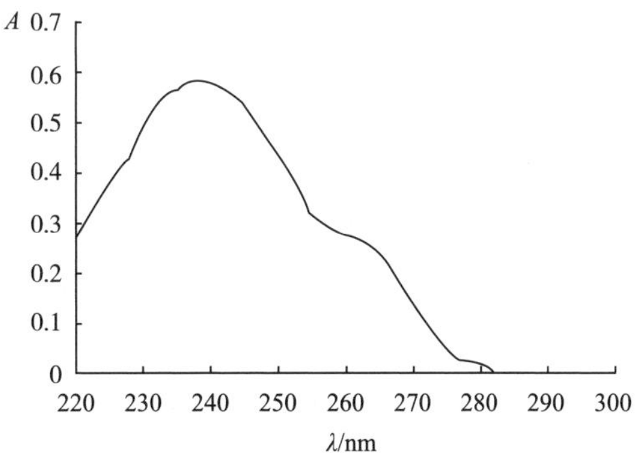

图7－8　丙酸倍氯米松的紫外吸收光谱图

3. 注意事项

甾体激素类药物的上述紫外吸收光谱特性是定性、定量分析的依据，在各国药典收载的甾体激素类药物的鉴别试验中，紫外分光光度法是常用方法之一。《中国药典》(2015 版)采用测定最大吸收的波长、最大吸收波长处的吸光度或吸收系数、某两个波长处吸光度比值等方法加以鉴别。

(六)红外分光光度法

各国药典几乎都采用红外光谱作为一项鉴别甾体激素类药物的方法。甾体激素类药物的主要官能团有羰基、羟基、乙炔基以及甾体骨架上的大量甲基、次甲基等，在红外光谱图谱上，这些基团显示强吸收峰。

由于各种型号的红外光谱仪性能不同，供试品制备时研磨程度的差异或吸水程度的不同等原因，均会影响光谱的形状。因此，进行光谱比对时，应考虑各种因素可能造成的影。

(七)薄层色谱法

薄层色谱法鉴别甾体激素类药物，是根据其分子结构及构型上的差异，在一定条件下测定比移值(R_f)或相对比移值(R_{st})来进行鉴别。在测定时，先将供试品中所含辅料的干扰排除，然后将处理好的供试品和对照品配制成规定浓度的溶液，按规定的方法进行点样、检测。要求供试液斑点与对照液斑点的比移值(R_f)或相对比移值(R_{st})应相同。

(八)高效液相色谱法

随着高效液相色谱法在甾体激素类药物及其制剂的含量测定中应用，高效液相色谱鉴别法的应用几乎同步增长。《中国药典》(2015 版)规定：在含量测定项下记录的色谱图中，供试品溶液主峰的保留时间应与对照品溶液主峰的保留时间一致。

三、杂质检查

大多数甾体激素类药物都是通过其他甾体化合物结构改造而成，生产过程中可能引入合成原料、中间体、异构体以及降解产物等结构类似的“其他甾体”杂质，《中国药典》(2015 版)将这类杂质定义为“有关物质”，采用薄层色谱法或高效液相色谱法进行限度检查。此外，有些甾体激素类药物还规定了游离磷酸盐、硒、乙炔基以及甲醇和丙酮等检查项目。

（一）有关物质的薄层色谱检查法

1. 方法

采用高低浓度法（主成分自身对照法），将供试品制备成高、低两种浓度的溶液，高浓度溶液作为供试溶液，低浓度溶液作为对照溶液。供试溶液图谱中杂质斑点的数目与颜色与对照溶液的主斑点比较，即通过杂质斑点总数和各单一杂质的量（颜色）进行控制。

2. 示例

取醋酸去氧皮质酮适量，加三氯甲烷－甲醇（9∶1）制成每 1mL 中约含 10mg 的溶液，作为供试品溶液；精密量取适量，分别将上述溶剂稀释制成每 1mL 中约含 0.1mg 的对照溶液Ⅰ与每 1mL 中约含 0.2mg 的对照溶液Ⅱ。按照薄层色谱法进行试验，吸取上述 3 种溶液各 5μL，分别点于同一硅胶 GF254 薄层板上，以二氯甲烷－乙醚－甲醇－水（77∶15∶8∶1.2）为展开剂，展开，晾干，在紫外光灯（波长 254nm）下检视。供试品溶液如显任何杂质斑点，与对照溶液Ⅰ所显的主斑点比较，不得更深，如有 1 个斑点深于对照溶液Ⅰ的主斑点，则与对照溶液Ⅱ所显的主斑点比较，不得更深。

3. 注意事项

本方法适用于杂质的结构不确定，或虽然杂质结构已知但是没有杂质对照品的情况。该法仅限于杂质斑点的颜色与主成分斑点颜色相同或相近的情况下使用。

（二）有关物质的高效液相色谱检查法

1. 方法

将供试品溶液稀释成与杂质限量相当的溶液作为对照溶液，调节检测灵敏度后，取供试溶液和对照溶液，分别进样，除另有规定外，供试品溶液的记录时间应为主成分色谱峰保留时间的 2 倍，测量供试品溶液图谱中各杂质的峰面积，并与对照溶液的主成分的峰面积比较，计算杂质含量。

2. 示例

取丙酸睾酮适量，精密称定，加甲醇分别制成 1mg/mL 的供试溶液与 0.02mg/mL 的对照溶液。取对照溶液 5μL 注入液相色谱仪，调节检测灵敏度，使主成分峰高达记录仪的满量程。再分别取供试溶液和对照溶液各 5μL，注入液相色谱仪，记录色谱图至主成分峰保留时间的 2 倍。供试品溶液如显示杂质峰，不得超过 4 个，各杂质峰面积及其总面积不得大于对照溶液主峰面积的 0.5 倍和

0.75 倍。

3. 注意事项

该方法多在单一杂质含量较少、无法得到杂质对照品、杂质结构（吸收情况）与主成分相似，即杂质与主成分的响应因子基本相同的情况下使用。当已知杂质，特别是毒性杂质对主成分的相对响应因子在 0.9 ~ 1.1 时，可以用本法计算含量；超过此范围时，宜用加校正因子的主成分自身对照法或对照品对照法计算含量。

（三）杂质吸光度检查法

1. 原理

利用本类药物的 Δ^4-3-酮结构在波长 240nm 附近有最大吸收，C_6 位双键的引入则使吸收带红移约 40nm 的性质，可采用测定两波长处吸光度的方法，建立有关杂质的限度检查方法。根据纯品的两波长处吸光度比值为一定值，当混有一定量杂质后，该吸光度比值将发生改变这一原理，规定供试品溶液的两波长处吸光度比值应在某一定值以上或以下即可控制有关杂质的限量。

2. 方法

取醋酸甲地孕酮适量，精密称定，加无水乙醇溶解并定量稀释成每 1mL 中约含 10μg 的溶液，按照紫外 - 可见分光光度法，在 287nm 波长处有最大吸收，在 240nm 与 287nm 波长处的吸光度比值不得大于 0.17。

3. 注意事项

醋酸甲地孕酮分子结构中具有 C_6 位双键，其最大吸收波长在 287nm，而 C6 位无双键的有关杂质的最大吸收波长在 240nm。当被检样品中混有少量该杂质时，样品在 240nm 处的吸光度将增加，导致其 A240/A287 比值增加，控制该比值在 0.17 以下，即可控制有关杂质的量。

（四）游离磷酸盐检查——磷钼酸比色法

1. 原理

磷酸盐在酸性条件下与钼酸铵反应，生成磷钼酸铵 $[(NH_4)_3PO_4 \cdot 12MoO_3]$，再经 1 - 氨基 - 2 - 萘酚 - 4 - 磺酸溶液还原成磷钼酸蓝（钼蓝）后，在波长 740nm 处有最大吸收，通过比较供试品溶液和对照溶液的吸光度值大小来控制药物中游离磷酸盐的量。反应原理如下：

$$H_3PO_4 + 12(NH_4)_3MoO_4 + 21HNO_3 \longrightarrow (NH_4)PO_4 \cdot 12MoO_3 + 21NH_4NO_3 + 12H_2O$$

$$(NH_4)PO_4 \cdot 12MoO_3 \longrightarrow (MoO_2 \cdot 4MoO_3)2 \cdot H_3PO_4H_2O$$

2. 方法

精密称取地塞米松磷酸钠 20mg，置于 25mL 量瓶中，加水 15mL 使溶解；另取标准磷酸盐溶液[精密称取经 105℃干燥 2h 的磷酸二氢钾 0.35g，置于 1000mL 量瓶中，加硫酸溶液(3→10)10mL 与水适量使溶解，用硫酸稀释至刻度，摇匀；临用时再稀释 10 倍]4.0mL，置于另一 25mL 量瓶中，加水 11mL。各精密加钼酸铵硫酸试液 2.5mL 与 1－氨基－2－萘酚－4－磺酸溶液(取无水亚硫酸钠 5g、亚硫酸氢钠 94.3g 与 1－氨基－2－萘酚－4－磺酸 0.7g，充分混合，临用时取此混合物 1.5g 加水 10mL 使溶解，必要时滤过)1mL，加水至刻度，摇匀，在 20℃放置 30～50min，在 740mn 的波长处测定吸光度。规定供试品溶液的吸光度不得大于对照溶液的吸光度。

(五)甲醇和丙酮残留量检查法

1. 原理

某些甾体激素类药物在生产过程中使用大量的甲醇和丙酮，因此规定需检查甲醇和丙酮的残留量。《中国药典》(2015 版)采用气相色谱法对其进行检查，测定时不得出现甲醇峰，丙酮不得过 5.0%(g/g)。

2. 方法

精密量取甲醇 10μL(相当于 7.9mg)，与丙酮 100μL(相当于 79mg)于 100mL 量瓶中，精密加 0.1%(V/V)正丙醇(内标物质)溶液 2.0mL，加水稀释至刻度，摇匀，作为对照溶液；另取地塞米松磷酸钠 0.16g，精密称定，置 10mL 量瓶中，精密加入上述内标溶液 2.0mL，加水溶解并稀释至刻度，摇匀，作为供试品溶液。取上述溶液，用气相色谱法测定，用高分子多孔小球色谱柱(按正丙醇计算的理论板数应大于 700)，在柱温 150℃测定。含丙酮不得过 5.0%(W/W)，并不得出现甲醇峰。

(六)硒元素检查法

1. 原理

采用氧瓶燃烧法对含硒甾体激素类药物进行有机破坏，使杂质硒转化为高价态氧化物(SeO_3)，以硝酸溶液吸收，再用盐酸羟胺将 Se^{6+} 还原为 Se^{4+}；以亚硒酸钠溶液为标准硒对照，在 pH2.0±0.2 条件下，Se^{4+} 与二氨基萘显色，生成 4,5－苯并苯硒二唑；分别用环己烷提取，波长 378nm 处测定吸光度，规定供试品溶液的吸光度不得大于硒对照溶液的吸光度。反应式如下：

$$SeO_3 + H_2O \longrightarrow H_2SeO_4$$

$$H_2SeO_4 + 2NH_2OH \longrightarrow H_2SeO_3 + N_2 + 3H_2O$$

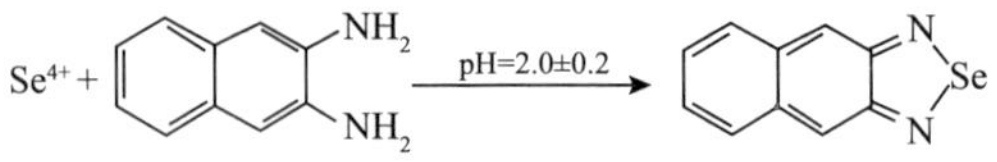

2. 方法

精密称取醋酸曲安奈德 0. 10g，依硒检查法(《中国药典》(2015 版)(通则 0804)检查，应符合规定(0. 005%)。

(七)乙炔基检查法

1. 原理

甾体激素类药物中乙炔基的检查是利用乙炔基上的活泼氢与硝酸银作用，生成炔银化合物和一分子的硝酸，再用氢氧化钠滴定液滴定生成的硝酸，电位法指示终点。反应式如下：

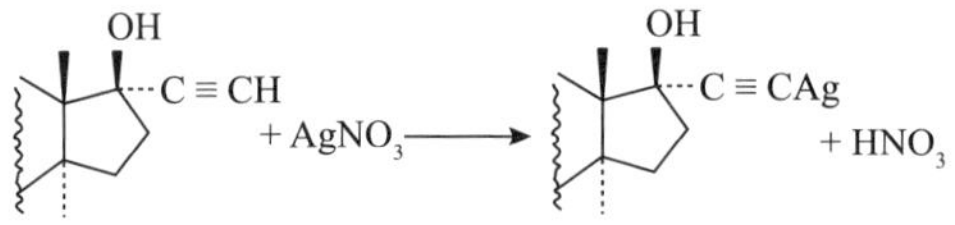

$$HNO_3 + NaOH \longrightarrow NaNO_3 + H_2O$$

2. 方法

取炔诺孕酮约 0. 2g，精密称定，置 50mL 烧杯中，加四氢呋喃 20mL，搅拌使溶解，加 5% 硝酸银溶液 10mL。按照电位滴定法，以玻璃电极为指示电极，饱和甘汞电极(玻璃套内装饱和硝酸钾溶液)为参比电极，用氢氧化钠滴定液(0. 1mol/L)滴定。每 1mL 氢氧化钠滴定液(0. 1mol/L)相当于 2. 503mg 的乙炔基。含乙炔基应为 7. 8% ~8. 2%。

四、含量测定

甾体激素类药物及其制剂含量测定的方法，主要有紫外 - 可见分光光度法、四氮唑比色法、高效液相色谱法。《中国药典》(2015 版)主要收载了高效液相色谱法。

(一)紫外 - 可见分光光度法

紫外 - 可见分光光度法曾广泛用于甾体激素类药物的含量测定，但因其专属性不强，原料药中的其他甾体杂质、制剂中的一些辅料对此法均有干扰，已逐渐被高效液相色谱法所取代。

实例解析：氢化可的松片的含量测定。

取本品20片，精密称定2.098g，研细，精密称取0.1045g（约相当于氢化可的松20mg），置于100mL量瓶中，加无水乙醇约75mL，振摇1h使氢化可的松溶解，用无水乙醇稀释至刻度，摇匀，滤过，精密量取续滤液5mL，置于另一100mL量瓶中，加无水乙醇稀释至刻度，摇匀，按照紫外－可见分光光度法，在波长242nm处测得吸光度为0.432，按氢化可的松（$C_{21}H_{30}O_5$，20mg/片）的吸收系数（$E_{1cm}^{1\%}$）为435计算。

解析：

$$
\begin{aligned}
\text{标示量的百分含量} &= \frac{A \times D \times 1000 \times \overline{W}}{E_{1cm}^{1\%} \times 100 \times m \times \text{标示量}} \times 100\% \\
&= \frac{0.432 \times \dfrac{100\text{mL} \times 100\text{mL}}{5\text{mL}} \times 1000 \times \dfrac{2.098\text{g}}{20}}{435\text{g}/100\text{mL} \times 100 \times 0.1045 \times 20\text{mg}/\text{片}} \times 100\% \\
&= 99.7\%
\end{aligned}
$$

（二）四氮唑比色法

1. 方法原理

皮质激素类药物的C_{17}－α－醇酮基结构具有还原性，在强碱溶液中能将四氮唑定量地还原为有色物，而自身失去2个电子被氧化为20－酮－21－醛。生成的颜色随所用试剂和条件的不同而不同。

2. 注意事项

四氮唑比色法受多种因素影响，空气中氧、光线，反应温度、时间、pH及反应液中水分等均对吸光度有影响。故反应需在暗处进行，同时在达到最大呈色时间后，需立即测定吸光度，四氮唑的反应时间在《中国药典》（2015版）所规定的试验条件下以40～45min为宜。反应混合物中水分含量应控制在5%以下，pH应在13.75以上。

在同样的试验条件下，皮质激素类药物的结构影响反应速度。一般认为，C_{17}－酮基的甾体反应速度快于C_{11}－羟基的甾体；C_{21}－羟基酯化后反应速度减慢，当与磷酸、琥珀酸等较大分子形成酯后，反应更慢，难以定量。

尽管影响本方法结果的干扰因素较多，但其优点是测定结果能指示药品的稳定性，因样品降解最易发生在C_{17}位侧链上，而氧化产物和水解产物是不发生四氮唑反应的，故本法能选择性地测定C_{17}位未被氧化或降解的药物含量。

实例解析：醋酸氢化可的松片的含量测定。

取本品20片，精密称定2.008g，研细，精密称取适量0.1010g(约相当于醋酸氢化可的松20mg)，置于200mL量瓶中，加无水乙醇适量，振摇使醋酸氢化可的松溶解并用无水乙醇稀释至刻度，摇匀，滤过，取续滤液，作为供试品溶液；另取精密称取醋酸氢化可的松对照品20.02mg，置于200mL量瓶中，加无水乙醇溶解并稀释至刻度，摇匀，作为对照品溶液。精密量取供试品溶液与对照品溶液各1mL，分别置于干燥具塞试管中，各精密加无水乙醇9mL与氯化三苯四氮唑试液1mL，摇匀，再加氢氧化四甲基铵试液1mL，摇匀，在25℃暗处放置40～45min，按照紫外－可见分光光度法，在485nm的波长处分别测定吸光度$A_{样}$为0.435，$A_{对}$为0.445，计算含量。

解析：

$$标示量的百分含量\% = \frac{A_{样} \times m_{对} \times \overline{W}}{A_{对} \times m \times 标示量} \times 100\%$$

$$= \frac{0.435 \times 20.02 \times \frac{2.008\mathrm{g}}{20}}{0.445 \times 0.1010\mathrm{g} \times 20\mathrm{mg/片}} \times 100\% = 97.3\%$$

(三)异烟肼比色法

1. 原理

在一定条件下异烟肼可与Δ^4－3－酮甾体在室温下，迅速、定量地反应，生成黄色的腙，反应式如下：

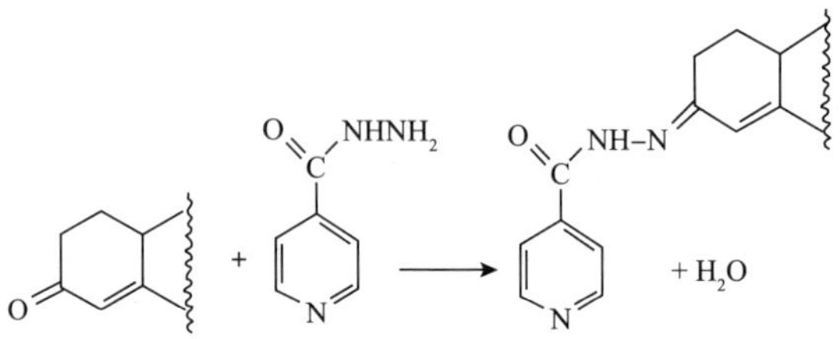

2. 注意事项

本反应要求在酸性溶液中进行，当酸与异烟肼的摩尔比为2∶1时，可获最大吸收，所用的酸可以是盐酸、硫酸或醋酸，其中盐酸最常用。考虑异烟肼盐酸盐的溶解度，反应溶剂以无水甲醇或乙醇最为适宜。本反应中羰基与肼缩合，脱去1分子水，这是一个可逆反应，水分可促使反应逆转水解，当在带塞玻璃管中不致使溶剂挥发及吸收水分情况下，光与氧并不影响反应，温度升高，反应加快。

本法对 Δ^4-3-酮甾体药物具有一定的专属性。由于甾体激素类药物多具有 Δ^4-3-酮结构，且比色法受多种因素影响，目前本法已很少使用。

(四) 高效液相色谱法

各国药典收载的甾体激素类药物的高效液相色谱法有正相色谱和反相色谱法。《中国药典》(2015 版) 主要采用反相色谱法，大多采用内标法定量。甾体激素类药物可以互为内标，制剂的含量测定，如注射用油、膏、霜基质等辅料对色谱分析有影响，一般需经过提取或稀释处理后再进行 HPLC 分析。对色谱系统适用性中分离效能的考察，内标法一般要求被测物与内标物的分离度符合要求。外标法中一般配制一个与被测物色谱行为相近的其他甾体的混合对照溶液，要求两者的分离度达到某一规定值以上。

实例解析：苯丙酸诺龙的含量测定。

色谱条件与系统适用性试验；用十八烷基硅烷键合硅胶为填充剂，以甲醇-水(82∶18)为流动相，检测波长为 241nm。理论板数按苯丙酸诺龙峰计算不低于 2300，苯丙酸诺龙峰与内标物质峰的分离度应符合要求。

测定法：取本品约 50.00mg，精密称定，置于 25mL 量瓶中，加甲醇溶解并稀释至刻度，摇匀；精密量取该溶液与内标溶液(1mg/mL 的丙酸睾酮-甲醇溶液)各 5mL，置于 25mL 量瓶中用甲醇稀释至刻度，摇匀；取 10μL 注入液相色谱仪，记录色谱图，得丙酸睾酮的色谱峰面积 A_s 为 121265，苯丙酸诺龙的色谱峰面积 A_s 为 201310；另取苯丙酸诺龙对照品适量，精密称定，同法测定。得丙酸睾酮的色谱峰面积 A'_s 为 121958，苯丙酸诺龙的色谱峰面积 A_X 为 202910。按内标法以峰面积计算。

解析：

$$c_5=\frac{1\text{mg/mL}\times 5\text{mL}}{25\text{mL}}=0.2000\text{mg/mL};$$

$$c_r=\frac{50.00\text{mg}\times 5\text{mL}}{25\text{mL}\times 25\text{mL}}=0.4000\text{mg/mL};$$

$$\text{校正因子}(f)=c_r=\frac{A_s/c_s}{A_r/c_r}=\frac{121265/0.2000}{201310/0.4000}=1.205;$$

$$\text{含量}(c_x)=f\times\frac{A_x}{A'_s/c'_s}=1.205\times\frac{200010}{121958/0.2000}=0.3952;$$

$$\text{含量}=\frac{c_x}{c_r}\times 100\%=\frac{0.3952}{0.4000}\times 100\%=98.8\%。$$

第七节 抗生素类药物的分析

抗生素(antibiotics)是指在低微浓度下即可对某些生物的生命活动有特异抑制作用的化学物质的总称。抗生素是微生物的代谢产物，由真菌、细菌或其他微生物在繁殖过程中所产生的一类具有杀灭或抑制微生物生长的物质。

抗生素类药物的质量控制尤为重要，主要表现为：①生产工艺复杂，发酵过程不易控制，发酵过程易受污染；②稳定性差，分子结构多不稳定，降解后，疗效降低、失效或毒副作用增加；③抗生素的检查项目包括一般杂质、有关物质、聚合物及安全性检查(异常毒性、降压物质、热原、细菌内毒素和无菌)。

抗生素类药品的含量测定方法包括；①生物学方法，是以生物学方法或生化方法测定生理活性物质，并按效价单位计算的测定方法；②微生物检定法，根据抗生素对细菌作用的强度来测定其效价，灵敏度高，干扰物质少，可测未知药物，包括管碟法、浊度法；③理化方法，是以理化方法测定主药含量，包括容量法、紫外－可见分光光度法、高效液相色谱法。

在长期的抗生素选择之后出现的对相应抗生素产生耐受能力的微生物，统称耐药菌。所谓细菌耐药性又称抗药性，是指细菌产生的对抗菌药不敏感的现象，是细菌自身生存过程的一种特殊表现形式。耐药性可分为固有耐药性和获得性耐药性。固有耐药性又称天然耐药性，是由细菌染色体基因决定，代代相传，不会改变的。获得性耐药性是由于细菌与抗生素接触后，通过改变自身的代谢途径，使其不被抗生素杀灭。

抗生素的种类繁多，性质复杂，按结构和性质可分为九大类。

(1)β－内酰胺类抗生素；

(2)氨基糖苷类抗生素；

(3)四环类抗生素；

(4)大环内酯类抗生素；

(5)氯霉素类抗生素；

(6)多肽类抗生素；

(7)多烯大环类抗生素；

(8)抗肿瘤类抗生素；

(9)其他抗生素。

一、β－内酰胺类抗生素的分析

本类抗生素包括青霉素类(penicillins)和头孢菌素类(cephalosporins)，它们的分子结构中均含有β－内酰胺环，因此统称为β－内酰胺类抗生素。

(一)化学结构与性质

1. 化学结构

青霉素和头孢菌素同属β－内酰胺抗生素。分子中都有一个游离羧基和酰胺侧链。氢化噻唑环或氢化噻嗪环与β－内酰胺并合的杂环，分别构成二者的母核。不同之处在于青霉素类分子中的母核称为6－氨基青霉烷酸(6－aminopenicillanic acid，6－APA)；头孢菌素类分子中的母核称为7－氨基头孢菌烷酸(7－aminocephalosporanic，7－ACA)。由此也可以说，青霉素类的分子结构由侧链RCO－与母核6－APA两部分结合而成；头孢菌素类是由侧链RCO－与母核7－ACA组成。这一结构上的差异使头孢菌素能耐受青霉素酶。

通常青霉素分子中含有三个手性碳原子(C_2、C_5、C_6)，头孢菌素类分子中含有两个手性碳原子(C_6、C_7)。由于酰胺基上R以及R_1的不同，构成各种不同的青霉素和头孢菌素。青霉素类代表性药物有阿莫西林、青霉素钠、氨苄西林等；头孢菌素类代表性药物有头孢他啶、头孢克洛等。

2. 性质

(1)酸性。青霉素类和头孢菌素类分子中的游离羧基，具有较强的酸性，大多数青霉素类化合物的pK_a在2.5～2.8，能与无机碱或某些有机碱形成盐，如青霉素G钠、青霉素G钾等。其碱金属盐易溶于水，而有机碱盐难溶于水，易溶于甲醇等有机溶剂。

(2)旋光性。青霉素类分子中含有三个手性碳原子，头孢菌素类分子中含有两个手性碳原子，故都具有旋光性。根据这一性质，进行定性和定量分析。

(3)紫外吸收特性。青霉素类分子中母核部分没有共轭系统，没有紫外吸收，但其侧链酰胺基上R取代基若有苯环等共轭系统，则有紫外吸收特性。如青霉素钾(钠)的R取代基为苄基，因而其水溶液在264nm波长处具有较强的紫外吸收。而头孢菌素类母核部分具有O＝C—N—C＝C结构，R取代基具有苯环等共轭系统，有紫外吸收。

(4)β－内酰胺环的不稳定性。β－内酰胺类抗生素的稳定性与含水量和纯度有很大关系。干燥条件下青霉素和头孢菌素类药物均较稳定，室温条件下密封保存可贮存3年以上，但它们的水溶液很不稳定，不稳定的部分是β-内酰胺环。β-内酰胺环在酸、碱、青霉素酶、羟氨及某些金属离子(铜、铅、汞和银)或氧化剂等作用下，易发生水解和分子重排，失去抗菌作用，形成一系列降解产物。

(二)鉴别试验

本类药物的鉴别试验，《中国药典》(2015版)《美国药典》《英国药典》采用的方法主要为HPLC、IR和TLC法。

1. 呈色反应

(1)异羟肟酸铁反应。青霉素及头孢菌素在碱性溶液中与羟胺作用，β-内酰胺环破裂生成异羟肟酸；在稀酸中与高铁离子呈色。哌拉西林(钠)、头孢哌酮、拉氧头孢钠采用此法鉴别。

(2)类似肽键的反应。青毒素和头孢菌素类药物具有—CONH—结构，一些取代基有α—氨基酸结构，可显茚三酮和双缩脲反应。

(3)其他呈色反应。侧链含有—C_6H_5—OH基团时，能与重氮苯磺酸试液产生偶合反应而呈色。此外，本类药物还可与变色酸-硫酸、硫酸-甲醛等试剂反应而呈色。

2. 各种盐的反应

钾、钠离子的火焰反应：青霉素类、头孢菌素类药物多制成钾盐或钠盐供临床使用，因而可利用K^+、Na^+的火焰反应进行鉴别。如阿莫西林钠、头孢尼西钠、头孢西丁钠、头孢曲松钠等钠离子的鉴别；青霉素V钾、青霉素钾等钾离子的鉴别。

3. 光谱法

(1)红外吸收光谱(IR)。β-内酰胺环羰基的伸缩振动(1800~1750cm^{-1})，仲酰胺的氨基、羰基的伸缩振动(3300cm^{-1}、1525cm^{-1}、1680cm^{-1})，羧酸离子的伸缩振动(1600cm^{-1}、1410cm^{-1})是该类抗生素共有的特征峰。

(2)紫外吸收光谱(UV)。通常根据其最大吸收波长或最大吸收波长处的吸光度进行鉴定。如头孢唑林钠的紫外鉴别法：取本品适量，加水溶解并稀释制成每1mL中约含16μg的溶液，在272nm的波长处有最大吸收。

4. 色谱法

利用比较供试品溶液主峰与对照品溶液主峰的保留时间(HPLC)是否一致或比较供试品溶液与对照品溶液所显主斑点的位置和颜色是否相同进行鉴别。《中国药典》(2015版)对鉴别试验中既有HPLC法又有TLC法的，规定可在两种鉴别方法中选做一种。

（三）特殊杂质检查

本类抗生素药物中的杂质主要有高分子聚合物、异构体、有关物质等，一般采用 HPLC 法控制其限量，也有采用测定杂质的吸光度来控制杂质量的。此外，部分抗生素还检查吸光度和有机溶剂残留量。

1. 聚合物的检查

《中国药典》(2015 版)规定头孢他啶、头孢哌酮钠等杂质检查需进行聚合物的检查，检查采用分子排阻色谱法。

分子排阻色谱法是根据待测组分的分子大小进行分离的一种液相色谱技术，其分离原理为凝胶色谱柱的分子筛机制。色谱柱多以亲水硅胶、凝胶或经修饰凝胶，如葡聚糖凝胶等为填充剂，这些填充剂表面分布着不同尺寸的孔径，药物分子进入色谱柱后，它们中的不同组分按其分子大小进入相应的孔径内，大于所有孔径的分子不能进入填充剂颗粒内部，在色谱过程中不被保留，最早被流动相洗脱至柱外，表现为保留时间较短；小于所有孔径的分子能自由进入填充剂表面的所有孔径，在色谱柱中滞留时间较长，表现为保留时间较长，其余分子则按分子大小依次被洗脱。

其定量方法如下：

(1)主成分自身对照法：一般用于高分子杂质含量较低的品种。

(2)面积归一化法：同高效液相色谱法项下规定。

(3)限量法：规定不得检出保留时间小于对照品保留时间的组分，一般用于混合物中高分子物质的控制。

(4)自身对照外标法：一般用于 Sephadex G－10 凝胶色谱系统中 β－内酰胺抗生素中高分子杂质的检查。在该分离系统中，除部分寡聚物外，β－内酰胺抗生素中高分子杂质在色谱过程中均不保留，即所有的高分子杂质表现为单一的色谱峰，以供试品自身为对照品，按外标法计算供试品中高分子杂质的相对百分含量。

高效分子排阻色谱法的系统适用性试验中色谱柱的理论板数(n)、分离度、重复性、拖尾因子的测定方法，在一般情况下，同高效液相色谱法项下方法，但在高分子杂质检查时，某些药物分子的单体与其二聚体不能达到基线分离时，其分离度除另有规定外，分离度应大于 2.0。

实例解析：青霉素 V 钾中青霉素 V 聚合物的测定。

色谱条件与系统适用性试验：用葡聚糖凝胶 G－10(40～120μm)为填充剂，玻璃柱内径 1.0～1.4cm，柱长 30～40cm。流动相 A 为 pH＝7.0 的 0.1mol/L 磷酸盐缓冲液[0.1mol/L 磷酸氢二钠溶液 - 0.1mol/L 磷酸二氢钠溶液(61:39)]，流动相B为水，流速为1.5mL/min，检测波长为254nm。取0.1mg/mL蓝色葡聚糖2000溶液100～200μL，注入液相色谱仪，分别以流动相A、B进行测定，记录色谱图。理论板数以蓝色葡聚糖2000峰计算均不低于400，拖尾因子均应小于2.0。在两种流动相系统中蓝色葡聚糖2000峰保留时间的比值应在0.93～1.07，对照溶液主峰和供试品溶液中聚合物峰与相应色谱系统中蓝色葡聚糖2000峰的保留时间的比值均应在0.93～1.07之间。称取本品约0.4g置10mL量瓶中，用0.04mg/mL的蓝色葡聚糖2000溶液溶解并稀释至刻度，摇匀。取100～200μL注入液相色谱仪，用流动相A进行测定，记录色谱图，高聚体的峰高与单体与高聚体之间的谷高比应大于2.0。另以流动相B为流动相，精密量取对照溶液100～200μL，连续进样5次，峰面积的相对标准偏差应不大于5.0%。

对照溶液的制备：取青霉素V对照品适量，精密称定，加水溶解并定量稀释制成每1mL中约含青霉素V0.2mg的溶液。

测定法：取本品约0.4g，精密称定，置10mL量瓶中，加水溶解并稀释至刻度，摇匀，立即精密量取100～200μL注入液相色谱仪，以流动相A为流动相进行测定，记录色谱图；另精密量取对照溶液100～200μL注入液相色谱仪，以流动相B为流动相进行测定，记录色谱图。按外标法以峰面积计算，含青霉素V聚合物以青霉素V计不得超过0.6%。

解析：青霉素V聚合物的分子大小适合选用葡聚糖凝胶作为填充剂，聚合物分子进入色谱柱后，其分子大小进入相应的孔径内，在色谱柱中滞留时间较长，达到分离效果好、分离速度快的优势，其分离度大于2.0。

2. 异构体和有关物质

β-内酰胺抗生素通常采用HPLC、反相HPLC检查。本类药物多数规定有关物质检查，部分还检查异构体杂质。

《中国药典》(2015版)采用高效液相色谱法检查头孢呋辛酯中的有关物质和异构体。

3. 吸光度

《中国药典》(2015版)常采用测定杂质吸光度方法来控制本类抗生素的杂质含量。

实例解析：青霉素钠(钾)的吸光度检查。

取本品，精密称定，加水溶解并定量稀释制成每1mL中约含1.80mg的溶液，在280nm的波长处测定吸光度，吸光度均不得大于0.10；在264nm的波长处有最大吸收，吸光度应为0.80～0.88。

解析：此法中264nm处吸收值用来控制青霉素钠（钾）的含量，280nm处吸收值用来控制杂质的量。

4. 有机溶剂

部分本类药物需检查有机溶剂，采用气相色谱法进行检查。如氨苄西林钠需检查丙酮、乙酸乙酯、异丙醇、二氯甲烷、甲基异丁基酮、甲苯与正丁醇；头孢哌酮钠需检查丙酮、乙醇、异丙醇、正丙醇、正丁醇、乙酸乙酯、甲基异丁基酮，甲醇、环己烷、四氢呋喃、二氯甲烷与乙腈。

（四）含量测定

各国药典收载的青霉素类和头孢菌素类的含量测定大多采用HPLC测定方法，少数几个样品采用抗生素微生物检定法测定。此外，利用本类药物β-内酰胺环的不稳定性，药典曾采用碘量法、电位配位滴定法、紫外-可见分光光度法测定本类药物的含量。现主要介绍高效液相色谱法。

高效液相色谱法是近年来发展最快的方法，本类药物的含量测定中应用日益广泛。它能有效地分离供试品中可能存在的降解产物、未除尽的原料及中间体等杂质，并能准确定量，适用于本类药物的原料、各种制剂及生物样本的分析测定。《中国药典》（2015版）收载的本类抗生素中除磺苄西林钠采用微生物检定法测定含量外，其余均采用HPLC法测定含量。

实例解析：头孢克洛含量的HPLC测定。

色谱条件与系统适用性试验：用十八烷基硅烷键合硅胶为填充剂；以磷酸二氢钾溶液（取磷酸二氢钾6.8g，加水溶解并稀释成1000mL，用磷酸调节pH至3.4）-乙腈（92：8）为流动相；检测波长为254nm。取头孢克洛对照品及头孢克洛δ-3-异构体对照品适量，加流动相溶解并稀释制成每1mL中分别含头孢克洛及头孢克洛δ-3-异构体约0.2mg的混合溶液，取20μL注入液相色谱仪，记录色谱图，头孢克洛峰与头孢克洛δ-3-异构体峰的分离度应符合要求。

测定法：取本品约20mg，精密称定，置100mL量瓶中，加流动相溶解并稀释至刻度，摇匀，取20μL注入液相色谱仪，记录色谱图；另取头孢克洛对照品适量，同法测定，按外标法以峰面积计算出供试品中$C_{15}H_{14}ClN_3O_4S$的含量。规定按无水物计算，含$C_{15}H_{14}ClN_3O_4S$不得少于95.0%。

解析：头孢克洛原料药中含有头孢克洛及头孢克洛δ-3-异构体，两者比例近乎相等，故对照品取两种，且其含量相等。本法流速为1mL/min；理论板数按头孢克洛峰计算不低于1500。

二、氨基糖苷类抗生素的分析

氨基糖苷类抗生素的化学结构都是以碱性环己多元醇为苷元，与氨基糖缩合而成的苷类，故称为氨基糖苷类抗生素，分为天然和半合成两大类。天然来源的包括由链霉菌属培养液中提取获得的链霉素、新霉素、妥布霉素、卡那霉素等，由小单胞菌属培养液中提取获得的小诺米星、西索米星、庆大霉素等。人工半合成的主要有阿米卡星、奈替米星等。它们的抗菌谱和化学性质都有共同之处。

(1)化学性质稳定，均呈碱性而其盐易溶于水。

(2)抗菌谱广且相同，抗菌作用相互间无显著性差异。

(3)临床起效快(特别是用于治疗革兰氏阴性杆菌感染)，不易产生耐药性。

(一)化学结构与性质

1. 化学结构

以链霉素、巴龙霉素、庆大霉素、奈替米星为例，说明此类抗生素的结构特征。

链霉素(即链霉素 A)的结构为一分子链霉胍和一分子链霉双糖胺而成的碱性苷。其中链霉双糖胺是由链霉糖和 *N* - 甲基 - L - 葡萄糖胺所组成。链霉双糖胺与链霉胍间的苷键结合弱于其内部双糖间的苷键，故此链霉素易分解为链霉胍和链霉双糖胺。

巴龙霉素是由巴龙胺和巴龙二糖胺结合而成的苷。巴龙霉素有两个立体异构体：巴龙霉素Ⅰ和巴龙霉素Ⅱ。药用巴龙霉素为巴龙霉素Ⅰ和巴龙霉素Ⅱ的混合物，而以巴龙霉素Ⅰ为主要成分，巴龙霉素Ⅱ为微量成分。

庆大霉素是由绛红糖胺、2 - 脱氧链霉胺(2 - deoxystreptosamine)和加洛糖胺(gamsiunine)缩合而成的碱性苷。它是庆大霉素 C 复合物，尚有少量次要成分。主要组分有 C_1、C_2、C_{1a}及 C_{2a}。

庆大霉素 C_1、C_2、C_{1a}三者结构相似，仅在绛红糖胺 C_6 位及氨基上甲基化程度不同。C_{2a}是 C_2 的异构体。

奈替米星的分子结构与庆大霉素 C_{1a}基本相同，主要差异在于绛红糖胺环的 4，5 位是双键。

2. 性质

(1)碱性与溶解性。该类抗生素的分子中含有多个羟基(故也称多羟基抗生素)和碱性基团，同属碱性、水溶性抗生素，能与强酸或有机酸成盐，临床应用主要为硫酸盐。

（2）旋光性。本类抗生素分子结构中含有多个氨基糖，具有旋光性。如《中国药典》（2015 版）二部中硫酸奈替米星的比旋度为 +88°～+96°（水溶液）；硫酸庆大霉素的比旋度为 +107°～+121°（水溶液）；硫酸巴龙霉素的比旋度为 +50°～+55°（水溶液）。

（3）水解性。含有二糖胺结构的抗生素，一般的化学反应只能将它们分解为一分子苷元和一分子双糖。链霉素的硫酸盐水溶液，一般以 pH =5.0～7.5 最为稳定，过酸或过碱条件下易水解失效。在酸性条件下，链霉素水解为链霉胍和链霉双糖胺，进一步水解为 *N*－甲基－L－葡萄糖胺；碱性也能使链霉素水解为链霉胍、链霉双糖胺，随后链霉糖部分发生分子重排为麦芽酚（maltol），此为链霉素所特有反应，可用于定性和定量。

（4）紫外吸收光谱。链霉素在 230nm 处有紫外吸收。庆大霉素、奈替米星无共轭双键，因此无紫外吸收。

（二）鉴别试验

1. 茚三酮反应

硫酸小诺米星具有羟基胺类和 α－氨基酸的性质，可与茚三酮缩合成蓝紫色化合物。《中国药典》（2015 版）采用本法鉴别硫酸小诺米星及其制剂。其反应原理如下：

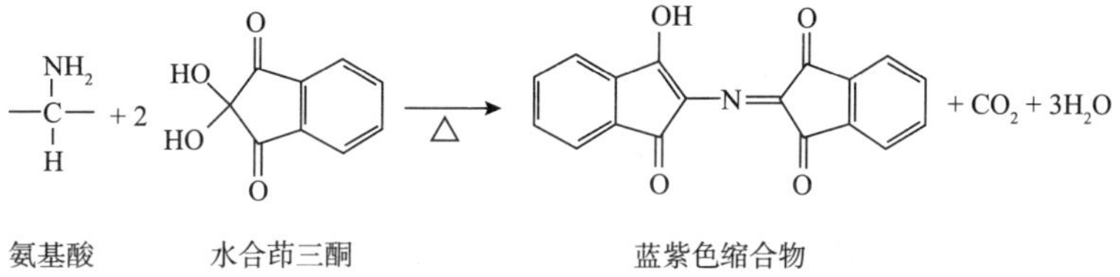

2. Molisch 试验

具有五碳糖或六碳糖结构的氨基糖苷类抗生素在酸性条件下水解后，在盐酸（或硫酸）作用下脱水生成糠醛（五碳糖）或羟甲基糠醛（六碳糖）。遇 α－萘酚或蒽酮呈色。

（1）α－萘酚呈色原理。

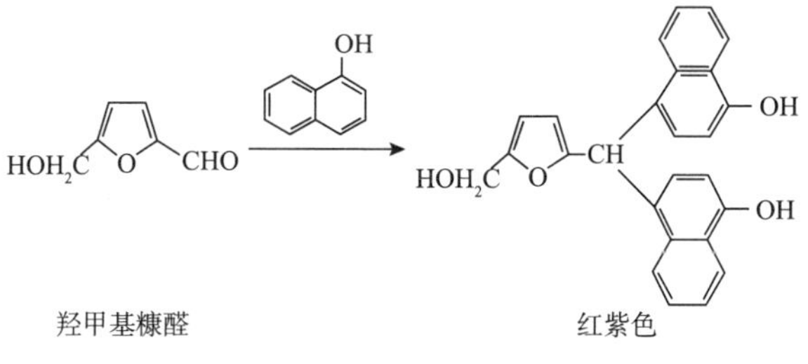

(2)蒽酮的呈色原理。

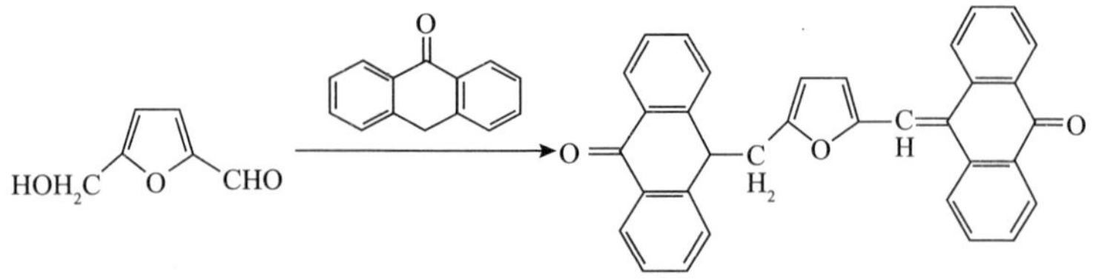

羟甲基糠醛　　　　蓝紫色

3. N－甲基葡萄糖胺反应

本类药物水解后产生葡萄糖胺衍生物，在碱性溶液中与乙酰丙酮缩合成吡咯衍生物(Ⅰ)，与对二甲氨基苯甲醛的酸性醇溶液(Ehrlich 试剂)反应，生成樱桃红色缩合物(Ⅱ)。

如链霉素、硫酸新霉素、硫酸巴龙霉素。

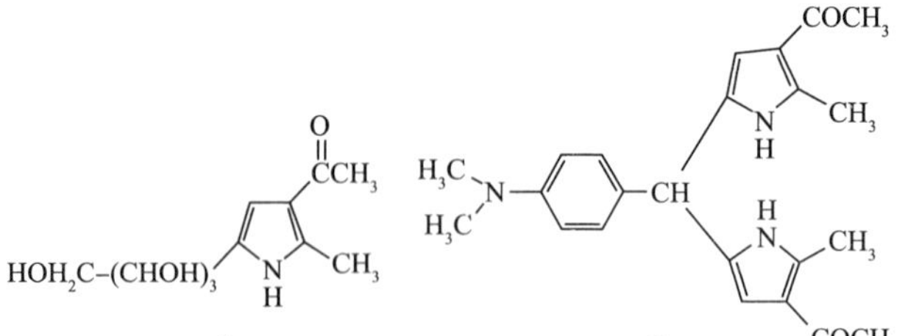

Ⅰ　　　　Ⅱ

实例解析：硫酸新霉素的 N－甲基葡萄糖胺反应鉴别。

取本品约 10mg，加水 1mL 溶解后，加盐酸溶液(9→100)2mL，在水浴中加热 10min，加 8% 氢氧化钠溶液 2mL 与 2% 乙酰丙酮水溶液 1mL，置水浴中加热 5min，冷却后，加对二甲氨基苯甲醛试液 1mL，即呈樱桃红色。

解析：新霉素水解后产生葡萄糖胺衍生物，故有此反应。加入盐酸的目的是既能催化新霉素的水解反应，又可以加快与对二甲氨基苯甲醛的反应速度。

4. 麦芽酚(Maltol)反应

此为链霉素的特征反应。链霉素在碱性溶液中，分子中的链霉糖经分子重排使环扩大形成六元环，然后消除 *N*－甲基葡萄糖胺和链霉胍生成麦芽酚(α－甲基 β－羟基－γ－吡喃酮)，麦芽酚与高铁离子在微酸性溶液中形成紫红色配位化合物，反应原理如下：

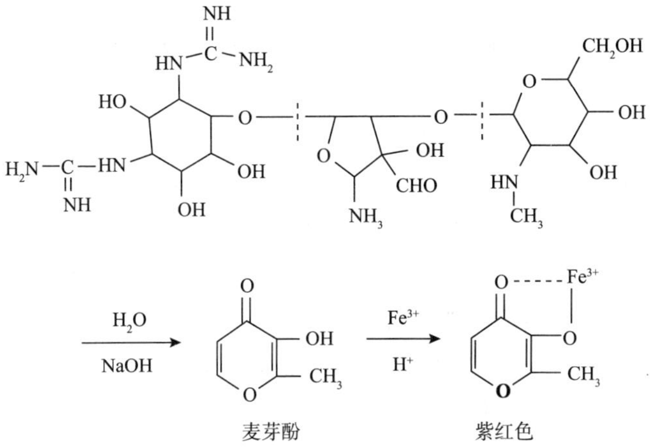

实例解析：硫酸链霉素的麦芽酚反应鉴别。

取本品约20mg，加水5mL溶解后，加氢氧化钠试液0.3mL，置水浴上加热5min，加硫酸铁铵溶液（取硫酸铁铵0.1g，加0.5mol/L硫酸溶液5mL使溶解）0.5mL，即呈紫红色。

解析：链霉素在碱性溶液中，分子中的链霉糖经分子重排形成六元环，加入氢氧化钠并加热，是发生反应的必要条件。

5. 坂口（Sakaguchi）反应

此为链霉素水解产物链霉胍的特有反应。链霉素水溶液加氢氧化钠试液，水解生成链霉胍。加入8－羟基喹啉（或α－萘酚）的乙醇溶液，放冷后至15℃，再与次溴酸钠溶液反应，生成橙红色化合物，反应原理如下：

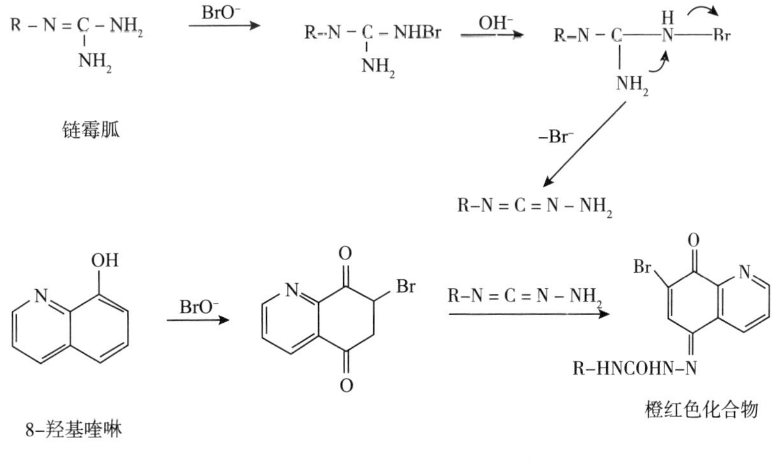

6. 硫酸盐反应

利用硫酸盐能与氯化钡试液生成白色硫酸钡沉淀对链霉素类药物进行鉴别。

7. 色谱法

(1)薄层色谱法。《中国药典》(2015 版)、美国药典 USP29 - NF27 和《英国药典》(2010 版)均采用 TLC 法对本类抗生素进行鉴别。多以硅胶为薄层板，三氯甲烷 - 甲醇 - 浓氨水为展开剂，茚三酮或碘蒸气为显色剂。

(2)高效液相色谱法。本类药物可按照组分检查或含量测定项下 HPLC 方法进行色谱图鉴别，如《英国药典》(2010 版)利用本法鉴别庆大霉素，根据组分分析测得的色谱图，供试品溶液色谱图中庆大霉素 C_1、C_{1a}、C_2、C_{2a}和 C_{2b} 五组分的色谱峰保留时间应与对照品溶液的色谱峰保留时间一致。

8. 光谱法

(1)红外分光光度法。《中国药典》和《英国药典》均采用红外分光光度法鉴别本类药物，如硫酸庆大霉素、硫酸巴龙霉素、硫酸卡那霉素、硫酸阿米卡星、硫酸新霉素、硫酸链霉素等。

(2)紫外分光光度法。本类药物多无紫外吸收，故其鉴别试验中很少采用紫外分光光度法。利用这一性质，采用紫外分光光度法对庆大霉素进行鉴别。

《美国药典》硫酸庆大霉素的紫外分光光度法鉴别。

取硫酸庆大霉素 10mg，加水 1mL 和 40% 硫酸溶液 5mL；在水浴中加热 100min，冷却，用水稀释至 25mL。取该溶液进行紫外扫描，在 240 ~ 330nm 应无最大吸收。

(三)有关物质及组分分析

1. 有关物质检查

各国药典本类抗生素的有关物质检查主要采用 TLC 和 HPLC 法。

实例解析：硫酸链霉素中有关物质的 HPLC 检查。

取本品适量，加水溶解并稀释制成 1mL 中约含链霉素 3.5mg 的溶液，作为供试品溶液精密量取适量，用水定量稀释制成每 1mL 中约含链霉素 35μg、70μg 和 14μg 的溶液，作为对照溶液(1)、(2)和(3)。照高效液相色谱法测定，用十八烷基硅烷键合硅胶为填充剂，以 0.15mol/L 的三氟醋酸溶液为流动相，流速为 0.5mL/min，用蒸发光散射检测器检测(参考条件漂移管温度为 110℃，载气流速为 2.8L/min)。取链霉素对照品适量，加水溶解并稀释制成每 1mL 中约含链霉素 3.5mg 的溶液，置日光灯(3000lx)下照射 24h，作为分离度试验用溶液。取妥布霉素对照品适量，用分离度试验用溶液溶解并稀释制成每 1mL 中约含妥布霉素

0.06mg 的混合溶液，量取 10μL，注入液相色谱仪，记录色谱图。链霉素峰保留时间约为 10～12min，链霉素峰与相对保留时间约为 0.9 处的杂质峰的分离度和妥布霉素峰的分离度应分别大于 1.2 和 1.5。连续进样 5 次，链霉素峰面积的相对标准偏差应不大于 2.0。量取对照溶液(1)10μL，注入液相色谱仪，调节检测灵敏度，使主成分色谱峰的峰高约为满量程的 20%，精密量取对照溶液(1)、(2)和(3)各 10μL，分别注入液相色谱仪，记录色谱图。以对照溶液浓度的对数与相应峰面积的对数计算线性回归方程，相关系数(r)应不小于 0.99。另取供试品溶液，同法测定，记录色谱图至主成分峰保留时间的 2 倍，供试品溶液色谱图中如有杂质峰(硫酸峰除外)，用线性回归方程计算，单个杂质不得超过 2.0%，杂质总量不得超过 5.0%。

解析：相对标准偏差(RSD，relative standard deviation)是指标准偏差与计算结果算术平均值的比值。相对标准偏差(RSD) = 标准偏差(SD)/计算结果的算术平均值(X) ×100%，该值通常用来表示分析测试结果的精密度。

2. 组分测定

本类抗生素多为同系物组成的混合物，同系物的效价、毒性各不相同，为保证药品的质量，必须控制各组分的相对含量，如《中国药典》(2015 版)对硫酸庆大霉素、硫酸小诺米星等规定了组分分析，规定采用蒸发光散射检测器和电化学检测器进行组分分析。

3. 硫酸盐检查

本类抗生素临床应用的主要为硫酸盐，各国药典规定 EDTA 络合滴定法或 HPLC 法测定硫酸盐含量，作为组分分析。

实例解析：硫酸卡那霉素中硫酸盐测定方法(EDTA 络合滴定法)。

取本品约 0.18g，精密称定，加水 100mL 使溶解，加浓氨溶液调节 pH 至 11 后，精密加氯化钡滴定液(0.1mol/L)10mL、酞紫指示液 5 滴，用乙二胺四醋酸二钠滴定液(0.05mol/L)滴定，注意保持滴定过程中的 pH 为 11，滴定至紫色开始消退，加乙醇 50mL，继续滴定至蓝紫色消失，并将滴定结果用空白试验进行校正。每 1mL 氯化钡滴定液(0.1mol/L)相当于 9.606mg 硫酸盐，本品含硫酸盐的量按无水物计算应为 23.0% ~26.0%.

解析：以络合反应为基础的滴定分析方法称为络合滴定法，它主要以氨羧络合剂为滴定剂，这些氨羧络合剂对许多金属有很强的络合能力。乙二胺四醋酸是含有羧基和氨基的螯合剂，能与许多金属离子形成稳定的螯合物。

(四)含量测定

氨基糖苷类抗生素的效价测定有微生物检定法和HPLT测定法，HPLT测定法可分为离子交换(酸性条件下在阳离子交换柱上分离)、离子对(以烷基磺酸盐为反离子)和反相HPLC法。本类抗生素多数无紫外吸收，不能直接用紫外或荧光检测器，需对其进行柱前或柱后衍生化，采用电化学检测器或者蒸发光散射检测器检测。《中国药典》(2015版)采用HPLC－蒸发光散射法测定硫酸卡那霉素、硫酸依替米星等药物的含量。

实例解析：HPLC－蒸发光散射法测定硫酸依替米星含量。

照高效液相色谱法(通则0512)测定。

色谱条件与系统适用性试验：用十八烷基硅烷键合硅胶为填充剂(pH范围是0.8~8.0)：以0.2mol/L三氟醋酸－甲醇(84∶16)为流动相；流速为0.5mL/min，用蒸发光散射检测器检测(参考条件：漂移管温度100℃，载气流速为2.6L/min)，取依替米星和奈替米星对照品各适量，加水溶解并稀释制成每1mL中各0.2mg的混合溶液，取20μL注入液相色谱仪，记录色谱图，依替米星峰和奈替米星峰的分离度应大于1.2，连续5次进样，依替米星峰面积的相对标准偏差应不大于2.0%。

测定法：取依替米星对照品适量，精密称定，分别加水溶解并定量稀释制成每1mL中约含依替米星1.0mg、0.5mg和0.25mg的溶液作为对照品溶液(1)、(2)、(3)。精密量取上述三种溶液各20μL，分别注入液相色谱仪，记录色谱图，以对照品溶液浓度的对数值对相应的峰面积的对数值计算线性回归方程，相关系数(r)应不小于0.99；另取本品适量，精密称定，加水溶解并定量稀释制成每1mL中约含依替米星0.5mg的溶液，同法测定，用线性回归方程计算供试品中$C_{21}H_{43}N_5O_7$的含量。

解析：依替米星对照品和奈替米星标准品为系统适用性溶液，用于检测系统参数和稳定性，保证试验系统的可靠有效。

三、四环素类抗生素的分析

四环素类抗生素在化学结构上都具有四个并苯或萘并萘环构成，故统称为四环素类(tetracyclines)抗生素。

(一)性质

(1)酸碱性与溶解度。本类抗生素的母核上C_4位上的二甲氨基[—N(CH_3)$_2$]显弱碱性C_{10}位上的酚羟基(—OH)和两个含有酮基和烯醇基的共轭双键系统显弱酸性，故四环素类抗生素是两性化合物。遇酸及碱，均能生成相应的盐，临床上多应用盐酸盐。

本类药物多为黄色结晶性物质，具引湿性。其游离碱在水中溶解度很小，其溶解度与体液的 pH 有关，在 pH 为 4.5 ~ 7.2 时难溶于水；当 pH 高于 8 或低于 4 时，溶解度增加。其盐类在水中会水解，当溶液浓度较大时，会析出游离碱。其盐酸盐易溶于水，并溶于碱或酸性溶液中，难溶于三氯甲烷、乙醚等有机溶剂。

(2)旋光性。四环素类抗生素分子中具有不对称碳原子，因此有旋光性，可用于定性、定量分析。各国药典测定该类抗生素的比旋度，如《中国药典》(2015 版)规定盐酸土霉素在盐酸(9→1000)溶液中的比旋度为 $-188° \sim -200°$；盐酸四环素的比旋度为 $-240° \sim -258°$(0.01mol/L 盐酸溶液)；盐酸多西环素的比旋度为 $-105° \sim -120°$[盐酸溶液(9→1000)的甲醇溶液(1→100)]。

(3)与金属离子形成配位化合物。四环素类药物结构中的酚羟基和烯醇羟基，能与多种金属离子形成不溶性盐类或有色配位化合物。如与二价钙或镁离子形成不溶性的钙盐或镁盐，与三价铁或铝离子形成可溶性红色或黄色配合物。

(4)紫外吸收和荧光性质。本类抗生素分子内含有共轭双键系统，在紫外光区有吸收，如《中国药典》(2015 版)中盐酸多西环素的甲醇溶液在 269nm 和 353nm 的波长处有最大吸收，在 234nm 和 296nm 的波长处有最小吸收。盐酸美他环素的水溶液在 345nm、282nm 和 353nm 的波长处有最大吸收，在 264nm 和 222nm 的波长处有最小吸收。这些抗生素在紫外光照射下产生荧光，它们的降解产物也具有荧光。如：盐酸土霉素经酸性降解后，在紫外光下呈绿色荧光，盐酸金霉素经碱降解后在紫外光下呈蓝色荧光；盐酸土霉素经碱降解后在紫外光下呈绿色荧光，加热，荧光转为蓝色；盐酸四环素经碱降解后在紫外光下呈黄色荧光，可用于区别不同的四环素类抗生素。利用这一性质，在 TLC 鉴别法中常用于斑点检出。

(5)稳定性。干燥的四环素类游离碱和它们的盐类在避光条件下保存是稳定的，四环素类抗生素对各种氧化剂(包括空气中氧在内)、酸、碱都是不稳定的，尤其是在碱性水溶液特别容易被氧化，其颜色很快变深，形成色素。其水溶液随 pH 的不同会发生差向异构化、降解等反应。

(二)鉴别试验

1. 高效液相色谱法

《中国药典》(2015 版)和《美国药典》等均采用高效液相色谱法鉴别盐酸土霉素、盐酸四环素、盐酸多西环素、盐酸金霉素等。在含量测定项下记录的色谱图中，供试品溶液主峰的保留时间应与对照品溶液主峰的保留时间一致。

2. 薄层色谱法

《中国药典》(2015 版)、《英国药典》(2010 版)都采用本法鉴别四环素类抗生素。

3. 红外分光光度法

各国药典均利用本类药物的红外吸收光谱特征进行鉴别。《中国药典》(2015 版)收载的四环素类抗生素中，除土霉素外均采用了红外光谱法鉴别。

4. 紫外－可见分光光度法

本类药物的分子结构中含有多个共轭系统，在紫外光区有特征吸收，可用于鉴别。紫外－可见分光光度法多以甲醇或水溶液为溶剂，《中国药典》(2015 版)规定最大吸收波长和最小吸收波长。

实例解析：盐酸美他环素的紫外－可见分光光度法鉴别。

取本品，加水溶解并稀释制成每 1mL 中约含 10μg 的溶液，照紫外－可见分光光度法(通则 0401)测定，在 345nm、282nm 和 241nm 的波长处有最大吸收，在 264nm 和 222nm 的波长处有最小吸收。

解析：美他环素分子结构中有共轭结构，具有紫外吸收。最大吸收波长一方面可以用来定性鉴定某些物质，因为不同物质的最大吸收波长不一样；另一方面在最大吸收波长处通过测吸光度来测定浓度(朗伯－比尔定律)所得结果的误差最小，因吸光度增大，相对误差减小。

5. 显色法

四环素类抗生素遇硫酸立即产生颜色，不同的四环素类抗生素具有不同的颜色，有的有颜色变化。本类抗生素分子结构中具有酚羟基，遇三氯化铁试液即呈色。据此可区别各种四环素类抗生素，并进行鉴别。以上呈色反应见表 7-9。

表 7-9　四环素类抗生素呈色反应

名称	浓硫酸呈色	三氯化铁呈色
盐酸四环素	紫红色→红色	红棕色
盐酸金霉素	蓝色，橄榄绿色→金黄色或棕黄色	深褐色
盐酸土霉素	深朱红色→黄色	橙褐色
盐酸多西环素	黄色	褐色
盐酸美他环素	橙红色	
盐酸米诺环素	亮黄色→浅黄色	
盐酸地美环素	紫色→黄色	

（三）杂质检查

1. 有关物质

四环素类抗生素中的有关物质主要是指在生产和贮存过程中引入的异构杂质、降解杂质等，包括差向四环素 ETC、脱水四环素 ATC、差向脱水四环素 EATC 等，这些杂质的存在不仅使抗菌活性降低，而且会使部分患者出现恶心、呕吐、糖尿、蛋白尿及酸中毒等急性或亚急性毒副反应，是引起临床上毒副反应的主要物质。《中国药典》（2015 版）、《美国药典》和《英国药典》（2010 版）均采用 HPLC 法控制四环素类抗生素中的有关物质。

实例解析：盐酸四环素中有关物质的 HPLC 检查。

取本品，加 0.01mol/L 盐酸溶液溶解并定量稀释制成每 1mL 中约含 0.8mg 的溶液，作为供试品溶液；精密量取 2mL，置 100mL 量瓶中，用 0.01mol/L 盐酸溶液稀释至刻度，摇匀，作为对照溶液。取对照溶液 2mL，置 100mL 量瓶中，用 0.01mol/L 盐酸溶液稀释至刻度，摇匀，作为灵敏度溶液。照含量测定项下的色谱条件试验，量取灵敏度溶液 1μL 注入液相色谱仪，记录色谱图，主成分色谱峰峰高的信噪比应大于 10。再精密量取供试品溶液与对照溶液各 1μL，分别注入液相色谱仪，记录色谱图至主成分峰保留时间的 2.5 倍，供试品溶液色谱图中如有杂质峰，土霉素、4 - 差向四环素、盐酸金霉素、脱水四环素、差向脱水四环素按校正后的峰面积（分别乘以校正因子 1.0、1.42、1.39、0.48 和 0.62）分别不得大于对照溶液主峰面积的 0.25 倍（0.5%）、1.5 倍（3.0%）、0.5 倍（1.0%）、0.25 倍（0.5%）、0.25 倍（0.5%），其他各杂质峰面积的和不得大于对照溶液主峰面积的 0.5 倍（1.0%），供试品溶液色谱图中小于灵敏度溶液主峰面积的峰忽略不计。

解析：各杂质峰，如土霉素、4 - 差向四环素、盐酸金霉素、脱水四环素、差向脱水四环素按校正后的峰面积，即乘以各相应的校正因子，是根据杂质限度计算得来。

2. 杂质吸光度

杂质吸光度检查主要是为了控制本类药物中的异构体、降解产物等杂质。四环类抗生素多为黄色结晶性粉末；而异构体、降解产物颜色较深，如差向四环素为淡黄色，因其不稳定又易变成黑色；脱水四环素为橙红色；差向脱水四环素为砖红色。此类杂质的存在均可使四环素类抗生素的外观色泽变深。《中国药典》（2015 版）通过限制其在 430 ~ 530nm 波长处的吸光度，以控制有色杂质的量。

实例解析：盐酸四环素的杂质吸光度测定方法。

取本品，在20～25℃时，加0.8%氢氧化钠溶液制成每1mL中含10mg的溶液，依照紫外－可见分光光度法（通则0401），置4cm的吸收池中，自加0.8%氢氧化钠溶液起5min时，在530nm的波长处测定，其吸光度不得超过0.12（供注射用）。

解析：测定530nm波长处的吸光度是用以控制碱性降解物的含量。在测定时，温度越高，加氢氧化钠溶液后放置的时间越长，则吸光度越高，故应严格控制温度和时间。

3. 残留有机溶剂

一些四环素类药物需要控制残留有机溶剂，如《中国药典》（2015版）和《英国药典》（2010版）规定盐酸多西环素检查乙醇，限量均为4.3%～6.0%。

（四）含量测定

高效液相色谱法分离效能高，可有效地分离异构体、降解产物等杂质，使测定结果更加准确，目前各国药典多采用高效液相色谱法测定四环素类抗生素的含量。

实例解析：盐酸四环素的HPLC含量测定。

照高效液相色谱法（通则0512）测定。

色谱条件与系统适用性试验：用十八烷基硅烷键合硅胶为填充剂；醋酸铵溶液[0.15mol/L醋酸铵溶液－0.01mol/L乙二胺四醋酸二钠溶液－三乙胺（100∶10∶1），用醋酸调节pH至8.5]－乙腈（83∶11）为流动相；检测波长为280nm。取4－差向四环素、土霉素、差向脱水四环素、盐酸金霉素及脱水四环素对照品各约3mg与盐酸四环素对照品约48mg，置100mL量瓶中，加0.1mol/L盐酸溶液10mL使溶解后，用水稀释至刻度，摇匀，作为系统适用性试验溶液，取10μL注入液相色谱仪，记录色谱图，出峰顺序为：4－差向四环素、土霉素、差向脱水四环素、盐酸四环素、盐酸金霉素、脱水四环素，盐酸四环素峰的保留时间约为14min。4－差向四环素峰、土霉素峰、差向脱水四环素峰、盐酸四环素峰、盐酸金霉素峰间的分离度均应符合要求，盐酸金霉素峰及脱水四环素峰的分离度应大于1.0。

测定法：取本品约25mg，精密称定，置50mL量瓶中，加0.01mol/L盐酸溶液溶解并稀释至刻度，摇匀，精密量取5mL，置25mL量瓶中，用0.01mol/L盐酸溶液稀释至刻度，摇匀，精密量取10μL注入液相色谱仪，记录色谱图；另取盐酸四环素对照品适量，同法测定。按外标法以峰面积计算供试品中盐酸四环素的量。

解析：四环素含多成分杂质，即4－差向四环素、土霉素、差向脱水四环素、盐酸四环素、盐酸金霉素、脱水四环素等，在系统适用性试验中，要密切检测各杂质峰的出峰时间和分离度，是准确测定四环素含量的关键。

第八章 中药制剂分析

中药制剂是在中医药理论指导下，以中药材或中药饮片为主要原料，按照药典、制剂规范及其他规定的处方和工艺制成的，具有一定规格、可以直接用于防病治病的药品。为了保证中药制剂的用药安全、稳定、有效，必须对其进行质量分析。

中药制剂分析是运用现代分析手段和方法对中药制剂的各个环节进行综合检验和质量控制，如原料药材是否合格、在制剂中是否可以检出、有效成分含量是否符合规定、有毒成分是否超出限量等，从而全面保证中药制剂质量。中药制剂分析的对象包括药材和饮片、制剂半成品及成品等。中药制剂分析的内容主要包括中药制剂的鉴别、检查及定量分析等。

第一节 中药制剂分析的特点

中药制剂与化学合成药及其制剂不完全相同。中药制剂从原料药材到制成一定剂型的制剂有其独特之处，如制备中成药的原料为中药饮片，有的用生品，有的需用炮制品，有的可直接粉碎，有的则需经过提取等。因此，与化学合成药及其制剂相比，中药制剂分析有如下特点：

(1)样品的预处理复杂。单味中药制剂本身就是多种成分的混合物，而由几味甚至几十味中药组成复方制剂后，所含成分就更为复杂，再由于制剂中附加剂的存在，会使样品的预处理方法复杂而繁琐。当用溶剂提取时，中药制剂中的化学成分易发生增溶、助溶、吸附等物理变化，或形成某些稳定或亚稳定的络合物或复合物，或产生新的物质，或提取液中含有多种性质相似的化学成分，给分析测试带来一定的难度。因此，中药制剂分析前，一般需根据药物的性质，选择适宜的提取、分离、纯化等预处理方法，以排除某些组分的干扰。

(2)鉴别方法简单且专属性强。薄层色谱法是中药制剂最常用的鉴别方法。

针对中药制剂所含成分多且复杂的特点，将供试品溶液用适宜的展开剂展开，能使药物中的多组分有效地分离。将供试品溶液和对照品(或对照药材)溶液在同一薄层板上展开、比较，即可达到鉴别的目的。该法具有操作简便、专属性强等特点，并具有分离和鉴别的双重作用。

显微鉴别法是对含中药材细粉的中药制剂较常用的鉴别方法。针对中药制剂中大多含有药材细粉的特点，根据某些中药制剂中粉末药材特有的组织、细胞及细胞内含物等细微的专属性特征进行显微观察，即可达到鉴别的目的。该法同样具有简便、快速、专属的特点。

(3)检测指标难以确定。中药制剂成分复杂，其疗效是多种成分的协同作用，因此，难以用一种成分作为疗效指标。并且，中药材中有效成分与无效成分的概念也是相对的，某一化学成分在一种药材中为有效成分，在另一种药材中就可能是无效成分。例如，鞣质，在麻黄中为无效成分，而在地榆中为有效成分，有止血之功效。再者，有的中药制剂有效成分目前还不甚明确，也会给检测带来一定的困难。因此，对有效成分难以确定的中药制剂进行分析时，应随处方确定待测药物，选择合适的检测指标，这是中药制剂质量分析的一大特点。

(4)对分析方法的灵敏度要求较高。中药制剂中各种成分的含量高低不一，许多成分的含量很低，有的甚至为十万分之几、百万分之几，定量分析需采用灵敏度高的方法，如高效液相色谱法和气相色谱法等。但由于目前检测技术所限，对含量在百万分之一以下的成分，只能进行定性鉴别或限量检查，不能用于含量测定。

目前，中药指纹图谱在中药制剂的鉴别上也得到了应用，从整体上提高了中药质量控制水平。另外，中药制剂的原料药材中，可能引入对人体有严重毒害的重金属、砷盐和残留有机氯农药等，因此，控制有毒杂质的量也是控制中药制剂质量的一个重要方面。再者，中药制剂中若水分含量过高，会引起制剂结块、霉变或有效成分的分解，因此，水分也是固体中药制剂的常规检查项目。

第二节　中药制剂分析样品的预处理

中药制剂成分复杂，剂型多样，大多需制成较纯的供试品溶液才能用于分析测定。不同剂型的中药制剂，其样品中赋形剂或溶剂的处理方法不同。制备供试品溶液的原则是最大限度地保留待测成分，除去干扰物质，将待测成分浓缩至分析方法最小检测限所需的浓度。其预处理方法一般是先采用适当的方法除去样品中的赋形剂或溶剂，再根据待测成分的性质和剂型不同，选用适宜的溶剂和方法，通过提取、分离、纯化、浓集等预处理过程，排除干扰，得到待测成分，以利于测定的顺利进行。

不同剂型的中药制剂，其样品中赋形剂或溶剂的处理方法见表8-1。

表8-1　不同剂型样品中赋形剂或溶剂的处理方法

剂型	赋形剂或溶剂	处理方法
蜜丸、小蜜丸	蜂蜜	将样品切成小块，加水洗涤除去蜂蜜；或加硅藻土、硅胶等分散剂，研磨混匀后，再用适宜的溶剂提取
水丸、水蜜丸、浓缩丸、糊丸	水、药汁、乙醇、醋、米糊等	直接粉碎或研细，再选择适宜的溶剂提取
蜡丸	蜂蜡	将蜡丸加水煮沸使蜡熔化，与药粉分离，置水浴中冷却，使蜡析出，除去蜡层，再用适宜的溶剂提取
滴丸	水溶性基质	直接用有机溶剂提取待测成分
	水不溶性基质	将样品加热熔化，冷却除去基质，再用适宜的溶剂提取
片剂	淀粉、糊精、糖粉、硬脂酸镁等	赋形剂对测定无干扰时，可直接测定；赋形剂对测定有干扰时，可根据赋形剂的性质和特点，采用适宜的方法将其除去
栓剂	水溶性基质	将栓剂与硅藻土研匀，用有机溶剂回流提取待测成分
	栓剂脂溶性基质	将栓剂与硅藻土研匀，用水或乙醇-水加热提取待测成分或将栓剂加适量水，水浴加热使其溶化，搅拌数分钟，取出，在水浴中使基质凝固，滤过以除去基质
糖浆剂	蔗糖	选用适宜的溶剂提取待测成分，或将糖浆调节至不同的 pH 值，以利于酸碱成分的提取
软膏剂	基质	滤除基质法：取软膏适量，加入适量的溶剂，加热，使软膏液化，再放冷，待基质重新凝固后，滤除基质，反复数次，合并滤液后测定 ·提取分离法在适宜的酸性或碱性介质中，用有机溶剂将基质提取后除去，再进行测定 ·灼烧法：如软膏中待测成分为无机化合物，经灼烧，基质分解除尽，然后对灼烧后的无机物进行测定
合剂、口服液	防腐剂、矫味剂、稳定剂	对测定无干扰时，可直接用样品作为供试品溶液；有干扰时，可采用萃取法、柱色谱法等排除干扰
酒剂、酊剂	乙醇	可挥去或蒸干乙醇，再以适宜的溶剂提取
膏药	基质	可先用三氯甲烷处理样品，将基质除去，再提取待测成分

续表

剂型	赋形剂或溶剂	处理方法
注射剂	增溶剂、稳定剂等	可直接进行测定或经分离纯化后再测定
胶囊剂	有或无填充剂	硬胶囊剂：倾出胶囊中的药物，用适宜的溶剂直接提取； 软胶囊剂：采用超声波直接提取，亦可剪破胶囊，倾出内容物，再用适宜的溶剂提取
颗粒剂、散剂	甜味剂、黏合剂等	选择适宜的溶剂直接提取

由上表可知，不同剂型的样品应采用不同的预处理方法。同一成分在不同的剂型中，提取分离、纯化的方法也可不同。例如，对马钱子中士的宁(既是有毒成分又是有效成分)进行定性和定量分析时，若马钱子存在于酊剂中，样品应先蒸去乙醇和水，残渣碱化后用有机溶剂直接提取，经分离制得样品的溶液；若存在于丸剂中，则应考虑大量蜂蜜的存在对提取分离操作的影响，首先要加硅藻土作为稀释剂，研匀，干燥后碱化，再用有机溶剂提取；在散剂中可用酸水提取，或在碱性条件下用有机溶剂回流提取；在软膏中则应在酸性条件下加入有机溶剂除去基质后，再按生物碱的性质提取分离。

下面简要介绍中药制剂样品的提取和分离方法。

一、样品的提取

中药制剂经除去赋形剂或溶剂后，再采用适宜的方法将待测组分与某些共存组分提取出来(待测组分必须完全溶出)，再对待测组分进行分离、纯化及测定。其提取方法主要有溶剂提取法、水蒸气蒸馏法、升华法、超临界流体萃取法等。

(一)溶剂提取法

溶剂提取法是根据中药制剂中各种成分在溶剂中的溶解性质，选用适宜的溶剂将待测成分提取出来的方法。常用的溶剂提取方法有冷浸法、回流提取法、连续回流提取法、超声波提取法等。

1. *冷浸法*

冷浸法适用于固体制剂中对热不稳定的待测组分的提取。该法是将溶剂加入样品粉末中，室温下放置一定时间，组分因扩散而从样品粉末中浸出的提取方法。样品需先粉碎成细粉后再提取，否则内部的组分不易浸出。作鉴别时，大部分测定组分被浸出即可；测定含量时，扩散需达平衡后才能分取浸出液。

一般方法是：精密称取一定量样品粉末，置具塞锥形瓶中，精密加入一定体积的溶液（一般为样品重的10～50倍），密塞，室温下浸泡，前6h内需时时振摇，再静置一定时间，摇匀，滤过，残渣用溶剂洗涤至不含待测成分，合并滤液和洗液。精密量取一定量续滤液或全部滤液供分析用。浸泡时间的确定：可取同一样品，加溶剂后分别浸泡不同时间，测定溶液中浸出组分的含量，当浸出量不再随放置时间的延长而增加时，说明扩散已经达到平衡。

冷浸法操作简便且提取杂质少，但所需时间较长、溶剂用量大、提取效率低。

2. 回流提取法

回流提取法是将样品粉末置烧瓶中，加入一定量的单一溶剂或混合溶剂，加热回流提取。该法主要用于固体制剂中待测成分的提取。在加热条件下组分溶解度增大，溶出速度加快，有利于提取。用于含量测定时，可更换溶剂，多次提取至组分提取完全，合并每次提取液供分析用。也可精密加入一定体积溶剂至供试品中，称定重量，加热回流至组分浸出达到平衡，放冷后称重，补足减失重量，滤过，取续滤液供分析用。

该法提取效率高于冷浸法，且可缩短提取时间，但提取杂质较多，对热不稳定或具挥发性的组分不宜采用。

3. 连续回流提取法

连续回流提取法是将样品粉末置索氏提取器中，加入遇热易挥发的有机溶剂，进行连续回流提取至完全。提取液无需滤过，即可回收溶剂，再用适宜的溶剂溶解提取物，定容，供分析用。

该法操作简便，提取效率高，所需溶剂少，提取杂质少，但受热时间较长，对遇热不稳定的待测成分不宜采用。

4. 超声波提取法

超声波提取法完全适用于固体制剂中待测组分的提取。提取：是将样品粉末置具塞锥形瓶中，加入一定量提取溶剂，再将锥形瓶置超声振荡器（或超声清洗机内）槽内，槽内应加有适量的水。开启超声振荡器，进行超声振荡提取。由于超声波的助溶作用，超声提取较冷浸法速度快，一般仅需30min即可。但在超声波提取过程中溶剂可能会有一定的损失，所以用作含量测定时，应于超声振荡前先称定重量，提取完毕后，放冷至室温，再称重，并补足减失的重量，滤过后，取续滤液供分析用。

该法操作简便，收率高，且不需加热，提取时间短，应用日趋广泛。由于药材粉末在提取时组分是由细胞内逐步扩散出来的，速度较慢，加溶剂后宜先放置一段时间，再超声振荡提取。

（二）水蒸气蒸馏法

水蒸气蒸馏法适用于具有挥发性、可随水蒸气蒸出而不被破坏的组分的提取。采用水蒸气蒸馏法提取，收集馏出液供分析用。该法要求待测组分具有挥发性，与水不相混溶或仅微溶，且提取的组分对热应稳定。如挥发油、一些小分子的生物碱（如麻黄碱、槟榔碱）及某些酚类（如丹皮酚）等。

（三）升华法

升华法是将某些含升华性成分的药材及中药材制剂，先加热升华使其与其他成分分离，再进行测定。中药制剂中的某些游离羟基蒽醌类、香豆素类（如七叶内酯）、有机酸类（如苯甲酸）、斑蝥素等成分具有升华性，可用升华法提取分离。该法操作简便、迅速。

（四）超临界流体萃取法

超临界流体是指某种气体（液体）或气体（液体）混合物在操作压力和温度均高于临界点时，使其密度接近液体，而扩散系数和黏度均接近气体，性质介于气体和液体之间的流体。超临界流体萃取法就是利用超临界流体为提取溶剂，快速、有效地从固体或液体中萃取出某些有效组分，并进行分离的一种方法。可作为超临界流体的气体很多，如 CO_2、C_2H_4、NH_3、N_2O_2 等，其中最常用的超临界流体是 CO_2。

该法基本原理为：CO_2 的临界温度和临界压力分别为 31.05℃ 和 7.38MPa，当超过这个临界点时，CO_2 同时具有气体和液体的双重特性，是一个优良的溶剂，能通过分子间的相互作用和扩散作用将许多物质溶解。同时，在稍高于临界点的区域内，压力稍有变化，即引起其密度的很大变化，从而引起溶解度的较大变化。因此，超临界 CO_2 可以从基体中将物质溶解出来，形成超临界 CO_2 负载相；然后降低载气的压力或升高温度，超临界 CO_2 的溶解度降低，这些物质就沉淀出来（解析）与 CO_2 分离，从而达到提取分离的目的。由于不同物质在 CO_2 中的溶解度不同或同一物质在不同压力和温度下溶解状况不同，使这种提取分离过程具有较高的选择性。

操作时，将样品置于超临界流体萃取仪的萃取池中，用泵将超临界流体送入萃取池，萃取完毕后，将溶液送入收集器中，降低压力至常压状态，超临界流体立即变为气体逸出，即可得到被萃取的待测成分。

与常规的溶剂提取和蒸馏法相比，超临界萃取具有操作简单、提取速度快、提取率高、选择性强、纯度高、节省溶剂、不污染环境、萃取和分离一体化等特点，特别适用于对热不稳定、易氧化、具挥发性、极性小、分子量小的中药有效成分的提取，对许多传统法提不出来的物质可以用该法提取。

超临界流体萃取法与色谱和光谱等分析仪器联用已成为一种高效的分析手段，用于中药质量分析，能客观地反映中药有效成分的真实含量。

二、样品溶液的分离

样品经提取后，提取液中含有极复杂的成分，还需进行纯化处理才能用于测定。纯化时应根据被测成分的理化性质，选择性地除去干扰组分，而又不损失被测成分。常用的纯化方法主要有如下几种。

（一）液－液萃取法

液－液萃取法是利用提取液中各组分在两种互不相溶的溶剂中分配系数不同而达到分离的方法。可采用适宜的溶剂直接除去杂质或干扰物，如用石油醚除去色素等；也可以利用被测成分的酸碱性，用不同 pH 值的溶剂反复萃取，以达到分离成分或除去杂质的目的，如生物碱的提取；还可以利用被测成分与某些试剂反应而改变溶解度，从而易于提取，如生物碱可与酸性染料结合形成离子对而被有机溶剂提取。液－液萃取法在纯化操作中应用较多，但存在操作繁琐、易乳化等缺点。

（二）沉淀法

沉淀法是利用某些试剂与待测成分生成沉淀，使杂质存在于溶液中而得到纯化；也可利用某些试剂与杂质生成沉淀，滤过以除去杂质。常用的方法有水提醇沉法、醇提水沉法、醇提乙醚或丙酮沉淀法、酸提碱沉法、碱提酸沉法、雷氏铵盐沉淀法、胆甾醇沉淀法等。

采用该法时应考虑母液或沉淀中过量的试剂对待测成分是否有干扰，若有干扰，应采用适宜的方法除去留存的过量试剂，以免影响测定结果。

（三）蒸馏法

某些待测成分具有挥发性，可采用蒸馏法收集馏出液进行含量测定。如麻黄碱的测定、正骨水中挥发油的测定均可用此法纯化、分离。

（四）色谱法

色谱法为目前中药分析中最常用的样品分离纯化方法。包括柱色谱、薄层色谱、纸色谱、离子交换色谱、聚酰胺色谱及凝胶色谱等方法，其中以柱色谱法最常用。柱色谱大多数情况下是将待测成分吸留于柱上，而杂质留于溶液中，然后再设法将待测成分洗脱下来。采用色谱法进行分离、纯化处理后的样品液，若进行定量分析，需做空白试验以校正样品的损失。样品经提取、纯化处理后制成的样品溶液，可用于成分总量如总生物碱、总皂苷等的测定。若进行单一成分的测定，还需进一步处理。

（五）盐析法

盐析法是在样品水提液中加入 NaCl 或 Na_2SO_4 等无机盐至一定浓度或达到饱和状态，使某些成分溶解度降低而达到分离的方法。如用水蒸气蒸馏法测定制剂中丹皮酚的含量时，在提取用的水中加入一定量的 NaCl，可使丹皮酚较完全地被蒸馏出来，再在蒸馏液中加入一定量的 NaCl，则有利于用乙醚萃取出丹皮酚。

（六）有机破坏法

测定中药制剂中的无机元素时，由于大量有机物的存在，会严重干扰测定，因此必须采用适宜的方法破坏这些有机物质。常用的破坏方法有湿法破坏、干法破坏及氧瓶燃烧法。

（七）膜分离技术

膜分离技术是利用天然或人工合成的、具有选择透过性的薄膜作为滤过介质，以外界能量或化学位差为推动力，对双组分或多组分体系进行分离、提纯或富集的技术。目前电渗析、反渗透、超滤、微孔滤过及气体分离等膜分离技术已广泛用于中药制剂的生产和分析检验中。

此外，近年来发展起来的固相微萃取和液相微萃取技术在样品的分离、纯化方面具有良好的应用前景。

第三节　中药制剂的鉴别

中药制剂的鉴别系指根据中药制剂的药物组成、性状、显微特征、所含成分的理化性质、色谱和光谱特性以及相应的物理常数等，来鉴别中药制剂中单味药材的真伪或是否存在。鉴别方法主要包括性状鉴别、显微鉴别和理化鉴别三类。性状鉴别和理化鉴别适用于所有中药制剂的鉴别，但显微鉴别一般只适用于含原料药材粉末的中药制剂的鉴别。中药复方制剂一般药味较多，逐一鉴别比较困难，应选择其中的主药(君药)、辅药(臣药)作为主要对象，其次应鉴别毒剧药、贵重药材和易混品种。各种鉴别方法应互相配合，以期得出准确的结论。

一、性状鉴别

中药制剂的性状主要包括色泽、外观及内容物的形状或形态、气味等。外观性状及感官性质等可以作为其鉴别的特征和依据。通过性状鉴别可初步判断中药制剂的真伪。

二、显微鉴别

显微鉴别是利用显微镜来观察中药制剂中各粉末药材特有的组织、细胞或内含物等特征，以鉴别真伪的方法。同时也可用显微化学方法，确定某些品种中特殊化学成分的存在，以及在组织中的分布情况。常用中成药的具体显微鉴别方法，在《中国药典》(2015 版)一部中各个药品标准的鉴别项下均有详细的描述。《中国药典》(2015 版)，对含中药粉末的品种均增加了显微鉴别，并在标准正文中对显微特征进行了归属标注。

显微鉴别适用于两种情况：一是含原药材粉末的中药制剂，如大部分散剂、丸剂、片剂等以药材细粉掺和制粒成型的中成药的鉴别；二是处方中的主要药物及化学成分不清楚或尚无化学鉴别方法的药物，应做显微鉴别。

显微鉴别时，应选择专属性的特征进行鉴别，处方中多味药物共同具有的显微特征不能作为鉴别的特征。例如，如果黄连、吴茱萸两味药物同时存在于一种中药制剂中，因为它们均含有石细胞，所以不能采用石细胞作为显微鉴别的特征。选择的显微特征还应明显，易查见，否则可能做出假阴性的判定。多来源的药材应选择其共有的显微特征。例如，黄连有黄连、三角叶黄连、云连三种，其中前两种含有石细胞，云连不含，所以鉴别黄连时不能选石细胞，而应选三种均含的黄色纤维束作为显微鉴别的特征。

显微鉴别的取样应注意代表性，一般取 10 片(丸)研成细粉混匀后取样，水丸可粉碎后直接取样；蜜丸、含浸膏的片剂和冲剂等含糖较多的制剂，可先加水搅拌洗涤，离心后取沉淀装片检视；蜡丸可加极性小的有机溶剂搅拌，倾去溶剂，反复处理，待除尽蜡质后再装片检视。

例如，中成药“左金丸”是由黄连、吴茱萸两味药材粉末及有关辅料经一定工艺制备的水泛丸。《中国药典》(2015 版)在该药的鉴别项下规定：取本品，在显微镜下观察，可见纤维束鲜黄色，壁稍厚，纹孔明显。非腺毛 2～6 细胞，胞腔内有的充满红棕色物，腺毛头部多细胞，椭圆形，含棕黄色至棕红色物，柄 2～5 细胞。上述描述特征中，黄色纤维束为黄连的主要特征，腺毛则是吴茱萸的特征。通过简单的显微观察，即可对制剂中两味药材做出定性鉴别。

显微鉴别除用光学显微镜外，也可用电子显微镜，特别是用扫描电镜进行观察，可获得更多微细的微观信息和形态特征。扫描电镜在中药微观组织形态研究和鉴别中具有较高的实用价值。

三、理化鉴别

理化鉴别系指用物理的、化学的或物理化学的方法，对药材或制剂中所含某些化学成分进行鉴别，以确定药材或制剂真伪的方法。目前中药制剂的理化鉴别方法包括：微量升华鉴别法、化学反应鉴别法、分光光度法及色谱鉴别法等。

（一）微量升华鉴别法

微量升华鉴别法是利用升华法来鉴别中药制剂中某些具有升华性质的化学成分。这些成分在一定温度下能升华从而与其他成分分离。该法操作简便、迅速。

操作时，取金属片或载玻片，置石棉网上，金属片或载玻片上放一个高约 8mm 的金属圈，圈内放置适量药材粉末，圈上覆盖载玻片，在石棉网下用酒精灯缓缓加热，至粉末开始变焦，去火待冷，载玻片上有升华物凝集。将载玻片取下，反转，置显微镜下观察升华物的结晶形状、颜色，或取升华物加试液观察反应结果。

例如，大黄升华物为黄色棱柱状或羽毛状结晶的蒽醌类化合物，牡丹皮升华后得到白色丹皮酚的簇晶，薄荷升华为无色针晶簇（薄荷醇），斑蝥升华得到片状斑蝥素结晶。

（二）化学反应鉴别法

1. 颜色反应与沉淀反应法

颜色反应与沉淀反应法是利用化学试剂与中药制剂中的指标成分发生化学反应，根据所产生的颜色、沉淀或气体等现象，来判断某些药味或成分的有无，并以此鉴别药材及其制剂真伪的方法。该法具有操作简便、适用性强等优点，但由于选定的化学反应大多为某类成分的通用显色或沉淀反应，因此只能用于鉴别是何类成分而不能鉴别是何种成分，专属性不强。化学反应鉴别一般可在试管中进行，半微量试验也可用点滴试验板、薄层板及纸色谱法进行。

2. 显微化学反应法

直接取中成药粉末，或将药物粉末用适当的溶剂浸提，取少量，置载玻片上，滴加各种试剂，加盖玻片，在显微镜下观察产生的结晶、沉淀物以及特殊的颜色变化，作为鉴别特征。

（三）分光光度法

1. 荧光鉴别法

荧光鉴别法是利用中药制剂中某些组分在紫外光下能激发显示不同颜色荧光的特性，对药物进行定性鉴别。有的需经试剂处理后发出荧光。

操作时，将药材及其制剂直接或经酸碱处理后，置紫外光灯下约 10cm 处观察所产生的荧光。除另有规定外，紫外光灯的波长为 365nm。例如，大黄和土大黄粉末，两者的显微特征和化学反应都很相似，但在紫外光灯下观察，前者具深棕色荧光，后者显蓝紫色荧光。

2. 紫外－可见分光光度法

利用中药制剂中某些组分在紫外光区或可见光区有明显的特征吸收峰，以此对药物进行定性鉴别。

（四）色谱鉴别法

色谱法分离效能高、灵敏，特别适宜于中药制剂的鉴别。常用的方法有纸色谱法、薄层色谱法、高效液相色谱法及气相色谱法等。

1. 纸色谱法

一般采用相同试验条件下与对照品比较的方法，来判断药物的真伪。药品鉴别时，供试品在色谱图中所显主斑点的位置与颜色（或荧光），应与对照品相同。

2. 薄层色谱法

薄层色谱法是目前中药制剂中应用最多的鉴别方法。将供试品与对照品溶液点于同一薄层板上，在展开容器内用适宜的展开剂展开，使供试品所含各成分分离，比较供试品与对照品色谱图，以此对中药制剂进行鉴别。要求供试品溶液中应有与对照品或对照药材主斑点相对应的斑点。特征斑点最好选择已知有效成分或特征成分的斑点。若有效成分未知或无法检出，也可选择未知成分的特征斑点。但要求重现性好，斑点特征明显。由于中药制剂组成复杂，所以即使是色谱法也应注意其专属性。在建立方法时应取阴性对照与供试品和对照品在相同条件下试验，阴性对照中在特征斑点的位置应无斑点出现。此外，阴性对照的色谱加上对照药材的色谱应大致等于供试品的色谱。

用薄层色谱法作为中药鉴别的手段，其目的是鉴别而不是提取分离，因而在条件考察时，对吸附剂、展开剂的选择，不要一味地追求如何将检品分离成单一组分，而是如何在某一规定的条件下使检品的斑点清晰、圆整，比移值稳定，色谱图谱可重复，以便与对照品或标准中药材、标准中成药等进行对照比较。

薄层色谱法的条件考察可按下述方法进行。

(1)供试液的制备。一般取样品 5g 左右，适当粉碎，加 10 倍量蒸馏水煮沸提取 30min，滤过，滤液分为两份，一份加盐酸至 pH = 3，另一份加碳酸钠至 pH = 11，分别以乙醚提取，回收乙醚后加 0.5mL 乙醇溶解，混匀后作为供试液点样。若样品为液体可直接加酸、碱后，分别用乙醚提取。有些样品不能按上述方法处理，可按其已知成分性质，选用合适的溶剂提取；有些样品尚需先行水解，然后用适当溶剂提取。

(2)吸附剂。一般常用硅胶 G 板，也可另加 0.2% ~0.5% 的羧甲基纤维素钠水溶液作为黏合剂铺板，使板更均匀且有一定硬度。生物碱类成分使用氧化铝板较多。

展开系统原则上应选用能突出主要斑点，便于主要斑点分析、比较的展开剂。一般可选择无水乙醇 - 苯(1∶4)、苯 - 三氯甲烷(1∶3)、丙酮 - 甲醇(1∶1)三个系统作为展开剂。将供试液先以无水乙醇 - 苯(1∶4)展开后，如主要物质的 R_f 值在 0.8 以上，可改用苯 - 三氯甲烷(1∶3)，如主要物质 R_f 值在 0.3 以下，则选用丙酮 - 甲醇(1∶1)。在此基础上，可根据被分离目标物质的性质和图谱实际情况，再对展开系统作一定调整。

(3)点样。鉴别时，分别取用相同方法制备的供试品、对照药材或有效成分对照品溶液适量，点于同一薄层板上，展开、检视。

(4)显色。一般先采用在紫外光下观察有无荧光斑点，其次，可选用其他显色剂。

3. 高效液相色谱法

高效液相色谱法较少用于鉴别，若含量测定采用了高效液相色谱法，可同时用于鉴别。该法是将某一样品与其对照品在同一条件下，进行保留时间的直接比较作为鉴别依据。

4. 气相色谱法

气相色谱法适宜于中药制剂中含挥发性成分药材的鉴别，如冰片、麝香等。

除以上一些方法外，近年来 DNA 分子鉴定技术也逐渐应用于中药材鉴定中。薄层 - 生物自显影技术将中药制剂与生物活性测定相结合，使薄层色谱分离得到的结果，除了鉴别真伪之外，还能知道其中哪些成分有生物活性。该技术在生地黄、熟地黄和紫苏梗的分析中也有一定的应用。

第四节　中药制剂的检查

中药制剂的检查主要包括杂质检查、制剂通则检查及卫生学检查三类。

一、杂质检查

中药制剂的杂质包括两部分，一部分是常见杂质，另一部分是特殊杂质。

常见杂质系指在自然界中分布较广，在原料生产、收购、炮制及制剂制备中引入的杂质，如水分、总灰分、酸不溶性灰分、氯化物、铁盐、重金属、砷盐、农药残留等，可采用《中国药典》(2015 版)规定的方法进行检查。

特殊杂质系指制剂的制备和贮藏过程中产生的杂质，其性质随制剂品种的不同而异，可采用相关制剂项下规定的方法进行检查。如大黄流浸膏中土大黄苷的检查，阿胶中挥发性碱性物质的检查，水活络丸、五味麝香丸中乌头碱的限量检查等。

中药制剂的检查项目和方法，有的与化学药品及其制剂类似，有的在中药制剂的检查中有特殊要求或更为必要。以下简要介绍中药制剂中几种常见杂质的检查。

(一) 水分测定法

中药及固体中药制剂所含的水分有一定的限量，若水分含量过高，可引起制剂结块、霉变或有效成分分解。因此，水分是中药及中药固体制剂的常规检查项目。《中国药典》(2015 版)一部收载有四种测定方法。

1. 第一法(烘干法)

第一法适用于不含或少含挥发性成分药品的水分测定。

(1)测定法。取供试品 2 ~ 5g，平铺于干燥至恒重的扁形称量瓶中，厚度不超过 5mm(疏松供试品不超过 10mm)，精密称定，打开瓶盖在 100 ~ 105℃ 干燥 5h，将瓶盖盖好，移置干燥器中放置 30min，精密称定，再于上述温度下干燥 1h，冷却，称重，至连续两次称重的差异不超过 5mg 为止。根据减失的重量，计算供试品中的含水量(片)。

(2)注意事项。若供试品含水量较多，又含大量糖类，直接在105℃干燥时易发生熔化现象，使表面结成一层薄膜，阻碍水分的继续蒸发，对此，应先在低温下烘去大部分水分，再在规定温度下干燥至恒重。

2. 第二法(甲苯法)

第二法可用于含挥发性成分的样品和含水量较高的中药制剂的水分测定，不适用于微量水分的测定。其方法与化学药的测定方法相同。

3. 第三法(减压干燥法)

第三法适用于含有挥发性成分的贵重药品的水分测定。

(1)测定法。取直径12mm左右的培养皿，加入新鲜五氧化二磷干燥剂适量，使铺成0.5～1cm厚度，放入直径30cm的减压干燥器中。取供试品2～4g，混合均匀，分取约0.5～1g，置已在与供试品同样条件下干燥并称重的称量瓶中，精密称定，打开瓶盖，放入上述减压干燥器中，减压至2.67kPa(20mmHg)以下持续0.5h。室温放置24h。在减压干燥器出口连接新鲜无水氯化钙干燥管，缓缓打开活塞，待内外压一致后，关闭活塞，打开干燥器，盖上瓶盖，取出称量瓶迅速精密称定重量。计算供试品的含水量(%)。

(2)注意事项。五氧化二磷和无水氯化钙为干燥剂，干燥剂应保持有效状态。

4. 第四法(气相色谱法)

应用第四法时制剂中是否含有挥发性成分，以及含水量的多少(从微量到常量)都不影响测定。故不像以上三种方法那样事先必须认定条件后才能选择其中某一方法进行测定。另外，气相色谱法还具有快速、灵敏、简便等特点。

该法用无水乙醇浸提供试品，提取样品中的水分，以净化水作标准对照，同法操作，在气相色谱仪上进样各5μL；用直径为0.25～0.18mm的二乙烯苯－乙基乙烯苯高分子多孔小球为载体，柱温140～150℃，热导检测器检测；用外标法计算样品中的含量。

(二)灰分测定法

灰分是指药物在高温下灼烧、灰化，所剩残留物的重量，又称“总灰分”。将干净而无任何杂质的饮片高温灼烧，所得的灰分称为“生理灰分”。在生理灰分中加入稀盐酸滤过，将残渣再灼烧，所得的灰分称为“酸不溶性灰分”。

总灰分和酸不溶性灰分是控制中药材质量的基本指标。中药制剂以合格的药材为原料，原则上可以不再检查。但对于某些以根、茎等原药材粉末为原料的制剂，为控制外来杂质，仍需检查。如《中国药典》(2015版)规定九味羌活丸的总灰分不得超过7.0%；酸不溶性灰分不得超过2.0%。

1. 总灰分的测定

总灰分除包含药物本身所含的无机盐(称为生理灰分)外，还包括药材外表黏附的泥土、沙石等外来杂质。因此，测定总灰分的目的主要是控制药材中泥土、沙土的量，同时还可以反映药材生理灰分的量。

测定方法：取供试品粉碎，过二号筛，混匀后取 2 ~ 3g，置已炽灼至恒重的坩埚中，称定重量(准确至 0.01g)，缓缓炽热(注意避免燃烧)，至完全炭化时，再在 500 ~ 600℃ 炽灼至完全灰化并至恒重。根据残渣的重量，计算总灰分的含量。

2. 酸不溶性灰分的测定

有的中药生理灰分的差异较大，特别是组织中含草酸钙较多的药材，由于生长条件不同，总灰分可从 8% 到 20% 以上。此类药材的总灰分就不能说明外来杂质的量，而测定酸不溶性灰分，能更准确地反映出外来杂质的量。

测定方法：取上述总灰分置坩埚中，加入稀盐酸 10mL，用表面皿覆盖坩埚，置水浴上加热 10min，表面皿用热水 5mL 冲洗，洗液并入坩埚中，用无灰滤纸滤过，坩埚内的残渣用水洗于滤纸上，洗至洗液不显氯化物反应为止。滤渣连同滤纸移至同一坩埚中，干燥，炽灼至恒重。根据残渣重量，计算供试品中酸不溶性灰分的含量。

(三) 重金属检查法

重金属系指在规定试验条件下能与硫代乙酰胺或硫化钠作用显色的金属杂质。重金属如铅、汞、镉、铜等对人体均有严重的毒害。药材由于环境污染和使用农药等原因，容易引入重金属杂质，所以中药制剂中重金属的量同样需要控制，特别是新研制的中药制剂和出口中成药品种。根据我国现行要求，重金属限量应控制在百万分之二十以下。世界卫生组织要求植物药中铅的限量控制在百万分之十以下，镉控制在百万分之零点三以下。

《中国药典》(2015 版)一部收载的重金属检查法与二部相同。具体方法详见第三章“药物的杂质检查”。由于中药制剂组成复杂，部分制剂含有药材原粉，因此，需采用干法或湿法进行有机破坏后方能检查。

(四) 砷盐检查法

砷盐为剧毒的物质。中药材由于受除草剂、杀虫剂和化学肥料的影响，容易引入砷。因此，控制砷盐的含量是控制中药制剂质量的一个很重要的方面。

《中国药典》(2015 版)一部收载的砷盐检查法与二部相同，有古蔡法和二乙基二硫代氨基甲酸银法。由于中药制剂组成复杂，在检查前必须对样品进行有机破坏。《中国药典》(2015 版)多采用碱融法，即先加碱后再炽灼破坏，使砷形成砷酸盐，以避免砷的挥发损失。

例如，黄连上清片中砷盐的检查方法：为取本品 10 片，除去包衣，研细，称取 1.0g，加无砷氢氧化钙 1g，加少量水，搅匀，烘干，用小火缓缓炽灼至炭化，再在 500～600℃炽灼至完全灰化(同时作空白，留作标准砷斑用)，放冷，加盐酸 7mL 使溶解，再加水 21mL，依法检查，含砷量不得超过百万分之二。

对含糖量高的制剂，采用湿法破坏较为有利。供试品加硝酸、高氯酸或硫酸，加热使有机物破坏。《日本药典》还收载有加硝酸镁乙醇溶液破坏的方法：取供试品适量，加硝酸镁乙醇溶液(1→50)10mL，点火使乙醇燃尽后，先加热使炭化，待烟去尽后于 500～600℃炽灼至完全灰化。灰化不完全时，可加硝酸处理后，再炽灼至完全灰化。

砷盐的检查还可采用原子吸收分光光度法，该法专属、灵敏，定量限可达百万分之零点零五。

(五)农药残留量测定法

农药按防治对象可分为杀虫剂、杀菌剂、除草剂、杀鼠剂、杀螨剂等。按化学成分又可分为有机氯化合物、有机磷化合物、氨基甲酸酯、有机氮化合物、拟除虫菊酯、有机氟化合物、有机锡化合物等。农药对人体的危害主要表现为神经毒性，严重时可危及生命。

《中国药典》(2015 版)规定，药物中有机氯农药残留量为：六六六(总 BHC)不得超过 0.2μg/g、滴滴涕(总 DDT)不得超过 0.2μg/g、五氯硝基苯(PCNB)不得超过 0.1μg/g。有机磷类农药的残留量为：敌敌畏不得超过 0.2μg/g、甲胺磷不得超过 0.1μg/g、乙酰甲胺磷不得超过 0.1μg/g、氧化乐果不得超过 0.1μg/g、二嗪农不得超过 0.1μg/g、久效磷不得超过 0.1μg/g、乐果不得超过 0.1μg/g、甲基对硫磷不得超过 0.2μg/g、马拉硫磷不得超过 0.5μg/g、对硫磷不得超过 0.5μg/g、杀扑磷不得超过 0.1μg/g、乙硫磷不得超过 0.5μg/g。并规定采用气相色谱法测定中药及其制剂中部分有机氯类、有机磷类和拟除虫菊酯类农药的限量。

二、制剂通则检查

制剂通则检查项目及内容与剂型有关，如丸剂、片剂、滴丸剂、栓剂等需进行重量差异检查；片剂、胶囊剂、滴丸剂需进行崩解时限检查；颗粒剂需进行溶化性检查；酒剂、酊剂应进行乙醇和甲醇含量检查等。

三、卫生学检查

卫生学检查包括热原检查、无菌检查、微生物计数及细菌内毒素检查四种类型。

（一）热原检查

将一定剂量的供试品，静脉注入家兔体内，在规定时间内，观察家兔体温升高的情况，以判定供试品所含热原的限量是否符合规定。

（二）无菌检查

用于检查药典要求无菌的药品、原料、辅料及其他品种是否无菌。若供试品符合无菌检查法的规定，仅表明了供试品在该检验条件下未发现微生物污染。

无菌检查应在环境洁净度 10000 级下的局部洁净度 100 级的单向流空气区域内或隔离系统中进行，其全过程必须严格遵守无菌操作，防止微生物污染。单向流空气区、工作台面及环境应定期按《医药工业洁净室（区）悬浮粒子、浮游菌和沉降菌的测试方法》的现行国家标准进行洁净度验证。隔离系统按相关的要求进行验证，其内部环境的洁净度须符合无菌检查的要求。

（三）微生物计数

微生物计数用于检查非灭菌制剂及其原料、辅料受到微生物污染的程度，包括染菌量（需氧菌数、霉菌及酵母菌数）和控制菌（大肠埃希菌、大肠菌群、沙门菌、铜绿假单胞菌、金黄色葡萄球菌、梭菌等）的检查。

（四）细菌内毒素检查

利用鲎试剂来检测或量化由革兰阴性菌产生的细菌内毒素，以判定供试品中细菌内毒素的限量是否符合规定。此外，霉变或长螨的药制剂以不合格论。

第五节　含量测定

有效成分的含量测定是评价中药制剂内在质量的重要方法。进行有效成分含量测定前，必须根据待测成分和干扰成分的结构、理化性质、存在形式及含量等情况，采取提取、分离、纯化、浓集等预处理措施，保证待测成分提取完全，避免各成分之间以及辅料对测定成分的干扰，使其所选定的分析方法符合专属性和灵敏度的要求。但由于中药制剂成分十分复杂，加之大多数有效成分尚不十分清楚，因此，目前对有效成分的含量测定，还不能普遍应用。含量测定时应根据实际情况选择适宜的检测指标。

一、检测指标的选择

（一）检测单体有效成分

若中药制剂中的有效成分或毒性成分明确、含量较高，可对一至多个单体成分进行定量测定，以控制其质量或评价药物的安全性。如马钱子中士的宁，川乌中乌头碱的测定等。

（二）检测某类别成分的总量

若中药制剂中的有效成分明确，但并非单体，而是属于某类有效物质，如生物碱类、黄酮类、蒽醌类、皂苷类等；或含量偏低，提取难度大；或缺乏理想的检测方法时，可测定某类成分的总量，如总生物碱、总黄酮等。含氮的中药制剂，多采用“氮测定法”测定含氮量，以控制其质量。

（三）检测与药物质量相关的成分

若中药制剂中的有效成分尚不十分清楚或尚无理想的定量方法，可测定药物中相关的一些化学成分来间接反映药物的质量，如含有大青叶、板蓝根的制剂可检测靛玉红等。

（四）检测浸出物的总量

若中药制剂中的有效成分不明确，或含量偏低提取难度大，或目前尚无确切的定量方法，可测定中药制剂中与疗效相关的总固体量，即浸出物量作为质量指标。

另外，还可利用生物体的反应来鉴别中药制剂有效成分的含量或效价，以测定其疗效或毒性。或通过测定中药制剂中某一特性或某一药理作用的强弱，来评价其质量，如苦味指数、泻下作用、抗癌活性、抗凝血作用的测定等。

检测指标确定后，根据待测指标的性质，选用合适的方法进行含量测定。

二、含量测定方法

（一）化学分析法

化学分析法用于中药制剂的含量测定时，一般要求待测组分含量较高，且多用于测定某类成分的总量。其基本原理已在第四章“药典中常见定量分析方法概述”中作了介绍，下面举例说明其在中药制剂分析中的应用。

1. 重量分析法

重量分析法包括挥发法、萃取法和沉淀法。《中国药典》(2015 版)一部中，挥发法主要用于中药制剂中水分、灰分、浸出物、炽灼残渣及干燥失重的测定；萃取法和沉淀法主要用于中药制剂的测定。例如，萃取法用于昆明山海棠片中总生物碱的含量测定、姜流浸膏中醚溶性物质的含量测定；沉淀法用于西瓜霜润喉片中西瓜霜的含量测定、地奥心血康胶囊中甾体总皂苷的含量测定。

2. 滴定分析法

《中国药典》(2015 版)一部中，北豆根片及颠茄酊中生物碱的含量测定用酸碱滴定法。九一散、保赤散、益元散、琥珀抱龙丸和暑症片中朱砂的含量测定采用硫氰酸铵法。

(二)分光光度法

1. 紫外－可见分光光度法

由于中药制剂成分复杂，不同组分的紫外吸收光可能彼此重叠，干扰测定，因此在含量测定前必须经过适当的提取、净化，或采用专属性显色反应等步骤，以排除干扰。同时，取阴性对照品在相同条件下测定，应无吸收。对于中药制剂，《中国药典》(2015 版)用紫外－可见分光光度法主要是测定某些在最大吸收波长处吸收峰较高、吸光度较大的组分的含量。

2. 原子吸收分光光度法

原子吸收分光光度法主要用于中药制剂中重金属、有害元素及微量元素的检测。《中国药典》(2015 版)一部收载的龙牡壮骨颗粒中钙的测定，雄黄胶囊中铜、锰、锌、铁等微量元素的测定，朱砂包衣的中成药丸剂、至宝三鞭丸中汞含量的测定，麻杏石甘汤中微量元素的含量测定等，均采用该法。

(三)色谱法

中药制剂的指标成分往往含量高低不一，许多成分的含量很低，需采用灵敏度高的分析方法进行含量测定。色谱法以其灵敏度高、结果的精密度和准确度高、选择性强、快速、简便等特点，在中药制剂含量测定中的应用越来越广泛，特别是高效液相色谱法在《中国药典》(2015 版)一部中的应用进一步扩大。

下面举例说明薄层色谱法、高效液相色谱法和气相色谱法在中药制剂含量测定中的应用。

1. 薄层色谱法测定大山楂丸中山楂(以熊果酸计)的含量

取重量差异项下的大山楂丸，剪碎，混匀，取约3g，精密称定，加水30mL，60℃水浴温度使充分溶散，加硅藻土2g，搅匀，滤过，残渣用水30mL洗涤，100℃烘干，连同滤纸一并置索氏提取器中，加乙醚适量，加热回流提取4h，提取液回收溶剂至干，残渣用石油醚(30～60℃)浸泡2次(每次约2min)，每次5mL，倾去石油醚液，残渣加无水乙醇－三氯甲烷(3∶2)混合液适量，微热使溶解，转移至5mL量瓶中，用上述混合溶液稀释至刻度，摇匀，作为供试品溶液。另取熊果酸对照品适量，精密称定，加无水乙醇制成每1mL含0.5mg的溶液，作为对照品溶液。照薄层色谱法试验，分别精密吸取供试品溶液5μL、对照品溶液4μL与8μL，分别交叉点于同一硅胶G薄层板上，以环己烷－三氯甲烷－乙酸乙酯－甲酸(20∶5∶8∶0.1)为展开剂，展开，取出，晾干，喷以10%硫酸乙醇溶液，在110℃加热至斑点显色清晰，在薄层板上覆盖同样大小的玻璃板，周围用胶布固定，依照薄层色谱扫描法进行扫描，波长 $\lambda_s=535nm$，$\lambda_R=650nm$，测量供试品吸光度积分值与对照品吸光度积分值，计算，即得。本品每丸含山楂以熊果酸($C_{30}H_{48}O_3$)计，不得少于7.0mg。

2. 高效液相色谱法测定牛黄解毒丸中黄芩苷的含量

色谱条件与系统适用性试验：以十八烷基硅烷键合硅胶为填充剂，以甲醇－水－磷酸(45∶55∶0.2)为流动相；检测波长为315nm。理论板数按黄芩苷峰计算应不低于3000。

对照品和供试品溶液的制备：取黄芩苷对照品适量，精密称定，加甲醇制成每1mL含30μg的溶液，作为对照品溶液；取重量差异项下的本品大蜜丸，剪碎，混匀，取约1g，精密称定，或取本品水蜜丸，研碎，取约0.6g，精密称定，加70%乙醇30mL，超声处理30min，放冷，滤过，滤液置50mL量瓶中，用少量70%乙醇分次洗涤容器和残渣，洗液滤入同一量瓶中，加70%乙醇至刻度，摇匀；精密量取2mL，置10mL量瓶中，加70%乙醇至刻度，摇匀，作为供试品溶液。

测定方法：分别精密吸取对照品溶液与供试品溶液各10μL，注入液相色谱仪，测定，即得。本品每丸含黄芩以黄芩苷($C_{21}H_{18}O_{11}$)计，水蜜丸每1g不得少于10.0mg；大蜜丸每丸不得少于20.0mg。

3. 气相色谱法测定冰硼散中冰片(以龙脑和异龙脑总量计)的含量

色谱条件与系统适用性试验：固定液为聚乙二醇2000的毛细管柱；柱温为程序升温，初始温度100℃，以10℃/min的速度升至200℃；分流进样。理论板数按龙脑峰计算，应不低于5000。

校正因子测定：取正十四烷适量，精密称定，加无水乙醇制成每1mL含8mg的溶液，作为内标溶液。另取龙脑对照品、异龙脑对照品各10mg，精密称定，置具塞锥形瓶中，精密加入无水乙醇25mL与内标溶液2mL，摇匀。吸取2μL，注入气相色谱仪，分别计算校正因子。

测定方法：取本品约0.5g，精密称定，置具塞锥形瓶中，精密加入无水乙醇25mL与内标溶液2mL，称定重量，超声处理20min，放冷，再称定重量，用无水乙醇补足减失的重量，摇匀，滤过。吸取续滤液2μL，注入气相色谱仪，测定，即得。本品每1g含冰片以龙脑（$C_{10}H_{18}O$）和异龙脑（$C_{10}H_{18}O$）的总量计，不得少于30mg。

在2015年版药品标准中，测定成分逐步由单一指标性成分的定性定量分析向活性、有效成分及生物测定的综合检测过渡，向多成分测定整体质量控制模式转化。而且，根据中药具有多组分、多靶点、相互协同作用的特点，建立多成分多组分的含量测定方法控制和评价中药的质量。

第九章　体内药物分析

体内药物分析是通过分析人或动物体液及各组织器官中的药物及其代谢物浓度，了解药物在体内数量和质量的变化，以此获得药物代谢动力学的各种参数以及药物在体内的吸收、分布、代谢及排泄等信息，从而对药物研究、药品生产、临床合理应用等方面作出估计和评价。

体内药物分析具有以下特点：被测药物和代谢物的浓度低；样品复杂，存在各种各样直接或间接影响测定结果的物质，大多需要分离和净化；仅有少量样品可供分析，尤其是在连续测定过程中，很难再度获得完全相同的样品。

第一节　样品的采集

一、样品的种类

体内药物分析用的生物样品为生物的体液、组织和排泄物等，包括血液、尿液、唾液、乳汁、精液、脑脊液、泪液、胆汁、胃液、胰液、淋巴液、毛发、脏器组织、粪便等。其中，常用且易于获得的分析样品主要有血液、尿液和唾液三种。只有在某些特定情况下，其他体液或组织才会被选用。本节简要介绍血样、尿液、唾液的采集方法。

二、样品的采集

（一）血样的采集

血样包括血浆、血清和全血，是体内药物分析中最常采用的样品。血药浓度的测定通常指测定血浆或血清中的药物浓度，而不是全血中的药物浓度，特殊要求除外。一般认为，当药物浓度在体内达到稳定状态时，其在血浆中的浓度与在药物作用点的浓度是密切相关的，即血浆中的药物浓度反映了药物在体内的状况，可以作为药物在作用部位浓度的可靠指标。

1. 血样的采集方法

血样的采集方法一般是用注射器直接采集人体的静脉血（成人从肘正中静脉取血，小儿从颈外静脉取血），有时根据血药浓度和分析方法的灵敏度，也可从毛细管取血。动物试验时，最理想的方法是直接抽取动脉血或从心脏取血，但此法只能用于动物，不能用于人。供分析的血样应能代表整个人体的血药浓度。

2. 血样的采集时间

血样采集时间间隔与次数应根据测定目的来决定。例如，测定药物动力学参数时，需绘测药物在体内的药物－时间曲线，应根据动力学模型、给药方式来确定取样次数与时间间隔，要在曲线首尾及峰值附近或浓度较大处取样；测定血药浓度时，需待药物在血液中的浓度达到稳定状态后（一般为连续给药，经过 4 ~ 5 个半衰期）采集血样才有意义。但每种药物的半衰期不同，达到稳态的时间也不同，取样时间也随之不同。

3. 血样的采集量

人体药代动力学研究需要在多个时间点（一般为 12 ~ 20 点）取样，一般用注射器直接采集静脉血，每次 1 ~ 5mL，随着分析方法灵敏度的增高，取样量可以更少。动物试验时，采血量不宜超过动物总血量的十分之一。

4. 血样的制备

血浆或血清由采集的全血制备。

（1）血浆的制备。将采集的静脉血液置含有抗凝剂的试管中，缓缓转动试管使其充分混合后，离心（2500 ~ 3000r/min）5 ~ 10min，促进血红细胞沉降，所得淡黄色上清液即为血浆，其量约为全血量的一半。

常用的抗凝剂有肝素、EDTA、枸橼酸盐、草酸盐等。其中肝素最为常用，它是体内正常的生理成分，因而不会改变血样的化学组成，也不会引起药物的变化，一般不干扰测定。通常 1mL 全血需加 0.1 ~ 0.2mg 肝素。

（2）血清的制备。采集的静脉血液置试管中，于 37℃ 或室温放置 30min 至 1h。待血液凝固后，用细竹棒或玻璃棒轻轻剥去试管壁上的血饼，再离心（2500 ~ 3000r/min）5 ~ 10min，促进血红细胞沉降分离，上层淡黄色液体即为血清，其量约为全血量的 30% ~ 50%。

血清与血浆基本成分相同，只比血浆少一种纤维蛋白原。因为药物与血浆纤维蛋白原几乎不结合，所以，血清与血浆中药物浓度通常相同。血浆比血清分离速度快，而且制取量多，因而多数情况下用血浆进行分析。当血浆中含有的抗凝剂对药物能发生作用并对浓度测定有影响时，才使用血清样品。

(3)全血的制备。将采集的血液置含有抗凝剂试管中，轻轻摇匀，防止凝血，但不经离心操作，保持血浆和血细胞均相状态，即为全血。全血的净化较血浆与血清麻烦，尤其是溶血后，血色素等可能会给测定带来影响。当某些药物可与红细胞结合，或药物在血浆和血球的分配比率不是一个常数的情况下，则宜采用全血。

血样采集后应及时分离血浆和血清，并最好立即进行分析。如不能立即测定时，应妥善贮藏，一般是置具塞硬质玻璃试管或聚塑料管中完全密塞后保存。不宜将全血未经分离直接冷冻保存，以免因冷冻引起细胞溶解，妨碍血浆和血清的分离，或因溶血导致药物浓度发生变化。

(二)尿液的采集

在所有体液样品中，尿样最容易获得。体内药物的清除主要是通过尿液以原型、代谢物或结合物等多种形式排出。健康人的尿液中不含蛋白质，所以常用作药物体内代谢研究。通过测定尿液可以对药物剂量回收、药物肾清除率、生物利用度以及代谢物类型等进行研究。尿液中的药物浓度与血药浓度相关性差，不能直接反映血药浓度。

1. 尿液的采集

尿样的采集应该是自然排尿。尿液包括随时尿、晨尿、白天尿、夜间尿及时间尿等。测定尿液中药物浓度时一般采集时间尿。因尿药浓度高，随时间变化较大，所以应测定一定时间内尿中的药物总量(如8h、12h、24h内的累计量)，这就需要同时测定在规定时间内的尿量(体积)及尿药浓度。

尿液主要成分是水、尿素及盐类，放置时间长会因细菌繁殖而变浑浊，因此取样后应立即测定。若不能立即测定，而保存时间为24～36h，可置冰箱(4℃)中保存，若时间再长则需冰冻保存。如果在室温下保存，收集尿样后应立即加入防腐剂，或改变尿液的酸碱性以抑制微生物的生长繁殖。

常用的防腐剂包括有机溶剂和无机溶剂。甲苯、二甲苯、三氯甲烷等有机溶剂，可以使尿液的表面形成一层保护膜；而醋酸、浓盐酸等无机溶剂，可以改变尿液的酸碱性，抑制细菌的繁殖。

2. 尿液的制备

尿液中的药物大多呈缀合状态，首先需将缀合物水解，释放出缀合的药物或其代谢物后，再作进一步的处理和测定。常用的水解方法有酸水解法和酶水解法。酸水解通常使用无机酸，如盐酸或磷酸溶液等；酶水解法通常用葡萄糖醛酸苷酶或硫酸酯酶，或二者的混合物。

（三）唾液

唾液中的药物浓度通常与血浆浓度相关，可用唾液中的药物浓度来反映血浆中的药物浓度。唾液作为样品，容易获得，取样对人体无损害，患者容易接受，并且取样不受时间、地点的限制。

1. 唾液的采集

唾液的采集一般是于漱口后15min、在安静状态下采集口腔内自然流出的唾液或舌在口腔内搅动后流出的混合唾液。也可通过物理和化学刺激，在短时间内得到大量唾液，但此法采集可能影响唾液中的药物浓度。常用的物理方法主要是口嚼石蜡片、小块聚四氟乙烯块或玻璃大理石等；化学方法是将柠檬酸或维生素C等置于舌尖，弃去初始部分后采集。以化学法应用较广泛。

唾液采集后，应在4℃以下保存，阻止黏蛋白的生成。若对分析无影响，可用碱处理，使唾液中的黏蛋白溶解而降低其黏度。冷冻保存唾液时，解冻后应将容器内的唾液充分搅匀后再用，以避免因浓度不均匀而产生误差。

2. 唾液的制备

唾液样品采集后，应立即测量其除去泡沫部分的体积，离心（2000～3000r/min）15min，吸取上清作为药物浓度测定的样品。

三、样品的储存与稳定性

（一）样品的储存

生物样品取样后最好立即进行分析，以免药物产生分解或发生其他化学变化。但由于试验设计的要求，需在一定的时间内采集大量的样品，而往往又受分析速度的限制，不能做到边采集边分析，这就需要将部分样品适当储藏。冷冻（－20℃）保存是最常用的方法。若取样后不能立即进行分析测定，为防止药物发生变化，短期保存置冰箱（4℃）中，长期保存置冷柜（－20℃）或低温冷柜（－80℃）中，冷冻样品应按测定时需要的体积分装贮存，每次按计划取一定数量进行测定，防止反复冻融导致药物含量下降。

如果待测药物在生物样本中易受酶或酸碱等作用发生进一步的变化，则需根据其自身性质选择合适的方法进行处置。通常的处置方法包括低温冷冻、调节酸碱度、加酶抑制剂（如氟化钠）或抗氧剂（如维生素C）等，防止药物发生变化，延长保存时间。

(二)稳定性

生物样品的稳定性通常包括短期稳定性和长期稳定性。短期稳定性是考察模拟生物样品在室温、4℃、-20℃以及冻融循环条件下的稳定性；长期稳定性是考察实际生物样品经长期冷冻(-20℃或-80℃)后的稳定性。考察内容包括分析生物样品中待测药物或特定代谢物的降解情况。

为防止含酶样品中的被测组分进一步代谢，采样后必须立即终止酶的活性。常采用的方法有液氮中快速冷冻、微波照射、匀浆及沉淀、加入酶活性阻断剂(通常加入氟化钠)等。另外，某些生物样品中的药物易被空气氧化，如儿茶酚类的阿扑吗啡易被空气氧化产生醌类物质，因此，收集的血浆样品应加入抗坏血酸，增加稳定性。又如卡托普利，由于采血后该药仍会被血浆中的酶继续氧化，使血药浓度大大降低，因而必须低温下立即分离出血浆并加入抗氧剂和稳定剂。对于见光易分解的药物(如硝苯地平等)，在采集生物样品时还需注意避光。

第二节　样品的预处理

体内药物分析时，仅在少数情况下可取样品直接测定，大多数情况下，样品分析前都需要进行预处理，即将样品中的药物经过分离、纯化和浓集后再供测定。对纯化程度的要求，取决于使用的分析方法及样品所含杂质的情况。

样品的预处理是体内药物分析的一个重要环节，往往也是分析中最难、最繁琐的步骤。因为生物样品中的药物常以多种形式(如游离型药物、与蛋白质结合药物、代谢物等)存在，需要分离后测定；再者，生物样品中存在大量内源性物质(如蛋白质、多肽、内脂及色素等)对检测有很大干扰，需净化、浓集后测定。

生物样品的类型众多，性质各异，很难用一个固定的程式和方法处理样品，必须结合实际要求和情况灵活运用各种手段和方法解决问题。

一、方法的选择

选择样品预处理的方法应从样品的类型、药物的理化性质以及测定的目的几个方面来考虑。

（一）根据样品的类型选择

1. 血浆和血清

血浆和血清中所含的蛋白质能与药物结合而影响分析测定，因此，需去除蛋白质后，再用适宜的方法提取分离待测成分。

2. 唾液

唾液中含有黏蛋白，若对分析无影响，可用碱处理，使黏蛋白溶解而降低其黏度；若对分析有影响，可用离心法去除黏蛋白。

3. 尿液

一般健康人的尿液中不含蛋白质，不需要除蛋白处理，但尿液中的药物大多以配合物的形式存在，常用酸碱水解后使药物从配合物中游离后提取。若药物以原型排泄，则可简单用水稀释后测定。

（二）根据药物的理化性质选择

1. 药物的理化性质

样品的分离和净化依赖于待测药物及其代谢物的理化性质。例如，药物的酸碱性和溶解度关系到药物的提取分离手段，应根据药物酸碱性的不同，通过调节样品溶液的 pH 值，使待测药物以非电离的形式存在，降低其在水相中的溶解度，再选用适宜的有机溶剂提取。另外，药物的化学稳定性关系到样品制备时条件的选择，药物的光谱性及官能团性质关系到分析仪器的选择。

2. 药物的浓度

不同药物在生物样品中的浓度相差很大，药物浓度大的样品制备要求较低；反之，则较高。

（三）根据药物测定的目的选择

药物测定的目的不同，要求也就不同。如对急性中毒的病例，要求快速提供中毒物及其浓度的情况，对样品制备的要求也就可适当放宽；测定药物及其代谢物，要求药物及其代谢物从其结合物或配合物中释放出来，并加以分离后测定，这对样品的制备就要全面考虑了。

此外，样品分离、净化的程度与所用分析方法的专属性、分析能力、检测系统对不纯样品玷污的耐受程度以及测定效率等密切相关。

二、蛋白质的去除

生物样品如血浆、血清中含有大量的蛋白质，能与药物结合，因此，在测定血样及组织匀浆等样品中的药物时，应首先去除蛋白质，使与蛋白结合的药物游离，以便测定药物的总浓度。去除蛋白质，一方面能预防其在提取过程中的干扰，另一方面还能保护仪器性能和延长仪器使用。去除蛋白质的方法有蛋白沉淀法和蛋白酶解法两类方法。

（一）蛋白沉淀法

1. 加入水溶性有机溶剂

该法可使蛋白质分子内及分子间的氢键发生变化而使蛋白质凝聚，使与蛋白质结合的药物释放出来。

常用的水溶性有机溶剂有：乙腈、甲醇、乙醇、丙醇、丙酮、四氢呋喃等。例如，血样与1～3倍体积的有机溶剂混合（若仅用小比例溶剂，则仅有少量蛋白质沉淀），离心（1000r/min）1～2min后，可使90%以上的蛋白质沉淀析出。

2. 加入中性无机盐

该法能使溶液的离子强度发生变化，把与蛋白质水合的水置换出来，从而使蛋白质脱水而沉淀。

常用的无机盐有硫酸铵、硫酸钠、氯化钠等。例如，含药物的血清与饱和硫酸铵按1∶2的比例混合后，离心（1000r/min）1～2min，可去除90%以上的蛋白质。

3. 加入强酸

当pH低于蛋白质的等电点时，蛋白质以阳离子形式存在。此时加入强酸，可与蛋白质阳离子形成不溶性盐而沉淀。

常用的强酸有10%三氯醋酸、6%高氯酸、硫酸－钨酸混合液及5%偏磷酸等。例如，含药物的血清与10%的三氯醋酸按1∶0.6的比例混合后，离心（1000r/min）1～2min，可去除90%以上的蛋白质。

4. 加入重金属沉淀剂

当溶液的pH高于蛋白质的等电点时，蛋白质分子中带负电荷的羧基与重金属阳离子形成不溶性盐而沉淀。

常用的沉淀剂有$CuSO_4-NaWO_4$、$ZnSO_4-NaOH$等。例如，含药物血清与沉淀剂按1∶2的比例混合后，离心（1000r/min）1～2min，除去蛋白质后所得的上清液pH分别为5.7～7.3和6.5～7.5。

应当注意的是，上述四种蛋白质沉淀方法对于与蛋白质结合力强的药物回收率较差。

（二）蛋白酶解法

在测定某些与蛋白结合牢固且对酸不稳定的药物时，特别是测定组织中的药物时，常用酶解法。该法是先将待测组织中加入氨基丁三醇缓冲液（pH = 10.5）及蛋白水解酶，在60℃培育1h后，用玻璃棉滤过，所得的澄清液即可供药物提取用。

常用的蛋白水解酶是枯草菌溶素。该水解酶在50～60℃时活力最强，可在较宽pH范围（7.0～11.0）内使蛋白质的肽链降解，并释放出药物。

因蛋白酶解法是在温和、平稳条件下进行的，其优点在于可避免某些药物在酸中水解或在较高温度时降解；对与蛋白结合率强的药物，可显著提高回收率；可用有机溶剂直接提取消化液而无乳化生成；在用HPLC时，无需再进行过多的净化操作。其缺点是不适用于一些在碱性条件下易水解的药物。

三、样品的分离、纯化与浓集

（一）样品总浓度测定的处理方法

药物或其代谢物（包括游离型和结合型）总浓度测定前，样品的分离、纯化与浓集一般用液－液提取法和液－固提取法两种方法。

1. *液－液提取法*

液－液提取法是体内药物分析中应用最多的分离、纯化方法。样品在去除（或不去除）蛋白质后，在适当的pH值条件下，用有机溶剂提取其中的药物或代谢物，其目的是为了从大量的共存物（干扰物）中分离出所需要的微量成分，并通过溶剂的蒸发使样品得到浓集，以供测定。溶剂提取的效果受溶液的pH值、提取溶剂和提取技术等多种因素的影响。现讨论如下：

（1）溶剂的选择。合适的溶剂可以减少提取和净化操作。溶剂的选择应该根据溶剂的极性、被测定成分及共存的其他物质的性质来决定，同时应考虑溶剂使用是否安全、是否便于浓缩等问题。

体内药物分析中的大多数药物为脂溶性，在有机溶剂中的溶解度大于在水中的溶解度，而大多数内源性杂质是强极性的水溶性物质。因此，提取中多采用极性小的有机溶剂，既可得到合适的提取回收率，又能尽量减少干扰物的提取，且极性小的有机溶剂沸点低，易于挥发浓缩。若在极性小的溶剂中加入少量醇类，可克服其提取能力弱的缺点，并能减少药物被容器表面吸附而造成的损失。在许多情况下，采用单一溶剂不能有效地提取待测成分，需采用不同极性的混合溶剂。

(2)溶剂的pH调节。溶剂提取时，水相最佳pH值的选择与药物的pK_a有关。当pH与pK_a相当时，50%的药物以非电离形式存在。若碱性药物最佳pH值高于pK_a值1～2个单位，酸性药物最佳pH值低于pK_a值1～2个单位，可以分别抑制碱性或酸性药物的解离，使90%的药物以非电离的形式存在，而易被有机溶剂提取。

生物样品在碱性或近中性的情况下大多提取效果较好。因为生物样品中内源性物质多为酸性，而多数药物是亲脂性的碱性药物，在碱性条件下提取时，酸性干扰物不会被有机溶剂提取出来。一般规则：碱性药物在碱性条件下用有机溶剂提取，酸性药物在酸性条件下用有机溶剂提取，中性药物在近中性条件下用有机溶剂提取。而对于碱性很强的药物，如季铵类药物，即使控制pH值也不能抑制它们的电离，所以不能用有机溶剂从体液中提取出来，往往采用“离子对”技术进行提取。

(3)溶剂的用量。提取时所用的有机溶剂要适量，一般有机相与水相的容积比为1∶1或1∶2。但具体用量要根据被测药物的性质和分析测定方法来确定。

(4)提取技术。在体内药物分析中，由于样品量少、药物含量低，且一次分析测定的样品数量较多，提取时通常不采用像常量分析那样反复提取的方法，一般只提取一次(至多两次)，在改变pH后，从有机相回提至水相也只进行一次，一般并不考虑“提尽药物”。但提取前要先加入定量内标物，再依法提取，且测定含量时应精确加入提取溶剂，提取液也要定量分出，以待测组分峰高(或峰面积)与内标峰高(或峰面积)之比值与浓度作标准曲线。这样，即使在一系列操作过程中有微量损失，虽可影响被测组分与内标物的绝对值，但并不影响二者的比值，可以消除误差。

提取时将体液样品、缓冲液和萃取溶剂置具塞试管内，再将试管在旋涡混合器上旋涡混合进行提取。振荡时间与强度视情况而定。

提取液往往不能直接供气相色谱或高效液相色谱测定，需挥去溶剂使被测组分浓集后再进行测定。但应避免直火加热浓缩以免破坏被测组分或引起被测组分挥发损失，常吹入氮气流使溶剂挥散；对于易随气流挥发或遇热不稳定的药物可采用减压法挥去溶剂。溶剂蒸发所用的试管，底部为尖锥形，这样可使最后的数毫升溶剂集中在管尖，便于量取。若已发生严重的乳化现象，可将试管置于冰箱中冷冻破乳，融化后再离心。

液-液提取法的优点在于它的选择性好，在使用非专属性的光谱分析时，药物也能与多数内源性物质分离，避免杂质的干扰；缺点在于乳化现象的产生，会引起药物的损失。通常在提取前于水中加入适量固体氯化钠，可减轻乳化程度。已发生轻微乳化时，可经适当转速离心，使水相和有机相完全分开。

2. 液－固提取法

液－固提取法是将不同填料作为固定相装入微型小柱，将含有药物的生物样品溶液通过小柱，利用药物或干扰物在固定相和液相中吸附、分配、离子交换或其他亲和力作用的差异，使药物或干扰物被保留在固定相上而达到分离。该法能显著减少所需样品量、避免乳化现象、简化样品预处理过程，在样品预处理中应用广泛。

较常用的方法是使药物被保留在固定相上，选用适当溶剂洗除干扰物质，然后再用适当溶剂洗脱药物。也可使干扰物被保留在固定相上，而让药物流出，或同时吸附杂质和药物，再使用合适的溶剂选择性地洗脱药物，而杂质留在固定相上。

(1)固定相的选择。固定相是固相分离柱中最重要的部分，它的选择将取决于分析物质和样品溶剂的性质。分析物的极性与固定相极性非常相似时，可得到分析物的最佳保留，两者极性越相似保留越好，所以要尽量选择极性相似的固定相。固定相的选择还受样品溶剂强度的制约，弱溶剂会增强分析物在吸附剂上的保留，样品溶剂强度相对该固定相应该较弱。

常用于填充柱的担体大致分为三类：第一类是亲脂性(疏水性)担体，如药用炭、聚苯乙烯或 C_{18} 化学键合硅胶等，样品中的亲脂性药物被吸附在担体上，然后用有机溶剂分离药物；第二类是亲水性担体，如硅胶、硅藻土、棉纤维等，样品中的全部药物与干扰物均被吸附在担体颗粒表面，然后用有机溶剂冲洗药物使其与干扰物分离；第三类是离子交换树脂。其中亲脂型应用最多。

(2)操作步骤。①活化：除去柱内的杂质并创造一定的溶剂环境。通常需要两种溶剂来完成此任务，第一个溶剂(初溶剂)用于净化固定相，另一个溶剂(终溶剂)用于建立一个合适的固定相环境使样品分析物得到适当的保留。②上样：将样品用一定的溶剂溶解，转移入柱，这时药物和干扰物质保留在固定相上。③淋洗：通常需要淋洗固定相以便最大程度地除去干扰物质。④洗脱：选择适当的溶剂将被测物质洗脱下来，收集洗脱液。洗脱剂用量一般为每 100mg 固定相用 0.5～0.8mL。

液－固分离法的优点在于样品用量少，可富集痕量分析物，回收率高，重现性好，引入杂质少，也可消除乳化现象，易于自动化。其缺点在于价格高，技术要求高，柱子易阻塞。

（二）血浆中游离药物测定的处理方法

测定血浆或血清中游离药物浓度时，可利用游离型和结合型药物分子大小的差异进行分离。常用的方法有超速离心法、平衡透析法、超滤法以及凝胶过滤法等。

1. 超速离心法

样品以每分钟数万转的速度进行离心，得到不含蛋白质的上清液，测定上清液中的药物浓度即为游离型药物浓度。

2. 平衡透析法

将半透膜制成软袋，样品放于袋中，袋外为缓冲液。待放置平衡后，游离药物透过半透膜进入到缓冲液中，从而将游离药物分离出来。也可将玻璃槽用半透膜隔开，一半放样品，一半放缓冲液，进行透析。

3. 超滤法

超滤法是将样品放于半透膜制成的软袋中，采用离心的方法分离游离型药物。

4. 凝胶过滤法

凝胶过滤法以具有分子筛作用的交联葡聚糖颗粒装柱，样品过柱，用缓冲液洗脱，分取游离型药物。

第三节　样品的玷污与损失

生物样品在采集、贮存与分析测定过程中由于所用的试剂和溶剂不纯、接触的器皿有杂质等可能造成样品的污染或损失，使分析测定的结果出现偏差。

一、样品的玷污

（一）增塑剂造成的污染

血样采集过程中使用的塑料血样采集管含有增塑剂。增塑剂是脂溶性成分，易从塑料中溶出造成血样的污染。

（二）溶剂带入的杂质

一些溶剂由于种种原因总是含有杂质。在生物样品制备的过程中，由于使用溶剂体积较大，即使原来杂质浓度较低，但当浓缩时或通过色谱柱时，杂质浓度显著增大而干扰测定。

（三）衍生化产生的杂质

由于衍生化试剂未经纯化使色谱分析中往往呈现额外的杂质峰，干扰药物的检测。

（四）环境和器皿造成的污染

由于试验室不够清洁，或者因通风不当可能造成污染；使用的玻璃器皿不够洁净，蒸馏水和试剂的纯度不够等，也可能造成污染。

二、待测药物的损失

（一）吸附与共沉淀导致损失

1. 吸附

样品制备过程中使用的玻璃容器或橡胶塞对某些药物产生吸附是不可忽略的，特别是脂肪胺类及含硫化合物。对所使用的玻璃器具采用硅烷化处理，或在提取溶剂中加入异戊醇或二乙胺，能减少玻璃壁的吸附性。

2. 共沉淀

在全血样品测定中，红细胞和纤维蛋白原凝块的形成，常能引起待测物的共沉淀。所以，应将全血样品加入缓冲液后再用有机溶剂提取。由于溶剂能使血细胞散开，药物易从细胞表面解吸，从而减少了共沉淀引起的药物损失。同时，缓冲液的一定离子强度，也可使蛋白质变性时形成疏松的絮状物，减少了药物因物理性滞留造成的损失。

（二）化学降解导致损失

在样品制备过程中，加入强酸、强碱等试剂会使一些遇酸及受热不稳定的药物发生分解、开环等情况。因此，应尽量采用条件温和的方法制备样品。对光化学不稳定的药物还需避光操作。

（三）衍生化导致损失

某些药物需制成衍生物后再进行测定。药物在衍生化过程中，由于反应不完全，待测药物仅部分转化为所需的产物或部分生成副产物而造成损失。有时在蒸发去除过量衍生化试剂时，也会使衍生物与溶剂形成共沸混合物而导致损失。

（四）络合导致损失

某些药物能与重金属离子络合，或与内源性大分子相互作用，此种情况虽较少遇到，但往往是制备某些样品时药物损失的一个因素。此时，可加入适当的金属离子配位剂(如 EDTA)进行掩蔽，可减少由于络合而导致的损失。

(五)蒸发导致损失

挥发性的药物在挥去溶剂时易造成损失；不挥发的药物为使组分富集，需将提取液蒸发后再加少量溶剂溶解，但有时残渣中的药物未能完全溶于所加的小体积溶剂中而造成损失；在吹氮过程中药物可以气溶胶形式逸出而造成损失。

第四节　常用的分析方法

体内药物分析是指借助于现代化的仪器与技术来分析药物在体内数量与质量的变化，以获得药物在体内的各种药代动力学参数、代谢方式、代谢途径等信息。目前，用于体内药物分析的方法有很多，常用的体内药物分析方法的检测限量和专一性见表 9-1。

表 9-1　常见的体内药物分析方法及其检测限量和专一性

分析方法	检测限量/ng	专一性
分光光度法		
紫外-可见分光光度法	100	-
原子吸收分光光度法	1	+
荧光分析法	1	+ -
薄层扫描法		
紫外扫描	10	+ +
荧光扫描	1	+ +
高效液相色谱法		
紫外检测器	1	+ +
荧光检测器	0.1	+ + +
电化学检测器	0.001~0.01	+ + +
气相色谱法		
氢焰检测器	1~10	+ +
氮磷检测器	0.01~0.1	+ + +
电子捕获检测器	0.01	+ + +
质量碎片选择离子检测器	0.01	+ + + +
免疫法		
放射免疫法	0.01	+ +
酶免疫法	0.01	+ +
荧光免疫法	0.01~0.1	+ +
游离基免疫法	0.001	+ +

下面简要介绍紫外-可见分光光度法、荧光分析法、高效液相色谱法、气相

色谱法、电泳法及免疫分析法在体内药物分析中的应用。

（一）紫外－可见分光光度法

在体内药物分析中，紫外－可见分光光度法灵敏度低、分离能力差，由于生物样品中内源性物质的干扰较大，往往使测得结果偏高，不适用于药物动力学参数的测定。但在实际应用中，该法操作简便、测试费用较低，早期的许多血药浓度测定大多采用该法。目前，该法在体内药物分析的应用日趋减少，逐步被色谱分析法所取代，仅用于少数浓度高、干扰成分少的生物样品测定。

（二）荧光分析法

荧光分析法灵敏度高（检测限量为 $10^{-12} \sim 10^{-10}$g/mL）、专属性强，适用于体液中痕量药物及其代谢物的浓度测定，被广泛应用于药物的吸收、分布、代谢及排泄的速度与机理的研究中。由于生物体内的许多化合物都有荧光，对样品的测定存在干扰，常需预先分离待测组分。

生物样品中常采用的荧光分析法有直接荧光分析法和间接荧光分析法。直接荧光分析法主要适用于自身具有荧光特性的待测药物的测定，如含有芳环或高度共轭的脂肪族基团的药物及其代谢物。间接荧光分析法主要适用于自身不具有荧光或荧光较弱的待测药物的测定，该法是选用适当化学反应将待测物转变为有荧光的物质，或利用待测药物的特性增强或减弱某种荧光染料的荧光强度，然后进行测定。间接荧光分析法拓宽了荧光分析法在体内药物分析中的应用范围，但存在专属性差、易受官能团和类似化合物干扰的缺点。

例如，体液中氨苄西林的测定，常采用间接荧光分光光度法。

测定方法：精密取待测血清样品 1.0mL，加 10% 三氯醋酸溶液 1.0mL，超声振荡 30s，离心（5000r/min）5min，精密取上清液 1mL，置内含 0.1mol/L 盐酸溶液 1.0mL 的试管中，超声振荡 30s，置沸水浴中加热 90min，加入乙二醇单甲醚 2mL，在 360nm 和 430nm 波长处测定。以空白血清为空白对照，内加氨苄西林标准品的血清为标准对照，同法操作。

原理：氨苄西林在酸性溶液中加热水解得到荧光产物，最大激发波长和荧光波长分别为 360nm 和 430nm。反应液加入乙二醇单甲醚可增加荧光强度。该法对血清中氨苄西林浓度在 0.5 ~ 10μg/mL 范围内线性关系好，最低检测浓度为 0.016μg/mL（当信噪比 $S/N=3$ 时），该方法平均回收率为 90.5%，批内相对标准偏差为 3.7%（$n=10$）。

体液中氨苄西林的测定除了可采用上述荧光分光光度法外，还可采用紫外－

可见分光光度法、微生物法、薄层色谱法、高效液相色谱法等进行测定。

（三）色谱法

1. 高效液相色谱法

在体内药物分析中，高效液相色谱法占有主导地位。它具有分离效能好、灵敏度高、快速、流动相选择范围广、样品不受气化条件限制等特点。与紫外－可见分光光度法相比，该法分离、分析可同时进行，且与药物具有相同吸收的杂质不干扰测定；与气相色谱法相比，该法对强极性药物、药物代谢物及高分子药物等的处理比较容易，同时从体液中净化待测药物的操作也比较容易；与免疫法比较，该法对多组分药物及其代谢物可同时分别定量；与微生物法相比较，该法分离操作简便、快速、结果重现性好。

例如，血清中对乙酰氨基酚浓度的测定，可采用反相高效液相色谱法。该法可用于测定危急情况下的中毒患者的血药浓度，也可测定服用治疗量药物后血清中药物的浓度。其测定方法如下：

色谱条件：色谱柱为25cm×4.6mm，内填Partisil－10ODS；以乙腈磷酸钾溶液（乙腈50mL，加0.1mol/L pH为2.7的磷酸钾溶液）为流动相，流速为1.0mL/min；柱温40℃；紫外检测器，检测波长250nm；内标溶液为N－丙酰基－ρ－氨基苯酚（取N－丙酰基－ρ－氨基苯酚20mg，溶于甲醇10mL中，吸取0.25mL，加乙醇100mL，即得）。

测定方法：取血清样品或标准溶液（10g/L对乙酰氨基酚甲醇液，再用不含药物的血浆稀释至一定浓度）0.5mL于15mL的具塞试管中，加固体氯化钠0.25～0.5g和内标液5mL，用手振摇50～100次进行提取，离心分层，将醚液转移入尖底的离心管中，室温下在空气流中蒸发除去乙醚，将残渣溶于50mL的甲醇，每次进样5μL，注入液相色谱仪，按内标法计算含量。

2. 气相色谱法

气相色谱法适用于具有挥发性和热稳定性或采取裂解、酯化、硅烷化等衍生化处理方法后具有挥发性的药物及代谢物的测定。该法具有分离和分析的双重功能，同时具有灵敏度高、专属性强、分析速度快等特点，适合组分比较复杂的生物样品中微量有机药物及代谢产物的分离测定。在最佳的测定条件下，可分离检测化学结构类似的药物及其代谢产物和血样中的内源性杂质。

3. 电泳法

《中国药典》（2015版）附录中电泳法收载了五种方法，其中的醋酸纤维素膜电泳法和琼脂糖凝胶电泳法适用于体内药物的分析。醋酸纤维素膜电泳法是以醋酸纤维素膜作为支持介质的电泳法，多用于血清蛋白、脂蛋白的分离和定量测定。琼脂糖凝胶电泳法是以琼脂糖凝胶作为支持介质的电泳法，多用于血清蛋白的分离和定量测定。

（四）免疫分析法

免疫分析法是利用半抗原药物与标记药物竞争抗体结合的原理来检测各种物质（药物、激素、蛋白质、微生物等）的分析方法。根据标记物种类的不同，可分为放射免疫分析、酶免疫分析、化学发光免疫分析、荧光免疫分析等，测定其放射性、酶反应后的紫外吸收和荧光强度。该法具有灵敏度高、选择性强、操作简便快速、样品用量少，且一般不需预处理即可直接测定等特点。

免疫分析法建立时，需针对每一种药物制备特异性的抗体和标记药物，在一般试验室中难于办到。目前通常采用试剂盒，因此，免疫分析法的适用在很大程度上受到试剂盒种类的限制。

免疫分析法的应用主要集中在以下几方面：

（1）在试验药物动力学和临床药物学中测定生物利用度和药物代谢动力学参数等生物药剂学中的重要数据，以便了解药物在体内的吸收、分解、代谢及排泄情况。

（2）在药物的临床检测中，对治疗指数小、超过安全剂量易发生严重不良反应、最佳治疗浓度和毒性反应浓度有交叉的药物进行血液浓度监测。

（3）在药物生产中从发酵液或细胞培养液中快速测定有效组分的含量，以实现对生产过程的在线监测。

（4）对药品中是否存在特定的微量有害杂质进行评价。

《中国药典》(2015版)凡例

总　　则

一、《中华人民共和国药典》简称《中国药典》，依据《中华人民共和国药品管理法》组织制定和颁布实施。《中国药典》一经颁布实施，其同品种的上版标准或其原国家标准即同时停止使用。

《中国药典》由一部、二部、三部、四部及其增补本组成。一部收载中药，二部收载化学药品，三部收载生物制品，四部收载通则和药用辅料。

二、国家药品标准由凡例与正文及其引用的通则共同构成。药典收载的凡例与通则对未载入本版药典但经国务院药品监督管理部门颁布的其他中药标准具同等效力。

三、凡例是正确使用《中国药典》进行药品质量检定的基本原则，是对《中国药典》正文、通则及与质量检定有关的共性问题的统一规定。

四、正文中引用的药品系指本版药典收载的品种，其质量应符合相应的规定。

五、正文所设各项规定是针对符合《药品生产质量管理规范》的产品而言。任何违反《药品生产质量管理规范》或有未经批准添加物质所生产的药品，即使符合《中国药典》或按照《中国药典》没有检出其添加物质或相关杂质，亦不能认为其符合规定。

六、《中国药典》的英文简称为 Chinese Pharmacopoeia，英文缩写为 ChP。

七、《中国药典》各品种项下收载的内容统称为标准正文，正文系根据药物自身的理化与生物学特性，按照批准的来源、处方、制法和贮藏、运输等条件所制定的、用以检测药品质量是否达到用药要求并衡量其质量是否稳定均一的技术规定。

正　　文

八、《中国药典》各品种项下收载的内容统称为标准正文，正文系根据药物自身的理化与生物学特性，按照批准的来源、处方、制法和贮藏、运输等条件所制定的、用以检测药品质量是否达到用药要求并衡量其质量是否稳定均一的技术规定。

九、药用辅料标准正文内容一般包括：(1)品名(包括中文名、汉语拼音与英文名)；(2)有机物的结构式；(3)分子式、分子量；(4)来源；(5)制法；(6)性状；(7)鉴别；(8)理化检查；(9)含量测定；(10)类别；(11)贮藏；(12)标示等。

通　　则

十、通则主要收载制剂通则、通用检测方法和指导原则。制剂通则系按照药物剂型分类，针对剂型特点所规定的基本技术要求；通用检测方法系各正文品种进行相同检查项目的检测时所应采用的统一的设备、程序、方法及限度等；指导原则系为执行药典、考察药品质量、起草与复核药品标准等所制定的指导性规定。

名称及编排

十一、正文收载的药品中文名称通常按照《中国药品通用名称》收载的名称及其命名原则命名，《中国药典》收载的药品中文名称均为法定名称；本版药典收载的原料药英文名除另有规定外，均采用国际非专利药名(INN)。

有机药物的化学名称系根据中国化学会编撰的《有机化学命名原则》命名，母体的选定与国际纯粹与应用化学联合会(IUPAC)的命名系统一致。

十二、药品化学结构式按照世界卫生组织(World Health Organization，WHO)推荐的“药品化学结构式书写指南”书写。

十三、正文按药品中文名称笔画顺序排列，同笔画数的字按起笔笔形“一丨丿丶乛”的顺序排列；通则包括制剂通则、通用检测方法和指导原则，按分类编码；索引分按汉语拼音顺序排序的中文索引以及英文名和中文名对照的索引。

项目与要求

十四、制法项下主要记载药品的重要工艺要求和质量管理要求。

(1)所有药品的生产工艺应经验证，并经国务院药品监督管理部门批准，生产过程均应符合《药品生产质量管理规范》的要求。

(2)来源于动物组织提取的药品，其所用动物种属要明确，所用脏器均应来自经检疫的健康动物，涉及牛源的应取自无牛海绵状脑病地区的健康牛群；来源于人尿提取的药品，均应取自健康人群。上述药品均应有明确的病毒灭活工艺要求以及质量管理要求。

(3)直接用于生产的菌种、毒种、来自人和动物的细胞、DN 重组工程菌及工程细胞，来源途径应经国务院药品监督管理部门批准并应符合国家有关的管理规范。

十五、【性状】项下记载药品的外观、质地、断面、臭、味、溶解度以及物理常数等，在一定程度上反映药品的质量特性。

(1)外观是对药品的色泽外表感官的描述。

(2)溶解度是药品的一种物理性质。各品种项下选用的部分溶剂及其在该溶剂中的溶解性能，可供精制或制备溶液时参考。药品的近似溶解度以下列名词术语表示：

极易溶解：系指溶质 1g(mL)能在溶剂不到 1mL 中溶解；

易溶：系指溶质 1g(mL)能在溶剂 1 ~ 不到 10mL 中溶解；

溶解：系指溶质 1g(mL)能在溶剂 10 ~ 不到 30mL 中溶解；

略溶：系指溶质 1g(mL)能在溶剂 30 ~ 不到 100mL 中溶解；

微溶：系指溶质 1g(mL)能在溶剂 100 ~ 不到 1000mL 中溶解；

极微溶解：系指溶质 1g(mL)能在溶剂 1000 ~ 不到 10000mL 中溶解；

几乎不溶或不溶：系指溶质 1g(mL)在溶剂 10000mL 中不能完全溶解。

试验法：除另有规定外，称取研成细粉的供试品或量取液体供试品，置于 25℃ ±2℃一定容量的溶剂中，每隔 5 分钟强力振摇 30 秒钟；观察 30 分钟内的溶解情况，如无目视可见的溶质颗粒或液滴时，即视为完全溶解。

(3)物理常数包括相对密度、馏程、熔点、凝点、比旋度、折光率、黏度、吸收系数、碘值、皂化值和酸值等；其测定结果不仅对药品具有鉴别意义，也可反映药品的纯度，是评价药品质量的主要指标之一。

十六、鉴别项下规定的试验方法，系根据反映该药品某些物理、化学或生物学等特性所进行的药物鉴别试验，不完全代表对该药品化学结构的确证。

十七、检查项下包括反映药品的安全性与有效性的试验方法和限度、均一性与纯度等制备工艺要求等内容；规定中的各种杂质检查项目，系指该药品在按既定工艺进行生产和正常贮藏过程中可能含有或产生并需要控制的杂质(如残留溶剂、有关物质等)；改变生产工艺时需另考虑增修订有关项目。

对于生产过程中引入的有机溶剂，应在后续的生产环节予以有效去除。除正文已明确列有“残留溶剂”检查的品种必须对生产过程中引入的有机溶剂依法进行该项检查外，其他未在“残留溶剂”项下明确列出的有机溶剂或未在正文中列有此项检查的各品种，如生产过程中引入或产品中残留有机溶剂，均应按通则“残留溶剂测定法”检查并应符合相应溶剂的限度规定。

供直接分装成注射用无菌粉末的原料药，应按照注射剂项下相应的要求进行检查，并应符合规定。各类制剂，除另有规定外，均应符合各制剂通则项下有关的各项规定。

十八、含量测定项下规定的试验方法，用于测定原料及制剂中有效成分的含量，一般可采用化学、仪器或生物测定方法。

十九、类别系按药品的主要作用与主要用途或学科的归属划分，不排除在临床实践的基础上作其他类别药物使用。

二十、制剂的规格，系指每一支、片或其他每一个单位制剂中含有主药的重量(或效价)或含量(%)或装量。注射液项下，如为“1mL：10mg”，系指1mL中含有主药10mg；对于列有处方或标有浓度的制剂，也可同时规定装量规格。

二十一、【贮藏】项下的规定，系对药品贮藏与保管的基本要求，除矿物药应置干燥洁净处不作具体规定外，一般以下列名词术语表示：

遮光：系指用不透光的容器包装，例如棕色容器或黑色包装材料包裹的无色透明、半透明容器；

避光：系指避免日光直射；

密闭：系指将容器密闭，以防止尘土及异物进入；

密封：系指将容器密封，以防止风化、吸潮、挥发或异物进入；

熔封或严封：系指将容器熔封或用适宜的材料严封，以防止空气与水分的侵入并防止污染；

阴凉处：系指不超过20℃；

凉暗处：系指避光并不超过20℃；

冷处：系指2～10℃；

常温：系指10～30℃。

除另有规定外，【贮藏】项未规定贮存温度的一般系指常温。

二十二、制剂中使用的原料药和药用辅料，均应符合本版药典的规定；本版药典未收载者，必须制定符合药用要求的标准，并需经国务院药品监督管理部门批准。

同一原料药用于不同制剂(特别是给药途径不同的制剂)时，需根据临床用药要求制定相应的质量控制项目。

制剂生产使用的药用辅料，应符合现行国务院药品监督管理部门关于药用辅料管理的有关规定，以及本版药典四部药用辅料(通则0251)的有关要求。

本版药典收载的药用辅料标准是对在品种【类别】项下规定相应用途辅料的基本要求。

制剂生产企业使用的药用辅料即使符合本版药典药用辅料标准，也应进行药用辅料标准的适用性验证。药用辅料标准适用性验证应充分考虑药用辅料的来源、工艺，以及制备制剂的特点、给药途径、使用人群以及使用剂量等相关因素的影响。

药用辅料生产用原料以及生产工艺应得到国家药品监督管理部门的认可，药用辅料生产全过程中不得加入任何未经许可的物质成分。

在采用本药典收载的药用辅料时，还应考虑制备制剂的给药途径、制剂用途、配方组成、使用剂量等其他因素对其安全性的影响。根据制剂的安全风险的程度，选择相应等级的药用辅料。特别是对注射剂、眼用制剂等高风险制剂，在适用性、安全性、稳定性等符合要求的前提下应尽可能选择供注射用级别的药用辅料。

采用本版药典收载的药用辅料对制剂的适用性及安全性等可能产生影响时，生产企业应根据制剂的特点，采用符合要求的药用辅料，并建立相应的药用辅料标准，经药品监管部门批准后执行。

检验方法和限度

二十三、采用本版药典收载的方法，应对方法的适用性进行确认。

二十四、本版药典正文收载的所有品种，均应按规定的方法进行检验。如采用其他方法，应将该方法与规定的方法做比较试验，根据试验结果掌握使用，但在仲裁时仍以本版药典规定的方法为准。

二十五、本版药典中规定的各种纯度和限度数值以及制剂的重(装)量差异，系包括上限和下限两个数值本身及中间数值。规定的这些数值不论是百分数还是绝对数字，其最后一位数字都是有效位。

试验结果在运算过程中，可比规定的有效数字多保留一位数，而后根据有效数字的修约规定进舍至规定有效位。计算所得的最后数值或测定读数值均可按修约规则进舍至规定的有效位，取此数值与标准中规定的限度数值比较，以判断是否符合规定的限度。

二十六、原料药的含量(%)，除另有注明者外，均按重量计。如规定上限为100%以上时，系指用本版药典规定的分析方法测定时可能达到的数值，它为药典规定的限度或允许偏差，并非真实含量；如未规定上限时，系指不超过101.0%。

制剂的含量限度范围，是根据该药味含量的多少、测定方法、生产过程和贮存期间可能产生的偏差或变化而制定的，生产中应按处方量或成分标示量100%投料。如已知某一成分在生产或贮存期间含量会降低，生产时可适当增加投料量，以保证在有效期内含量能符合规定。

标准品与对照品

二十七、标准品与对照品系指用于鉴别、检查、含量测定的标准物质。标准品系指用于生物检定或效价测定的标准物质，其特性量值一般按效价单位计；对照品系指采用理化方法进行鉴别、检查或含量测定时所用的标准物质，其特性量值一般按纯度(%)计。

标准品与对照品的建立或变更批号，应与国际标准品或原批号标准品或对照品进行对比，并经过协作标定。然后按照国家药品标准物质相应的工作程序进行技术审定，确认其质量能够满足既定用途后方可使用。

标准品与对照品均应附有使用说明书，一般应标明批号、特性量值、用途、使用方法、贮藏条件和装量等。标准品与对照品均应按其标签或使用说明书所示的内容使用或贮藏。

计　量

二十八、试验用的计量仪器均应符合国务院质量技术监督部门的规定。

二十九、本版药典采用的计量单位。

(1)法定计量单位名称和符号如下：

长度：米(m)、分米(dm)、厘米(cm)、毫米(mm)、微米(pm)、纳米(nm)。

体积：升(L)、毫升(mL)、微升(μL)。

质(重)量：千克(kg)、克(g)、毫克(mg)、微克(μg)、纳克(ng)、皮克(pg)。

物质的量：摩尔(mol)、毫摩尔(mmol)。

压力：兆帕(MPa)、千帕(kPa)、帕(Pa)。

温度：摄氏度(℃)。

动力黏度：帕秒(Pa・s)、毫帕秒(mPa・s)。

运动黏度：平方米每秒(m^2/s)、平方毫米每秒(mm^2/s)。

波数：厘米的倒数(cm^{-1})。

密度：千克每立方米(kg/m^3)、克每立方厘米(g/cm^3)。

放射性活度：吉贝可(GBq)、兆贝可(MBq)、千贝可(kBq)、贝可(Bq)。

(2)本版药典使用的滴定液和试液的浓度，以 mol/L(摩尔/升)表示者，其浓度要求需精密标定的滴定液用"XXX 滴定液(YYYmol/L)"表示；作其他用途不需精密标定其浓度时用"YYYmol/LXXX 溶液"表示，以示区别。

(3)温度描述，一般以下列名词术语表示：

水浴温度：除另有规定外，均指 98～100℃；

热水：系指 70～80℃；

微温或温水：系指 40～50℃；

室温(常温)：系指 10～30℃；

冷水：系指 2～10℃；

冰浴：系指约 0℃；

放冷：系指放冷至室温。

(4)符号"%"表示百分比，系指重量的比例；但溶液的百分比，除另有规定外，系指溶液 100mL 中含有溶质若干克；乙醇的百分比，系指在 20℃时容量的比例。此外，根据需要可采用下列符号：

%(g/g)：表示溶液 100g 中含有溶质若干克；

%(mL/mL)：表示溶液 100mL 中含有溶质若干毫升；

%（mL/g）：表示溶液100g中含有溶质若干毫升；

%（g/mL）：表示溶液100mL中含有溶质若干克。

（5）缩写“ppm”表示百万分比，系指重量或体积的比例。

（6）缩写“ppb”表示十亿分比，系指重量或体积的比例。

（7）液体的滴，系指在20℃时，以1.0mL水为20滴进行换算。

（8）溶液后标示的“（1→10）”等符号，系指固体溶质1.0g或液体溶质1.0mL加溶剂使成10mL的溶液；未指明用何种溶剂时，均系指水溶液；两种或两种以上液体的混合物，名称间用半字线隔开，其后括号内所示的“：”符号，系指各液体混合时的体积（重量）比例。

（9）本版药典所用药筛，选用国家标准的R40/3系列，分等如下：

筛号	筛孔内径（平均值）	目号
一号筛	2000μm ± 70μm	10目
二号筛	850μm ± 29μm	24目
三号筛	355μm ± 13μm	50目
四号筛	250μm ± 9.9μm	65目
五号筛	180μm ± 7.6μm	80目
六号筛	150μm ± 6.6μm	100目
七号筛	125μm ± 5.8μm	120目
八号筛	90μm ± 4.6μm	150目
九号筛	75μm ± 4.1μm	200目

粉末分等如下：

最粗粉：指能全部通过一号筛，但混有能通过三号筛不超过20%的粉末；

粗粉：指能全部通过二号筛，但混有能通过四号筛不超过40%的粉末；

中粉：指能全部通过四号筛，但混有能通过五号筛不超过60%的粉末；

细粉：指能全部通过五号筛，并含能通过六号筛不少于95%的粉末；

最细粉；指能全部通过六号筛，并含能通过七号筛不少于95%的粉末；

极细粉：指能全部通过八号筛，并含能通过九号筛不少于95%的粉末。

（10）乙醇未指明浓度时，均系指95%（mL/mL）的乙醇。

三十、计算分子量以及换算因子等使用的原子量均按最新国际原子量表推荐的原子量。

精确度

三十一、本版药典规定取样量的准确度和试验精密度。

（1）试验中供试品与试药等“称重”或“量取”的量，均以阿拉伯数码表示，其精确度可根据数值的有效数位来确定。如称取“0.1g”系指称取重量可为0.06～0.14g；称取“2g”系指称取重量可为1.5 ~2.5g；称取“2.0g”系指称取重量可为1.95 ~2.05g；称取“2.00g”，系指称取重量可为1.995 ~2.005g。

“精密称定”系指称取重量应准确至所取重量的千分之一；“称定”系指称取重量应准确至所取重量的百分之一；“精密量取”系指量取体积的准确度应符合国家标准中对该体积移液管的精密度要求；“量取”系指可用量筒或按照量取体积的有效数位选用量具。取用量为“约”若干时，系指取用量不得超过规定量的 ±10%。

(2)恒重，除另有规定外，系指供试品连续两次干燥或炽灼后称重的差异在0.3mg以下的重量；干燥至恒重的第二次及以后各次称重均应在规定条件下继续干燥1小时后进行；炽灼至恒重的第二次称重应在继续炽灼30分钟后进行。

(3)试验中规定“按干燥品(或无水物，或无溶剂)计算”时，除另有规定外，应取未经干燥(或未去水，或未去溶剂)的供试品进行试验，并将计算中的取用量按【检查】项下测得的干燥失重(或水分，或溶剂)扣除。

(4)试验中的“空白试验”，系指在不加供试品或以等量溶剂替代供试液的情况下，按同法操作所得的结果；【含量测定】中的“并将滴定的结果用空白试验校正”，系指按供试品所耗滴定液的量(mL)与空白试验中所耗滴定液的量(mL)之差进行计算。

(5)试验时的温度，未注明者，系指在室温下进行；温度高低对试验结果有显著影响者，除另有规定外，应以25℃ ±2℃为准。

试药、试液、指示剂

三十二、试验用的试药，除另有规定外，均应根据通则试药项下的规定，选用不同等级并符合国家标准或国务院有关行政主管部门规定的试剂标准。试液、缓冲液、指示剂与指示液、滴定液等，均应符合通则的规定或按照通则的规定制备。

三十三、试验用水，除另有规定外，均系指纯化水。酸碱度检查所用的水，均系指新沸并放冷至室温的水。

三十四、酸碱性试验时，如未指明用何种指示剂，均系指石蕊试纸。

动物试验

三十五、动物试验所使用的动物应为健康动物，其管理应按国务院有关行政主管部门颁布的规定执行。动物品系、年龄、性别、体重等应符合药品检定要求。

随着药品纯度的提高，凡是有准确的化学和物理方法或细胞学方法能取代动物试验进行药品质量检测的，应尽量采用，以减少动物试验。

说明书、包装、标签

三十六、药品说明书应符合《中华人民共和国药品管理法》及国务院药品监督管理部门对说明书的规定。

三十七、直接接触药品的包装材料和容器应符合国务院药品监督管理部门的有关规定，均应无毒、洁净，与内容药品应不发生化学反应，并不得影响内容药品的质量。

三十八、药品标签应符合《中华人民共和国药品管理法》及国务院药品监督管理部门对包装标签的规定，不同包装标签其内容应根据上述规定印制，并应尽可能多地包含药品信息。

三十九、麻醉药品、精神药品、医疗用毒性药品、放射性药品、外用药品和非处方药品的说明书和包装标签，必须印有规定的标识。

习题答案

习题一

一、填空题

1. 凡例、正文、通则

2. 千分之一，百分之一，±10%

3. 3

4. 1.5%

二、选择题

1～8　D　C　C　B　B　D　D　A

习题二

一、选择题

1～6　B E C B A B

二、填空题

1. 不对称的手型碳原子

2. 3

3. 25℃；5；30；30

习题三

一、单项选择题

1～15　D B B D B　A A C C B　B A C D C

16～25　D B C D B　B A B C E

二、不定项选择题

1. ACE　2. BC　3. CDE　4. ACE　5. D　6. AB

三、填空题

1. 生产　贮藏
2. 新生态氢　砷化氢　　砷斑
3. 硝酸酸性　硝酸银　氯化银　　氯化钠
4. 铅　弱酸性(pH = 3.5 醋酸盐缓冲液)　硫代乙酰胺试液

四、名词解释

1. 一般杂质指在多数药物生产和贮藏中容易引入的杂质。
2. 特殊杂质是指某种药物在生产和贮藏中可能引入的特有杂质。
3. 恒重是指供试品连续两次干燥或灼烧后的重量差异在 0.3mg 以下的重量。
4. 杂质限量是指药物所含杂质的最大允许量。
5. 药物纯度即药物的纯净程度。

五、配伍题

CBA　DB　AC　AD

习题四

一、选择题

1～11　D　C　A　D　B　C　AC　C　A　A　B

二、填空题

1. 酸碱滴定法、非水溶液滴定法、氧化还原滴定法
2. 十八烷基硅烷键合硅胶
3. 2～8
4. 5%
5. 好
6. 大于 1.5

习题五

1～10　B　D　B　D　A　C　C　BE　A　C

11～20　B　A　C　B　B　C　A　B　A　B

习题六

一、单项选择题

1～10　A　B　A　B　B　A　D　D　C　C

二、多项选择题

1. ABCD　2. BCD　3. ABDE　4. ABC　5. ABCDE　6. ABC　7. BDE

参考文献

[1]国家药典委员会．中华人民共和国药典 2015 年版(二部)[M]．北京：中国医药科技出版社，2015.

[2]国家药典委员会．中华人民共和国药典 2015 年版(四部)[M]．北京：中国医药科技出版社，2015.

[3]国家药典委员会．药品红外光谱集 第五卷(2015)[M]．北京：中国医药科技出版社，2015.

[4]曾苏．药物分析学[M]．北京：高等教育出版社，2014.

[5]齐永秀．药物分析[M]．北京：中国医药科技出版社，2012.

[6]彭红，文红梅．药物分析[M]．北京：中国医药科技出版社，2015.

[7]赵春杰．药物分析[M]．北京：清华大学出版社，2012.

[8]孙立新．药物分析[M]．北京：人民卫生出版社，2014.

[9]冯芳．药物分析[M]．南京：东南大学出版社，2011.

[10]张振秋，马宁．药物分析[M]．中国医药科技出版社，2016.